AF614201

Ateliers
RENOV'LIVRES S.A.
2000

DE LA PUPILLE

ANATOMIE, PHYSIOLOGIE, SÉMIOLOGIE

PAR

Alphonse DROUIN

Docteur en Médecine de la Faculté de Paris.
Interne en médecine et en chirurgie des hôpitaux de Paris.

AVEC 8 FIGURES INTERCALÉES DANS LE TEXTE

LE MANS
IMPRIMERIE ALBERT DROUIN
23, RUE COURTHARDY, 23.

—

1876

DE LA PUPILLE

ANATOMIE, PHYSIOLOGIE, SÉMIOLOGIE

PAR

Alphonse DROUIN

Docteur en Médecine de la Faculté de Paris,
Interne en médecine et en chirurgie des hôpitaux de Paris.

AVEC 8 FIGURES INTERCALÉES DANS LE TEXTE

LE MANS
IMPRIMERIE ALBERT DROUIN
23, RUE COURTHARDY, 23.

1876

A LA MÉMOIRE DE MON PÈRE

A MA MÈRE

A MON FRÈRE

A MON EXCELLENT MAITRE

M. LE DOCTEUR DESNOS

Médecin de l'hôpital de la Pitié,
Chevalier de la Légion d'honneur.

Témoignage de reconnaissance pour la bienveillance dont il m'a toujours honoré.

A MON PRÉSIDENT DE THÈSE

M. LE PROFESSEUR GOSSELIN

Membre de l'Institut et de l'Académie de Médecine,
Professeur de clinique chirurgiale à l'hôpital de la Charité.

A mes maîtres dans les ambulances du Mans. (1870-71)

M. LE Dr BODEREAU

Ancien interne des hôpitaux de Paris,
Chirurgien de l'hôpital du Mans.

M. LE Dr GUIET

Ancien interne des hôpitaux de Paris,
Médecin de l'Hôtel-Dieu du Mans.

M. LE Dr JULES LE BÊLE

Chirurgien en chef de l'hôpital civil et militaire du Mans,
Chevalier de la Légion d'Honneur.

M. LE Dr LEJEUNE

Médecin de l'hôpital du Mans.

A mes maîtres dans les hôpitaux de Paris

M. LE Dr MAISONNEUVE. Chirurgien honoraire de l'Hôtel-Dieu.

M. LE Dr BAZIN. Médecin honoraire de l'hôpital Saint-Louis.

M. LE Dr TRIBOULET. Médecin de l'hôpital Sainte-Eugénie.

M. LE Dr HAYEM. Professeur agrégé de la Faculté. Médecin des hôpitaux

A. M. LE Dr E. CRUVEILHIER

Professeur agrégé à la faculté de médecine de Paris.
Chirurgien de la maison de Santé. Chevalier de la Légion d'Honneur.

(Externat)

M. LE Dr DELASIAUVE

Médecin des épileptiques à la Salpétrière.

M. LE Dr MOISSENET

Médecin de l'Hôtel-Dieu.

M. LE Dr FÉREOL

Chirurgien de la maison de Santé

M. LE Dr DESORMEAUX

Chirurgien de l'hôpital Necker.

(Internat provisoire.)

A mes maîres dans l'Internat.

M. LE Dr AUGUSTE VOISIN.

Médecin des Aliénées à la Salpétrière

M. LE Dr PANAS

Professeur agrégé de la faculté de médecine de Paris,
Chirurgien de l'hôpital Lariboisière.

M. LE Dr J. LUYS.

Médecin des hôpitaux, à la Salpétrière

DE LA PUPILLE

ANATOMIE, PHYSIOLOGIE, SÉMIOLOGIE

INTRODUCTION

Le but que je me suis proposé en écrivant ces pages a été de réunir en un travail homogène et facile à consulter tout ce qui a été publié d'important sur la pupille.

Cette monographie n'est pourtant pas un simple résumé bibliographique; et si la partie consacrée à l'anatomie du bord interne de l'iris et à l'étude des caractères extérieurs de la pupille, ne contient rien qui n'ait déjà été signalé dans les auteurs classiques; dans le chapitre de physiologie, on trouvera exposées une série de recherches qui me sont personnelles.

Lorsque j'ai voulu exposer les usages de la pupille et la nature des mouvements de l'iris, j'ai trouvé le plus grand désaccord parmi les auteurs qui se sont occupés de la question; les uns prétendant que les alternatives de resserrement et de dilatation pupillaire résultent de l'action de deux muscles antagonistes, les autres prétendant qu'ils sont les effets de la réplétion ou de la vacuité des vaisseaux de l'iris.

Pour chercher à me rendre compte d'une question aussi controversée, je me suis d'abord demandé dans quelles conditions survenaient ces modifications de la pupille. J'ai cru voir qu'elles étaient de deux ordres: les unes directement en rapport avec l'exercice de la vision, les autres tout à fait indépendantes de cette fonction et s'observant aussi bien sur les amaurotiques et sur le cadavre. Les premières modifications que je propose de désigner sous le nom de *fonctionnelles* sont le résultat de mouvements actifs d'adaptation et de nature musculaire; les autres, au contraire (modifications *passives* ou *vasculaires*,) sont liées à l'état de plénitude ou de vacuité des vaisseaux de l'iris.

Pour moi, cette distinction est capitale et c'est sur elle que je me suis basé pour étudier les modifications si nombreuses que peut présenter la pupille dans les différentes maladies. En effet, toutes ces modifications peuvent être rapportées à deux ordres: 1° celles qui dépendent d'une altération des mouvements fonctionnels de l'iris (lésion des nerfs et des bandelettes optiques, des tubercules quadrijumeaux et des moteurs communs); 2° celles qui sont sous la dépendance de modifications vaso-motrices (lésions de la moelle, du sympathique, du trijumeau, hyperémies et inflammations de l'iris et des membranes de l'œil. Celles-ci surtout sont intéressantes à étudier pour le médecin; car si les recherches de MM. Gubler, Donders Callenfels, Mosso, ont bien établi la relation constante qui existe entre la circulation de l'iris et celle de l'encéphale, le médecin ne poura-t-il pas interroger la pupille pour se rendre compte de l'état de congestion ou d'anémie du cerveau et instituer un traitement efficace. Cette conclusion me paraît légitime, et je me suis efforcé d'en démontrer la vérité dans la partie consacrée à la sémiologie.

Qu'il me soit permis d'adresser ici tous mes remerciments à mes collègues de la Salpétrière, qui se sont prêtés avec beaucoup de bienveillance à des expériences répétées et souvent longues et pénibles.

On trouvera peut-être que les conclusions que j'ai tirées de mes recherches sur les rapports existant entre l'intensité lumineuse et les efforts d'accomodation ne reposent pas sur un nombre assez considérable d'expériences; je regrette vivement de n'avoir pu les multiplier, mais j'espère bientôt combler cette lacune. Il me fallait des sujets jeunes et intelligents; jeunes pour que la pupille eût une grande mobilité, intelligents pour qu'ils comprissent bien les conditions de l'expérience. En dehors de mes collègues, j'aurais pu trouver un grand nombre de filles de service, mais j'ai dû renoncer à réclamer leur obligeance, en présence des suspicions aussi injurieuses que mal fondées d'une Administration trop peu éclairée.

PREMIÈRE PARTIE

—

ANATOMIE

—

CHAPITRE PREMIER

ANATOMIE DESCRIPTIVE

La *pupille* ou *prunelle* est cet orifice qu'on remarque au milieu de l'iris, et qui laisse arriver au cristallin, les rayons lumineux nécessaires à une perception nette et complète des impressions visuelles.

§ 1er. — *Situation.*

La pupille n'est pas située exactement au centre de l'iris; elle est plus rapprochée du côté interne que du côté externe (Cruveilhier (1), Sappey (2), Hirschfeld (3); elle est aussi plus rapprochée du bord supérieur que du bord inférieur, (W. Manz (4), Vallée (5). Pour ce dernier auteur, cette disposition tiendrait à ce que, abrité en haut et en dedans, par les sourcils et le nez, l'œil n'a pas besoin de ce côté de mouvements aussi étendus de l'iris, que dans les parties inférieures et externes, pour protéger la rétine contre les impressions lumineuses. Cette disposi-

(1) Cruveilhier. — *Traité d'anatomie descriptive*. 4e édit. T. II, p. 637.

(2) Sappey. — *Traité d'anatomie descriptive*. 2e édit. T. III, p. 788.

(3) L. Hirschfeld. — *Traité et iconographie du système nerveux*. 2e édit. 1866 p. 445.

(4) Manz. — *In* Wecker, *Traité des maladies des yeux*. 2e édit. 1868. T. II, p. 241.

(5) Vallée. — *Théorie de l'œil*. 1846, Ire partie, p. 324.

tion serait encore plus sensible chez le lion, tandis que chez les animaux, comme les perroquets, dont l'œil est à peu près de tous côtés également accessible à la lumière, l'iris et la pupille formeraient des cercles exactement concentriques.

Ce rapprochement du bord supéro-interne de l'iris n'existe pas chez tous les sujets. Foucher qui a examiné sous ce rapport 164 individus, a trouvé :

Pupille centrale		....	98
—	portée directement en dedans.		12
—	—	— en haut..	15
—	—	en haut et en dedans	31
—	—	en haut et en dehors	5
—	position indéterminée....		3

D'après Foucher, la position centrale serait donc la règle. Cette assertion est en contradiction avec l'opinion de tous les auteurs classiques. J'ai voulu contrôler cette observation, et dans ce but, j'ai examiné les pupilles de 210 personnes. J'ai eu le soin de ne prendre que des individus dont les yeux étaient sains; j'ai rejeté également tous les sujets chez lesquels un gérontoxon pouvait masquer le bord de l'iris : je suis arrivé aux résultats suivants :

	De 1 à 20 ans	De 20 à 50	Au-dessus de 50	Total
Pupille portée, en haut et en dedans...	28	32	46	106
— centrale..................	16	2	44	62
— portée en dedans..........	6	1	14	21
— — directement en haut	6	»	4	10
— — en haut et en dehors	1	1	1	3
— asymétriques............	2	1	5	8

Il résulte de ce tableau que la pupille est portée en haut et en dedans dans plus de la moitié des cas ; que la situation concentrique à l'iris se rencontre chez le quart des sujets ; que le rapprochement du bord interne est assez rare, et que la situation en haut et en dehors est exceptionnelle.

J'ai pu constater que dans l'immense majorité des cas, la situation des pupilles est identique dans les deux yeux: qu'elle soit centrale ou portée en haut, en dedans, ou en dehors, la même disposition se rencontre à droite et à gauche.

Je n'ai en effet trouvé que 8 exceptions sur les 210 individus que j'ai examinés, encore ces exceptions se rapportent-elles à des sujets atteints de strabisme ou de paralysie des muscles de l'œil. Je crois utile de présenter leurs observations.

Observation I. — Madame Bral.., 61 ans, n° 7, Salle Saint-Jean, infirmerie de la Salpétrière, est une ataxique; elle présente depuis 8 ans, une paralysie de la 6e paire de l'œil gauche ; l'œil est très-fortement devié en dedans ; la pupille de l'œil droit occupe le centre de l'iris, celle de l'œil gauche est portée en haut en en dehors.

Obs. II. — Madame Ram...., 72 ans, n° 22, salle Saint-Mathieu, infirmerie de la Salpétrière, entrée pour une pneumonie, présente depuis son enfance un strabisme convergent de l'œil gauche. La pupille droite est portée en haut et en dedans ; la pupille gauche en haut et en dehors.

Obs. III. — Pia...., 60 ans, n° 20, salle Saint-Anne, infirmerie de la Salpétrière, éprouve depuis un an, des douleurs fulgurantes et des douleurs en ceinture ; depuis quelques mois seulement elle présente de l'incoordination motrice dans les membres supérieurs. Il y a 8 ans, elle a eu sans cause occasionnelle appréciable une paralysie de la 6e paire gauche qui persiste encore, l'œil est fortement devié en dedans. La pupille droite est portée très-manifestement en haut et en dedans, la pupille gauche l'est directement en haut.

Obs. IV. — Marg...., 20 ans, fille de service à la Salpétrière, a l'œil gauche devié en dedans, depuis une dizaine d'années, à la suite d'une fièvre typhoïde; la pupille droite est portée en haut, la pupille gauche en haut et en dehors.

Obs. V. — Vieil...., 46 ans, salle Saint-Denis, n° 14, infirmerie de la Salpêtrière, a un strabisme interne de l'œil survenu il y a 20 ans sans cause appréciable. Pas d'ataxie jusqu'à ce jour. La pupille gauche, est centrale, la droite portée en haut et en dehors.

Obs. VI. — Vér...., 13 ans, est une enfant épileptique du service de M. Delasiauve, à la Salpêtrière. Myopie: strabisme externe de l'œil gauche: pupille gauche portée en dedans et en haut, pupille droite centrale.

Obs. VII. — Râz...., 56 ans, salle Saint-Mathieu, n° 15, infirmerie de la Salpêtrière, présente depuis 1871, les fulgurations et l'incoordination de l'ataxie; a eu en 1863 un ptosis de la paupière supérieure droite et une déviation de cet œil en dehors, qui persiste encore. La pupille droite est portée tout a fait en dedans, la gauche directement en haut.

Obs. VIII. — Don...., 10 ans 1/2, est une épileptique simple du service de M. Delasiauve, elle présente une déviation de l'œil droit en dehors. La pupille droite est supéro-interne, la pupille gauche centrale.

Je ne puis m'empêcher de faire remarquer, que chez les sujets des observations I, II, III, IV, où l'œil gauche est devié en dedans, et chez la malade, de l'obs. V. où l'œil droit est porté en dedans, le centre de la pupille, du côté de l'œil devié est situé sur un point plus extérieur que du côté de l'œil sain; tandis que dans l'obs. VI, strabisme externe de l'œil gauche, et dans les observation VII et VIII strabisme externe de l'œil droit, la pupille est plus rapprochée du bord interne de l'iris dans l'œil paralysé que dans l'œil sain. Il est évident que cette disposition tend à ramener au parallélisme les axes visuels: je ne sache pas que ce fait ait encore été mentionné.

§ 2. — *Forme.*

La pupille est circulaire chez l'homme à l'état normal.

Cependant elle peut présenter des variations de forme, en dehors de tout état pathologique. Foucher, ayant examiné à ce point de vue 154 individus est arrivé aux résultats suivants:

Pupille circulaire....................	120
— à grand diamètre oblique externe.	14
— — — oblique interne....	8
— — — vertical.........	6
— — — transversal.......	6

Sur les 210 sujets que j'ai examinés, j'ai noté avec soin la forme de la pupille et j'ai trouvé :

Pupille circulaire....................	206
— à grand diamètre oblique interne.	3
— — — transversal	1

On peut donc dire, avec tous les auteurs, que la pupille de l'homme est parfaitement circulaire, je n'ai trouvé que quatre cas de pupilles ovalaires, et à part la pupille transversalement dirigée, les trois autres se rapprochaient tellement de la forme circulaire, que sans un examen minutieux, l'anomalie serait passée inaperçue.

Chez les animaux, elle affecte ordinairement la forme d'une fente elliptique à grand diamètre, vertical chez le chat, les félins, etc..., horizontal chez le mouton, etc... susceptible de se fermer entièrement, ou au contraire de se dilater au point de devenir circulaire.

§ 3. — *Aspect de la pupille.*

L'aspect de la pupille est celui d'un cercle noir dont la circonférence est encadrée par un dépôt circulaire de pigment noirâtre correspondant au bord interne de l'iris.

Le bord pupillaire très-régulier, présente un aspect ordinairement lisse; cependant, chez certains sujets, on peut observer de fines dentelures. Ce fait n'est qu'une exagération de la disposition normale; car d'après M. Sappey (1), si on examine à la lumière transmise, l'hémisphère antérieur d'un œil dont on a enlevé le segment postérieur, « on verra de la manière la plus nette la petite circonférence se détacher sur le fond clair de la pupille sous la figure d'un anneau noir; et si l'on fait usage d'un faible grossissement, on distinguera aussi la configuration dentelée de ce bord. »

La *coloration* de la pupille n'est pas toujours la même sur des yeux parfaitement normaux d'ailleurs; elle varie sensiblement avec l'âge; ainsi chez les enfants elle est d'un noir très-intense, tandis que chez les vieillards elle présente une teinte grisâtre, ou même un peu ambrée. Chez l'albinos elle offre un aspect rougeâtre.

A l'état pathologique elle présente bien des colorations différentes; nous aurons à les étudier dans notre chapitre de sémiologie.

Chez les animaux la pupille est noire comme chez l'homme, mais dans certaines conditions elle présente un reflet très-éclatant. Ce miroitement tient à une texture spéciale de la choroïde, qui renvoie au dehors la plus grande partie des rayons qui lui arrivent. On l'observe chez la majorité des ruminants, beaucoup de carnivores, les cétacés et les poissons cartilagineux. Chez ces animaux, la choroïde dépourvue de pigment en dehors du nerf optique, présente en ce point un reflet métallique, le *tapis* ou *tapetum lucidum,* offrant une coloration bleue, verte ou jaune.

Ces reflets ne tiennent pas à une matière colorante

(1) Sappey. — *Op. cit.*, p. 739

spéciale ; ce sont des effets d'interférence, résultant de ce que les cellules de la face interne de la choroïde, dépourvues de pigment en ces points, laissent arriver les rayons lumineux jusqu'à la trame sous-jacente. Celle-ci est une membrane formée de fibres lamineuses très-minces, et à bords nets et fermes, dont les stries décomposent la lumière et la réfléchissent au lieu de l'absorber comme le fait la partie noire de la choroïde. De là, suivant les diverses inclinaisons des surfaces réfléchissantes, des effets d'irisation.

Causes de la coloration noire de la pupille. — Les anciens physiologistes pensaient que les rayons lumineux qui arrivent au fond de l'œil, après avoir traversé la rétine, sont absorbés par la couche pigmentaire de la choroïde, couche pigmentaire qu'ils comparaient à l'enduit noirâtre qui revêt l'intérieur des instruments d'optique. Tous les rayons lumineux se trouvant ainsi absorbés, la pupille devait paraître noire.

Rouget (1) a montré : qu'en « assimilant la couche pigmentaire de la choroïde aux surfaces noircies des instruments d'optique, on oublie que ce n'est pas seulement à la couleur noire, mais surtout aux irrégularités, aux innombrables aspérités de sa surface, que cet enduit noir doit la propriété d'absorber les rayons lumineux. Une surface noire parfaitement lisse et polie... jouit d'un pouvoir de réflexion très-marqué. Dans les expériences d'optique, on construit des miroirs très-exacts avec une lame de glace polie recouverte sur l'une de ses faces d'un enduit noir.

« Or, ces conditions sont précisément celles que l'on

(1) Ch. Rouget. — *Candidature à la Chaire de Physiologie de Montpellier, Notice sur ses travaux*, p. 23 et suiv.

observe dans le segment postérieur de l'œil, où le pigment choroïdien est étalé à la face postérieure de la rétine, lamelle transparente, à surfaces courbes parfaitement lisses et régulières.

« Au niveau du segment antérieur de la choroïde, le pigment, d'une teinte généralement beaucoup plus foncée, recouvre une surface très-irrégulière, les plis fins et nombreux de la région ciliaire et de la face postérieure de l'iris ; et là, il est réellement disposé de façon à empêcher une seconde réflexion des rayons réfléchis une première fois au fond de l'œil.

« Ainsi chez les animaux pourvus d'un tapis, le fond de l'œil agit comme un miroir concave de glace étamée. Chez les animaux où le pigment noir de la choroïde occupe la place du tapis, le fond de l'œil représente un miroir de glace noircie sur une de ses faces. »

Cette théorie sur l'action du pigment choroïdien est aujourd'hui généralement admise (Schultze, Ritter, etc.) et l'on sait que les rayons lumineux traversent la rétine sans l'impressionner, et que ce sont seulement les rayons refléchis par la choroïde qui impressionnent l'extrémité libre des cônes bâtonnets, condition indispensable pour qu'il y ait perception visuelle.

Si le pigment choroïdien n'absorbe pas les rayons lumineux qui arrivent à la rétine, on doit pouvoir observer le miroitement du fond de l'œil, chez l'homme comme chez les animaux à tapis. C'est en effet ce qui a lieu, quand on se place dans certaines conditions.

Dans un cas d'iridémie, chez une jeune fille, Behr (1), a constaté qu'on apercevait le reflet du fond de l'œil,

(1) *Hecker's Annalen*, t. I, 1839, p. 373.

quand on se mettait dans une direction presque parallèle aux rayons de lumière tombant sur les yeux de l'enfant.

Quelques travaux parurent plus tard sur l'éclat lumineux du fond de l'œil (Kussmaul (1), Cumming (2); le plus important de tous est celui de Brücke (3). Dans ce travail, Brücke cite l'observation de von Erlach, qui avait remarqué, qu'il apercevait le fond de l'œil des personnes placées près de lui, quand celles-ci regardaient l'image d'une flamme réfléchie par ses lunettes. Brücke décrit en outre une expérience destinée à reproduire le miroitement artificiel du fond de l'œil. On place à une petite distance de l'œil qu'on veut examiner, et à son niveau, la flamme d'une bougie, puis faisant regarder au sujet qu'on observe, un objet situé derrière ce point lumineux, on regarde sa pupille au-dessus d'un écran placé derrière la flamme et sur le même niveau qu'elle. Le fond de l'œil brille d'un éclat rougeâtre

Helmholtz a déterminé les conditions nécessaires à la production du phénomène. Dans un premier travail (4) il a montré qu'il fallait que l'œil de l'observatenr fût sur le trajet des faisceaux lumineux qui reviennent de la rétine, ce à quoi on arrive facilement, en projetant dans l'œil B, au moyen d'une glace transparente M, les rayons venus d'une source lumineuse F. Dans cette expérience, des rayons émanés de la rétine *e*, les uns seront réfléchis par la glace et retourneront à la lumière F, tandis que

(1) Kussmaul. — *Die Farbeneirscheinungen im Grunde des menschlichen Auges.* Heidelberg, 1845.

(2) De Cumming. — *Médico-chirurgical Transactions*, T. XXIX, 284.

(3) Brücke. — *Müllers Archiv für Anatomie*, 1847, p. 225.

(4) Helmholtz. — *Beschreibung eines Augenspiegels zur Untersuchung der Netzhaut im lebenden Ouge.* Berlin, 1851.

les autres traversant cette surface à faces parallèles, iront converger en arrière d'elle en un point F' situé exactement a la même distance que le foyer lumineux. Il

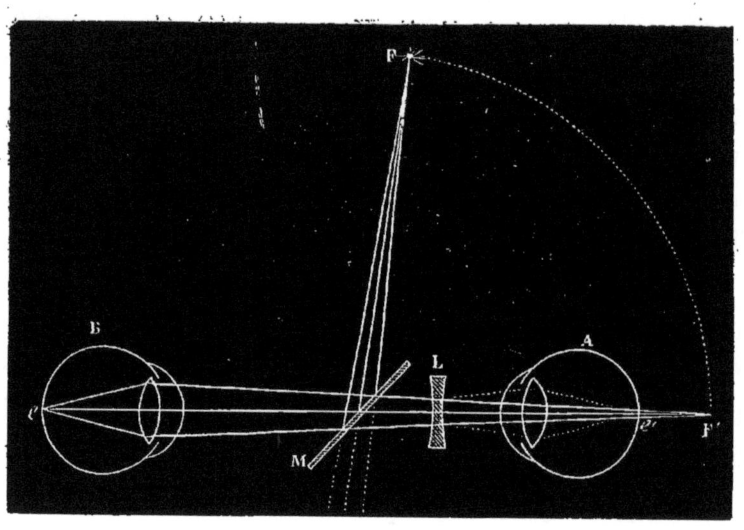

Fig. 1. — Expérience de Helmholtz pour l'éclairage de l'œil.

suffira donc que l'œil de l'observateur A soit en ce point pour qu'il voie l'image de la flamme dans l'œil observé. En interposant sur le faisceau convergent de rayons lumineux une lentille concave L, on pourra obtenir une image très-nette de ce point de la rétine. C'est là le principe du premier ophthalmoscope de Helmholtz : éclairage de l'œil par la projection d'images lumineuses.

Répétant l'expérience de Brücke, Helmholtz a montré que dans ce cas on éclairait l'œil par des cercles de diffusion. En effet, la source lumineuse F (fig. 2), étant située bien en de ça du point pour lequel l'œil est accommodé F', les rayons qui en émanent tendent à former leur foyer b en arrière de la rétine, et par conséquent ils ne produisent sur elle qu'un cercle de diffusion *ab*. Tous les rayons émanés des points de la rétine ainsi éclairée forment une image $a'b'$, très-amplifiée du cercle de

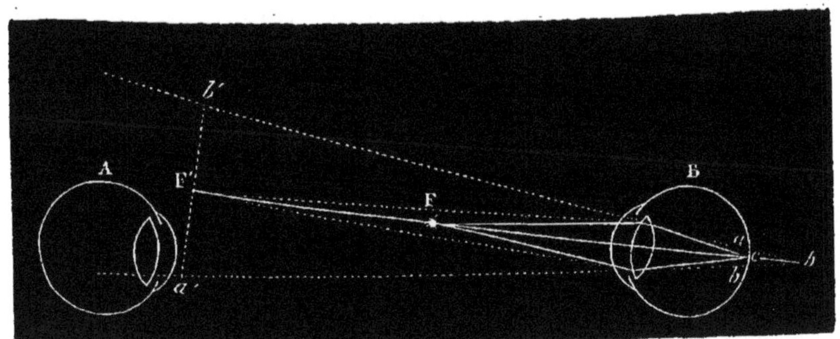

Fig. 2. — Théorie de l'expérience de Brücke sur le miroitement de l'œil.

diffusion, à la distance pour laquelle l'œil est accommodé. Il suffit que l'œil de l'observateur A, se trouve placé en un point quelconque de cette image pour que le fond de l'œil paraisse éclairé.

En plaçant en avant de l'œil B (fig. 3) une lentille convexe les rayons devenus convergents font foyer en avant de la rétine en *o*, et celle-ci est éclairée par un cercle de

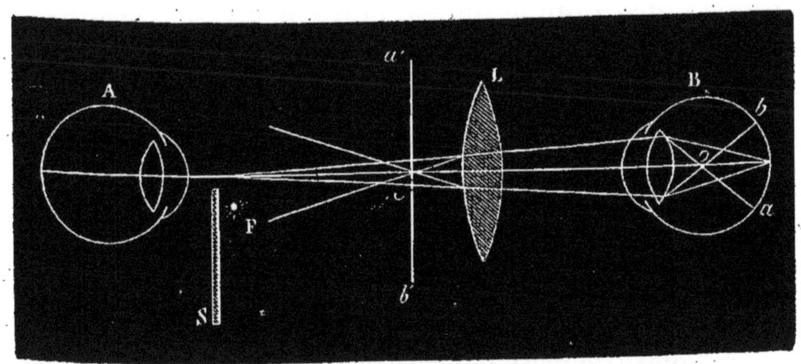

Fig. 3. — Expérience de Brücke modifiée par Helmholtz.

diffusion très-étendu *ab*; de plus, comme l'œil est accommodé à distance, les rayons émanés de la rétine sont parallèles et donnent au foyer principal *c* de la lentille une image $a'b'$ de la portion de rétine ainsi éclairée. Il suffira donc que l'œil de l'observateur soit accommodé à cette distance pour qu'il voie nettement le fond de l'œil du sujet observé. C'est là le principe de l'ophthalmoscope (1).

Mais si l'œil peut réfléchir au dehors, une partie des rayons lumineux qu'il reçoit, comment se fait-il que nous ne le voyons pas éclairé et que la pupille nous paraisse noire ?

Si l'on a bien compris le principe énoncé par Helmholtz, à savoir : que l'œil de l'observateur doit être sur le trajet des rayons lumineux émanés de l'œil observé, la réponse paraîtra facile. En effet, quand notre œil regarde un point lumineux, les rayons forment leur foyer en un point de notre rétine ; et les rayons renvoyés par notre rétine ont leur foyer conjugé exactement en ce point lumineux. (Loi de réciprocité). Or, dans les conditions ordinaires, lorsque nous plaçons, notre œil sur le trajet du faisceau lumineux émergent, nous interceptons les rayons qui lui arrivent ; à la source de lumière, nous substituons notre pupille qui est noire, pas assez lumineuse pour éclairer même faiblement l'œil du sujet que nous observons. On conçoit donc que la pupille paraisse noire.

Dira-t-on que chez l'albinos, la pupille, parait rouge, et qu'elle le doit à ce que sa choroïde est dépourvue de pigment et qu'elle réfléchit les rayons lumineux ? nullement. Cette coloration rosée ne tient pas à ce que la lumière qui pénètre par la pupille est projetée en plus grande quantité vers l'observateur. Elle tient à ce que la lumière a pénétré à travers l'iris et la sclérotique : pour le prouver il suffit de placer devant l'œil de l'albinos un

(1) Helmholtz. — *Ueber eine neue einfachste Form des Augenspiegels* Vierordt's Archiv., 1852, p. 287.

écran destiné à arrêter la lumière qui pénètre à travers la sclérotique et l'iris. En y pratiquant une ouverture égale à celle de la pupille normale, on voit que le fond de l'œil est aussi obscur que s'il était richement chargé de pigment. (Follin) (1).

§ 4. — *Dimensions de la pupille.*

Les dimensions de la pupille sont extrêmement variables. Elle se contracte sous l'influence d'une vive lumière, ou quand on fixe un objet rapproché; se dilate dans l'obscurité, quand on regarde au loin, sous l'influence de certains médicaments, et dans une foule d'états physiologiques et pathologiques. On ne peut donc lui assigner de dimensions précises : tout ce que nous pouvons faire c'est d'établir une moyenne.

La pupille est remarquablement plus dilatée chez l'enfant que chez l'adulte, et chez celui-ci elle l'est davantage que chez le vieillard. Follin, (2), donne comme diamètre moyen de la pupille chez l'adulte, le chiffre 6mm2, comme maximum 7 à 8 millimètres et comme minimum 2 milimètres. Ces chiffres me paraissent très-exagérés. Sappey et Cruveilhier en fixent la moyenne à 3 ou 4 millimètres.

J'ai mesuré le diamètre des pupilles de 187 individus; les chiffres que j'ai obtenus, sa répartissent ainsi :

Sur 64 enfants de 2 à 16 ans j'ai trouvé :

15	fois les pupilles	égales	à 3	millimètres	
22	—	—	3,5	—	
11	—	—	4	—	(moyenne 3 mm 75)
11	—	—	4,5	—	
5	—	—	5	—	

(1) Follin. — *Leçons sur l'exploration de l'œil*, 1863, p. 35.

(2) Follin. — *Op. cit*, page 15.

Sur 36 adultes âgés de 16 à 40 ans j'ai trouvé :

16	fois les pupilles	égales	à 3 millimètres	
14	—	—	3,5	
4	—	—	4	— (moyenne 3^{mm} 31)
2	—	—	4,5	—

Sur 87 personnes âgées de plus de 40 ans j'ai trouvé :

7	fois les pupilles	égales	à 1^{mm},5.	
30	—	—	2	
27	—	—	2,5	—
19	—	—	3	—
4	—	—	3,5	— (moyenne 2^{mm},40)

Toutes ces mensurations ont été faites le même jour, dans des salles dont l'éclairage était sensiblement identique et par un jour du mois de février où le soleil ne s'est pas montré.

On peut donc dire avec Sappey, Cruveillier etc., que le diamètre moyen de la pupille est de 3 à 4 millimètres, et comme celui de l'iris est de 13 millimètres, on voit que la pupille est un peu moins large que l'anneau membraneux qui la circonscrit.

Pour apprécier le diamètre de la pupille, la simple inspection suffit dans la plupart des cas : on reconnaît aisément si elle est contractée, dilatée ou dans un état de resserrement moyen. Mais si l'on veut apporter quelque précision dans cet examen et obtenir des résultats comparables, il est bon de recourir à divers procédés.

Echelle des pupilles. — Un des moyens les plus simples, consiste à placer près de l'œil malade une petite

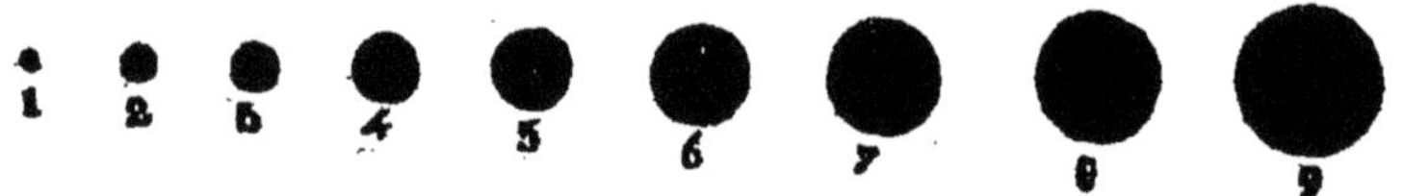

Fig. 4. — Echelle des pupilles.

(La pupille de l'homme n'a jamais un diamètre supérieur à 9 millimètres, même dans son état de dilatation maximum.)

feuille de carton blanc, sur laquelle sont dessinés des cercles noirs dont le diamètre croit progressivement depuis 1 jusqu'à 8 ou 9 millimètres. On juge par comparaison du diamètre de la pupille. Ce moyen est très-rapide, très-commode et suffisamment exact dans bien des cas, c'est lui que j'ai employé pour établir les moyennes que je viens d'indiquer.

Pupillomètre d'Olbers. — On peut mesurer avec un compas l'étendue de la pupille sur un miroir plan où se fait l'image de l'œil observé.

Pupillomètre de Follin. — C'est un disque de verre sur lequel sont gravées des divisions micrométriques : il est supporté par un manche, et en plaçant ce micromètre devant la pupille, on mesure facilement le diamètre de cette ouverture (1).

R. Halma-Grand a fait construire un instrument sur ces données, il y a fait ajouter une loupe pour reconnaître plus facilement les divisions gravées sur le verre.

Pupillomètre de Fick.— C'est l'observateur qui mesure lui-même les dimensions de sa pupille avec cet instrument. Il se compose : d'une plaque, dans l'épaisseur de laquelle sont creusées deux fentes en forme d'angle et qu'on place au devant de l'œil. Une seconde plaque percée d'une fente transversale, se meut de haut en bas sur la première à laquelle elle

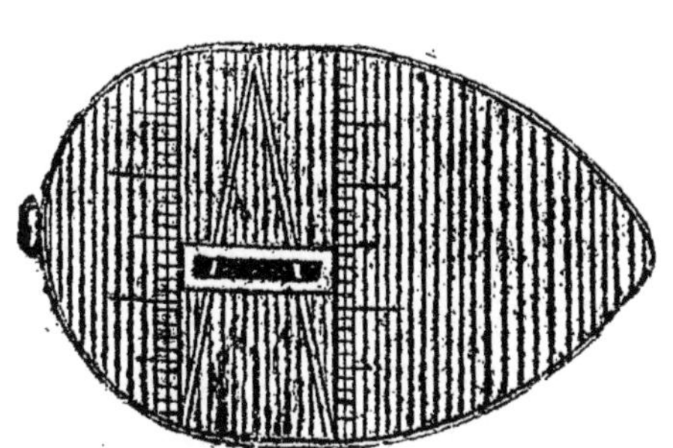

Fig. 5. — Pupillomètre de Fick.

(1) Follin et S. Duplay. — *Traité de pathologie externe*, T. IV, p. 206.

est fixée par deux glissières. La fente transversale et la fente angulaire produisent deux trous d'autant plus rapprochés ou éloignés que la plaque s'approche ou s'éloigne du sommet de la fente angulaire. Le sujet en expérience regarde par ces deux trous; tant que les rayons visuels peuvent passer par les deux, c'est que sa pupille est plus large que leur écartement mesuré par l'échelle graduée.

Pupillomètre de Robert Houdin. — Robert Houdin (1) a présenté au Congrès ophthalmologique de Paris un appareil très-ingénieux pour mesurer la pupille. Il est fondé sur ce fait que lorsque l'œil n'est pas accommodé pour les points qu'on regarde, il se produit sur la rétine des cercles de diffusion. Le diamètre de ces cercles, quand ils sont en contact, est égal à la distance qui sépare les points lumineux situés au *foyer antérieur* de l'œil. L'appareil se compose de deux écrans percés d'une très-petite ouverture, l'un des écrans est fixe, l'autre mobile portant des graduations qui indiquent la distance de l'un à l'autre. Ces deux écrans sont enchassés dans un anneau métallique qui les maintient à une distance de 12 millimètres de la cornée.

Pupillomètre de Badal. —M. Badal (2) a montré que : « *toutes les fois que deux points lumineux dessinent sur la rétine des cercles de diffusion qui se touchent, le diamètre de la pupille est précisément égal à l'écartement de ces points lumineux, quelle que soit leur distance à l'œil.* » En effet, quand ces cercles se touchent, les lignes de direction, la distance connue *a* des deux points lumineux, et la distance *b* des deux centres des cercles de diffusion

(1) Robert Houdin. — In *Congrès ophthalmologique de Paris*, 1867, page 68

(2) Badal. — In *Comptes-rendus de la Société de Biologie*, séance du 13 mai 1876; et in *Gazette des Hôpitaux* 1876, page 452.

forment deux triangles semblables opposés par leurs sommets au centre de réfraction de l'œil. Appelons g la distance connue des deux points lumineux au centre de réfraction, et f' la distance de ce centre à la rétine, distance facile à déduire de la mesure du *punctum remotum*, le diamètre b que nous cherchons, nous sera fourni par la formule :

$$\frac{b}{a} = \frac{f}{g} \text{ d'où } b = a \times \frac{f}{g}$$

b étant connu on pourrait en déduire le diamètre de la pupille, mais il n'est besoin d'aucun calcul pour celà, car ce diamètre, comme l'a démontré M. Badal, est précisément égal à l'écartement des points lumineux, quelle que soit leur distance.

L'appareil consiste en un tube cylindrique de 15 cent. de longueur, dont l'extrémité ouverte est appliquée contre l'œil à examiner, et dont l'autre extrémité est fermée par un système de deux écrans percés chacun d'un trou d'épingle, pouvant s'éloigner ou se rapprocher à volonté. L'autre œil étant ouvert, le sujet dirige son regard au loin, vers une surface bien éclairée, un mur blanc ou un ciel bien pur, et amène les deux cercles de diffusion au contact. Comme les points lumineux sont à une distance de 15 cent. du point normal, et ce point à 15 mill. de la rétine, la formule se trouve être :

$$b = a \frac{0{,}015}{0{,}15} = 1/10\ a$$

c'est-à-dire que le diamètre des cercles de diffusion est le dixième de l'écartement des points lumineux, ou ce qui revient au même le dixième du diamètre de la pupille.

Pupillomètre de Galezowski et Dubujadoux. — Galezowski a également imaginé un instrument pour mesurer la pupille. Son appareil a été modifié par Dubujadoux de la façon suivante(1). « L'instrument consiste en une règle graduée sur laquelle peuvent glisser deux potences ayant chacune deux bras horizontaux, entre les deux talons est tendu un crin qui se trouve dès lors vertical.

« Les deux crins, grâce à la mobilité des curseurs, peuvent se rapprocher jusqu'au contact, ou s'éloigner tout en restant parallèles.

« Pour faire une mensuration, on applique une des extrémités de la règle sur la racine du nez, de façon à prendre un point fixe; on fait glisser les deux curseurs vers cette extrémité, et l'on cherche ensuite à amener chacun des crins au contact avec le bord de la pupille correspondant.

« On n'obtient pas le diamètre réel; la distance entre les crins est toujours plus petite. Il est facile de calculer les limites d'erreur dans lesquelles on se trouve.

« Le plan pupillaire et celui des deux crins sont parallèles, ils coupent l'angle visuel de l'observateur suivant deux droites, l'une qui exprime le diamètre réel de la pupille, l'autre l'intervalle des crins; les deux droites étant parallèles, diviseront les deux côtés de l'angle visuel en parties proportionnelles.

« Si on appelle D le diamètre réel de la pupille, d la distance entre les crins, h la distance du plan pupillaire au plan des crins, f la distance de ce dernier au centre optique de l'observateur, on pourra écrire :

$$\frac{D}{d} = \frac{f + h}{f} \text{ ou } \frac{D}{d} = \frac{f}{f} (1 + h)$$

et tirant de là la valeur de D :

$$D = d \frac{f}{f} (1 + h) = d (1 + h)$$

« Plus h se rapprochera de 0, c'est-à-dire plus la règle se rapprochera de l'œil, et plus la valeur exprimée par l'appareil sera près d'exprimer le diamètre réel.

(1) Dubujadoux. — *Thèse de Paris*, 1873.

« Le diamètre obtenu est trop faible, mais les mensurations sont comparables, si *h* reste constant. »

Pupillomètre de Landolt.— Landolt a fait construire par Nachet, un instrument qui permet de supprimer toutes les causes d'erreur qu'on ne peut éviter avec les autres appareils. Les difficultés qui s'opposent à une mensuration exacte du diamètre de la pupille sont d'après cet auteur (1) :

« 1° *La Parallaxe*, ou le déplacement que deux points situés l'un devant l'autre, paraissent exécuter lorsque notre œil se déplace. Elle est produite par l'éloignement inévitable entre la pupille observée et l'instrument gradué quelconque qu'on approche, celui-ci restant toujours écarté de la pupille au moins par la profondeur de la chambre antérieure.

2° *L'extrême sensibilité de la pupille aux différences d'éclairage.* — Chaque instrument d'une certaine dimension, les mains même qu'on approche de l'œil l'obscurcissent assez pour influencer le diamètre de la pupille.

3° *Les mouvements de l'œil*, qu'on ne saurait jamais éviter complétement, surtout quand on opère sur des animaux. Ils ont pour effet que, au moment où l'on vise le point de la mesure qui correspond à une extrémité du diamètre pupillaire, on n'est plus sûr que l'autre corresponde au point zéro. »

Voici le principe du pupillomètre de Landolt :

Un verre prismatique d'environ 1°30', est coupé en deux, suivant une perpendiculaire à son sommet et les deux moitiés sont superposées par leurs plans de sec-

(1) E. Landolt.— *Un pupillomètre. Giornale d' Ottamologia* di prof. Quaglino, 1875, et *Société de biologie :* Compte-rendu in *Gazette médicale de Paris* 1875, p. 600.

tion, de telle sorte que la base PP du prisme PSP corresponde au sommet S' du prisme P'S'P'.

En fermant un œil et en approchant l'autre de cette combinaison de prismes, de façon que leur plan de séparation corresponde à un diamètre de notre pupille, nous voyons double.

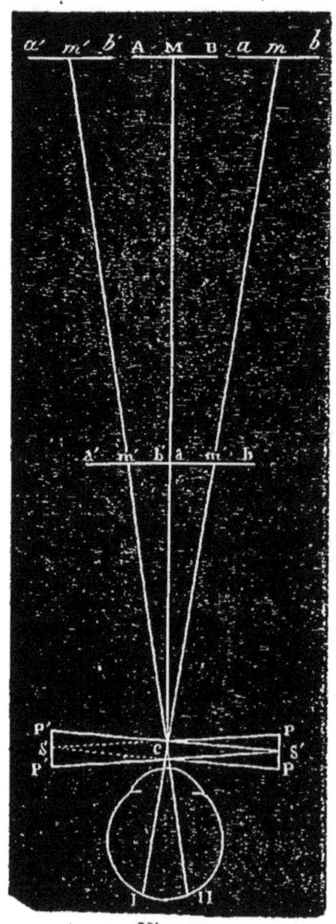

Fig. 6.

En effet, le prisme PPS dévie les rayons venus de l'objet AB dans la direction CII : l'autre prisme les dévie dans la direction CI. A la place de l'objet AB, on verra donc, avec ces prismes, deux images *ab* et *a'b'*.

La distance entre les doubles images augmente avec l'éloignement des prismes et de l'objet observé; elle diminue avec leur rapprochement. De sorte que, à un éloignement donné des prismes, correspond un écartement donné des images.

Il est facile de trouver une distance à laquelle les prismes produisent un écartement des deux images tel que celles-ci se touchent par leurs bords. Ce point est indiqué dans la figure 6. L'extrémité a de l'image ab touche l'extrémité b' de l'image a'b'. Dans cette position, le dédoublement produit par les prismes correspond au diamètre de l'objet.

En effet, dans ces positions, les points a et b' des deux images occupent le point central qu'occupait le point M de l'objet AB, et pour les amener dans cette position, il fallait que l'image ab se déplaçât de sa moitié à gauche, l'autre image a'b' de sa moitié à droite; et puisque m'b' et mb sont les moitiés des images, m'm est égal au diamètre de l'objet.

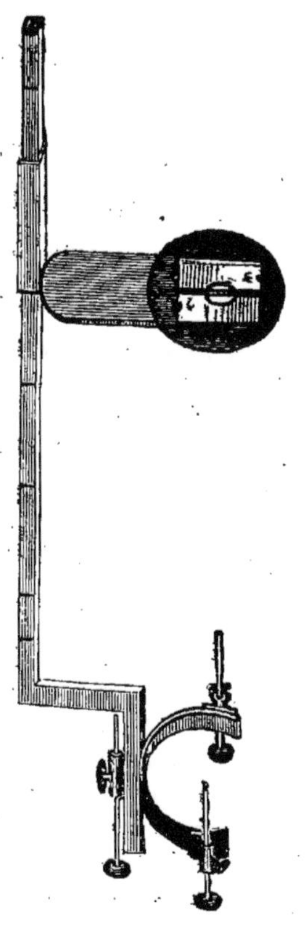

Fig. 7. — Pupillomètre de Landolt.

L'appareil se compose d'un disque de cuivre dans lequel sont encastrés les deux prismes. Ce cadre métallique glisse à frottement doux sur une tige de cuivre graduée, qui se termine par un demi-anneau métallique auquel sont adaptées trois bornes munies d'un coussinet, et qu'on peut abaisser à volonté, de manière à les appliquer exactement sur le pourtour de l'arcade orbitaire.

La tige porte des graduations indiquant exactement en millimètres et fractions de millimètres le dédoublement produit par les prismes à chacune d'elles; le point zéro se trouve à l'extrémité de la tige graduée, il doit correspondre exactement au plan pupillaire; c'est dans ce but que les trois bornes sont mobiles, afin que l'appareil puisse s'adapter aussi bien aux yeux saillants, qu'aux yeux enfoncés dans l'orbite.

La graduation de la tige pourrait se déterminer facilement par le calcul, mais alors il faudrait que les prismes fûssent d'une exactitude absolue (1). Mieux vaut la déterminer empiriquement par le dédoublement de grandeurs connues; on place une règle divisée en demi-millimètres à la distance où serait la pupille observée; on approche alors les prismes jusqu'à ce que le point zéro de la règle se superpose avec le point 2mm; puis avec 2,5; 3; 3,5; 4 etc. jusqu'à 10 millimètres, en marquant sur la tige, la distance à laquelle correspond le dédoublement donné.

Ce pupillomètre évite les deux premières causes d'erreur signalées par Landolt, puisque la mensuration se fait à distance; il évite aussi la troisième, puisque la pupille se trouve pour ainsi dire mesurée avec elle-même et que les mouvements n'ont plus alors aucune influence sur la mensuration.

Cet appareil est très-ingénieux, et les résultats qu'on obtient avec lui *quand il est bien appliqué*, sont d'une exactitude absolue. Mais la difficulté, c'est de bien l'appli-

(1) En effet l'angle des prismes ne varie pas et leur indice de réfraction est toujours le même. On sait que des prismes de verre font éprouver aux rayons lumineux qui les traversent, une déviation égale à la moitié de leur angle. Chaque prisme étant de 1°30', la déviation d'un rayon lumineux sera égale à 45', et comme les prismes sont opposés l'un à l'autre, il dévieront chacun en sens contraire. Si donc, on vise avec cette combinaison de prismes, un point lumineux, celui-ci sera dévié par un des prismes à 45' à droite de sa position véritable, et par l'autre, il le sera à gauche de 45' également. Les deux images seront donc vues sous une distance angulaire constante de $1°30' = 45' + 45'$. Le degré d'écartement de ces deux points lumineux variera nécessairement avec l'éloignement des prismes; car l'angle MCm' étant constant, la ligne Mm' croît proportionnellement à MC.

$$\frac{Mm'}{MC} \text{ est la tangente de l'angle } MCm' = 45'.$$

$$\text{Donc } Mm' = MC \times tg\ 45',$$

$$\text{et } mm' = 2\ MC \times tg\ 45'.$$

Or, tang. 45' est une valeur constante puisque c'est l'angle de déviation des prismes. Cette équation permet aussi de déterminer la valeur mm' quand on connait celle de MC, mesurée par la tige graduée.

quer, au moins dans certains cas. Il est assez difficile de faire correspondre le zéro de la tige graduée avec le plan pupillaire; et une différence de quelques millimètres peut fausser assez notablement les résultats, surtout pour les petits diamètres, car les divisions se rapprochent d'autant plus sur la tige qu'on dédouble des objets de plus en plus petits.

Pour obtenir un dédoublement de deux millimètres, il faut rapprocher les prismes à environ onze centimètres de la cornée; je craindrais que cette distance ne soit trop faible, et qu'à onze centimètres le disque métallique n'ait encore une influence notable sur le resserrement de l'iris. Il est vrai qu'on peut en partie remédier à cette cause d'erreur, en enlevant un des prismes : l'écartement entre les images est alors moitié moindre; en d'autres termes, pour produire le dédoublement d'un cercle donné, il faut éloigner le prisme du double de la distance nécessaire pour dédoubler l'image avec les deux prismes.

S'il est très-facile avec un peu d'habitude, d'arriver à faire se toucher par les bords les images d'objets dont les limites sont bien arrêtées et dont la couleur tranche très-nettement sur le fond qui les supporte, je pense que dans bien des cas le pupillomètre de Landolt, sera d'un emploi assez difficile; c'est par exemple quand il s'agira de mesurer des pupilles sur des yeux bruns ou très-foncés. Alors la coloration des deux images de la pupille ne tranche plus assez sur le fond de l'iris pour qu'on sache exactement quand les bords arrivent au contact; si on expérimente dans ce cas sur des pupilles rétrécies, un écart de un centimètre entre l'endroit où les prismes s'arrêtent sur la tige et celui où l'on devrait les amener si l'on distinguait suffisamment, sera très-souvent atteint.

Eh bien! un écart de 1 centimètre, sur la tige, répond à une erreur de plus d'un demi-millimètre dans la mensuration.

§ 5. — *Rapports du plan pupillaire.*

On pratique fréquemment en oculistique des opérations dans le champ pupillaire. C'est ainsi que l'ouverture de la capsule dans l'opération de la cataracte se fait avec un cystitome introduit dans le champ de la pupille; c'est encore dans la pupille que manœuvrent les instruments du chirurgien dans les opérations de discision. Il est donc très-important de connaître exactement les rapports de ce plan.

Limitée par la circonférence interne de l'iris, la pupille offre les mêmes rapports que le petit cercle de cette membrane. Elle répond donc à la face antérieure du cristallin et se déplace avec elle. C'est ainsi que pendant le repos de l'accommodation, le plan pupillaire se trouve distant de la face postérieure de la cornée de 2mm 31 à 2mm 81 selon les mesures de Krause (1); et que pendant l'effort d'accommodation, la face antérieure du cristallin, devenant plus convexe et se rapprochant de la cornée, cette distance diminue d'une quantité qui peut aller jusqu'à 0mm4, comme l'ont démontré Cramer (2), et Helmholtz (3).

Le plan pupillaire ne se confond pas absolument avec celui de l'iris, il est un peu antérieur, ce qui tient à ce que les faces de l'iris au lieu d'être planes sont, l'anté-

(1) Krause. — *Meckel's Archiv. für Anatomie und Physiologie*, 1832.

(2) Cramer. — *Het Accomodatie-vermogen, physiologisch Tœgelicht.* Haarlem, 1853.

(3) Helmholtz. — *Archiv. für Ophthalmologie.* Bd. 1, A. 2, S, 1 et *Monatsberichte der Academie zu Berlin.* Feb. 1853, S. 137.

rieure convexe, la postérieure concave, pour s'accommoder à la courbure du cristallin sur lequel l'iris est immédiatement appliqué.

Cette convexité de l'iris est très-manifeste chez les animaux à cristallin presque sphérique, comme le hibou; mais chez l'homme, elle est moins évidente ; elle a même été niée longtemps par les anatomistes qui admettaient l'existence d'une chambre postérieure entre l'iris et le cristallin.

Plusieurs procédés ont été décrits pour démontrer cette courbure. Rouget (1) enlève le segment postérieur du globe oculaire, place le segment antérieur dans l'eau, et grâce à la transparence du corps vitré et du cristallin, constate qu'il n'y a aucun intervalle entre la face postérieure de l'iris et le cristallin sur lequel elle est appliquée. Or, le cristallin étant convexe, l'iris, accolé à lui, doit l'être également ; on peut aussi enfoncer une aiguille à insecte au niveau du biseau kérato-sclérotical, situé sur un plan antérieur à l'iris, et la faire sortir par le point diamètralement opposé du biseau kérato-sclérotical, l'aiguille traverse l'iris et un segment du cristallin placé en avant du plan de l'épingle : si avec une autre épingle on cherche à raser seulement le bord pupillaire, l'écartement entre les deux épingles mesure la convexité de l'iris. Cette expérience donne des résultats entachés d'erreur, car la pression qu'on est obligé d'exercer sur le globe de l'œil augmente beaucoup la convexité de l'iris.

Czermak (2), a construit un appareil, *l'orthoscope*, qui permet de prendre une connaissance exacte de la disposi-

(1) Ch. Rouget, — *Comptes-rendus et mémoires de la Société de biologie.* 11e série, T III, p. 153 et suiv.

(2) *Prager Vierteljarschrift* 1851, vol. XXXII.

tion de ces parties, puisqu'il supprime les effets de la réfraction des rayons lumineux dans leur trajet à travers la cornée et l'humeur aqueuse. C'est une petite cage de fer et de métal coupée sur une de ses faces pour pouvoir s'appliquer au rebord orbitaire. Sur deux lames métallique *acf* et *fgh*, sont fixées deux autres lames de verre *b* et *d* rectangulaires ajustées entre elles et avec les lames de métal. Le bord métallique est sinueux et s'applique au pourtour de l'orbite; avec de la cire on comble les vides qui existent. On a ainsi au devant l'œil une sorte de cuvette qu'on remplit d'eau à 30° ou 32°. On regarde l'iris par la lame de verre située au côté externe. La chambre antérieure paraît très-profonde, l'iris presque plan, si ce n'est à son bord pupillaire, où il est, pendant les efforts d'accommodation, légèrement convexe.

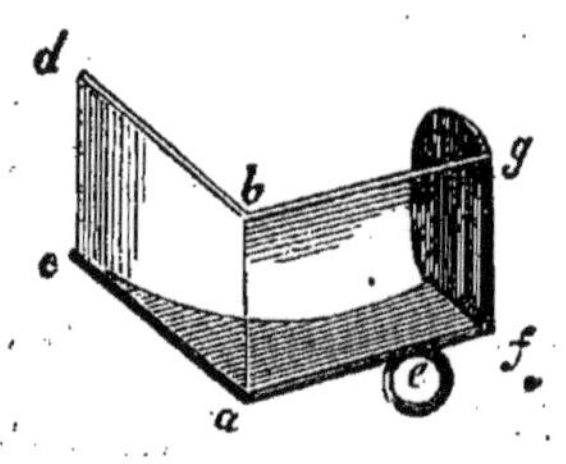

Fig. 8. — Orthoscope de Czermak.

Le plan pupillaire est assez exactement perpendiculaire à l'axe optique. Prolongé, il irait couper la sclérotique à 2 millimètres environ en arrière de l'insertion de la cornée (Manz), d'où il résulte qu'on peut pénétrer à travers la sclérotique dans la chambre antérieure, sans léser l'iris.

CHAPITRE II

STRUCTURE DE L'IRIS

Dans la partie physiologique de ce travail, nous aurons à rechercher quelle est la nature de la dilatation et du resserrement de la pupille ; un chapitre d'anatomie de l'iris est donc indispensable, afin d'apprendre à connaître quels peuvent être les agents de ces mouvements alternatifs de constriction et de relâchement.

Ainsi nommé à cause des couleurs variées qu'il présente, l'iris est un diaphragme membraneux dont nous connaissons l'orifice.

Par sa périphérie, *grande circonférence*, l'iris est fixé dans une rainure circulaire comprise entre les procès ciliaires en arrière et le muscle tenseur de la choroïde en avant. Des vaisseaux, des nerfs nombreux, quelques fibres élastiques de la membrane de Descemet, décrites par Bowmann sous le nom de *piliers de l'iris*, tels sont les élements qui le rattachent aux autres membranes de l'œil. Ces moyens d'union sont assez faibles, car il suffit souvent pendant la vie d'un violent ébranlement imprimé à l'œil pour déterminer le décollement partiel de l'iris. C'est, au reste, sur cette disposition anatomique qu'est fondée l'opération de la pupille artificielle par décollement de l'iris (Iridodialyse d'Adam Schmidt).

Au point de vue histologique, l'iris peut être considéré comme constitué par trois couches.

1o Une couche antérieure;

2o Une couche postérieure, uvée et couche de Brusch;

3o Une couche intermédiaire musculo-vasculaire.

1o Couche antérieure.

Niée par Sappey et Robin, cette couche est constituée par une rangée simple de cellules épithéliales, différant de celles qui revêtent la membrane de Descemet, en ce que d'après J. Arnold (1), leurs dimensions sont moin-

(1) J. Arnold et Jwanoff, — In *Handbuch det gesammten Augenheilkunde*, A. Græfe et Th. Sœmisch. 1874.

dres, leur protoplasma granuleux, leur forme irrégulièrement hexagonale et leur séparation et leur isolement moins faciles. Cet épithélium est supporté par une lamelle, résultant de la condensation du tissu lamineux interstitiel de l'iris, selon Kölliker (1), et considéré comme un prolongement de la membrane de Descemet par d'autres anatomistes.

2° *Couche postérieure.*

Uvée et couche de Brusch. — Formée de cellules polygonales semblables à celles de la choroïde, mais tellement chargées de pigment, que leur noyau est invisible. Cependant chez le fœtus où elles sont peu pigmentées, on distingue facilement leur contour hexagonal et leur noyau. Sous le nom de membrane limitante de Pacini, on décrit une couche qui résulte de l'adossement des parois superficielles, pour Kölliker ; de l'exubérance du pigment intercellulaire, pour Henle.

Les cellules pigmentées sont supportées, d'après Robin, par un prolongement de la membrane de Ruysch, qui chez le fœtus, formerait la membrane pupillaire et chez l'homme s'arrêterait au pourtour de la pupille, cette membrane n'est autre que la couche de Brusch, des Allemands. Considérée par Henle, comme formée de fibres cellules; pour Gruenhagen (2) qui l'a traitée par la solution carminée de Schweiger-Seidel, elle serait une basement-membrane constituée par un réseau de fibres élastiques unies par un ciment particulier chargé de pigment noir.

(1) Koelliker. — *Histologie humaine*, 2e édit, p. 857.

(2) Gruenhagen. — Analyse in *Revue des sciences médicales* de Hayem, 1873, t. II, p. 17.

3° Couche moyenne.

Elle est formée de fibres musculaires lisses, de vaisseaux et de nerfs, réunis entre eux par un stroma de fibres lamineuses, les unes radiées, les autres circulaires, et au milieu desquelles on rencontre un grand nombre de cellules pigmentaires étoilées, s'anastomosant fréquemment entre elles par leurs prolongements. Les cellules pigmentaires sont d'autant plus nombreuses que la couleur de l'iris est plus foncée, elles sont surtout abondantes dans la partie antérieure de la couche musculo-vasculaire.

Fibres musculaires. — Les fibres musculaires de l'iris de l'homme sont des fibres lisses; chez les oiseaux, ce sont des fibres musculaires striées continuation du plan profond du muscle ciliaire et occupant toute la largeur de l'iris, (Rouget) (1). Il est possible de reconnaître aux fibres musculaires de l'iris deux directions principales. Les unes circulaires entourent la pupille, on les décrit sous le nom de *sphincter* de la pupille; les autres sont radiées et constituent pour les auteurs qui les admettent le *muscle dilatateur*.

Sphincter de la pupille. — Admis par tous les anatomistes, formé de fibres juxtaposées en anneaux concentriques, il s'étend du pourtour de la pupille jusqu'à une distance de 0,mm9 à 1,mm3 de cet orifice ; son bord interne très-mince n'a que 0,mm1 d'épaisseur, son bord externe atteint jusqu'à 0,mm26. Il occupe un plan postérieur sur cette zone interne de l'iris, séparé seulement de l'uvée par une mince couche de tissu conjonctif et quelques fibres radiées.

(1) Ch. Rouget. — *Comptes-rendus de l'Acad. des sciences.* 19 mai 1856.

Muscle dilatateur de la pupille. — Il n'est pas aussi bien caractérisé que le précédent, aussi plusieurs anatomistes ont-ils nié son existence; Rouget, avant ses derniers travaux, n'avait jamais trouvé de fibres musculaires dans toute la portion de l'iris située en dehors de son petit cercle, (1).

Cependant presque tous les anatomistes l'ont vu très-nettement et s'accordent à le décrire comme formé de fibres musculaires semblant provenir du sphincter et en être le prolongement immédiat.

Ces faisceaux sont d'abord situés en partie dans l'épaisseur du sphincter, en partie entre lui et l'uvée, ils se réunissent bientôt en une lamelle très-fine, transparente, que Henle, décrit sous le nom de *membrane limitante postérieure*, revêtant la face postérieure de l'iris et formée de faisceaux rayonnant de la petite vers la grande circonférence de l'iris. Arrivés au bord ciliaire, ces faisceaux musculaires, d'après J. Arnold et Iwanoff (2), se recourbent en arrière, et s'entrelacent pour former un plexus musculaire qui entoure le bord ciliaire de l'iris. D'après Henle, ces faisceaux musculaires aboutiraient au ligament pectiné de l'iris. Gruenhagen (3), pense qu'ils ne vont pas jusqu'au bord ciliaire, mais qu'après un court trajet ils s'insèrent sur la lame de Brusch, qui leur servirait ainsi d'aponévrose d'insertion. Ces faisceaux sont la continuation directe des fibres circulaires, qu'ils croisent avant de s'insérer sur cette lame. Pour lui, elles ne sont donc nullement dilatatrices, mais agissant à la manière d'une cravate croisée en 8 de

(1) Ch. Rouget. — In *Thèse de Rigail.* p. 54.

(2) J. Arnold et Iwanoff. — *Loc. cit.*

(3) Gruenhagen. — *Archiv. für microsk. Anat.*, t. IX, 2e fasc. 1873.

chiffre dont on tire les extrémités; elles déterminent le resserrement de la pupille.

Pour presque tous les anatomistes, cette membrane musculaire à fibres radiées occuperait le plan postérieur de la couche moyenne de l'iris, et serait immédiatement appliquée à l'uvée : Sappey, Cruveilhier, Robin, J. Arnold, Iwanoff, Henle, Huttenbrunner (1). Pour Kölliker (2), ce ne serait plus un plan unique, mais des faisceaux de fibres cellules marchant isolément entre les vaisseaux. Cette opinion est partagée par Merckel et Dogiel (3).

Des recherches faites au mois de novembre 1875 et continuées depuis, ont permis à Ch. Rouget, de constater l'existence de fibres musculaires lisses dans la partie externe de l'iris, ce qu'il avait nié dans ses travaux antérieurs. Pour lui elles n'ont aucun rapport avec le ligament pectiné; elles ne se terminent pas en arcades au niveau du bord ciliaire comme l'indique Jeropheef (voir Iwanoff, *loc. cit.*). Voici quelle est leur disposition (4).

« Arrivés au bord ciliaire de l'iris, en avant de la tête des procès ciliaires, les faisceaux musculaires radiés se massent en formant des piliers séparés par des arcades pour converger vers l'origine antérieure du pli dorsal des procès ciliaires, où ils rencontrent et continuent des faisceaux venus des couches les plus profondes du muscle ciliaire annulaire, et qui convergent d'une façon analogue et dans le même point.

« En avant, à la région pupillaire, les faisceaux radiés ne se continuent pas directement avec les faisceaux

(1) Huttenbrunner.— *Sitzungs berichte der K. Akademie der Wissensch*, 1868.

(2) Koelliker.— *Hist. humaine.* 2e édit., p. 856.

(3) Dogiel. — *Archiv. für microsk. Anat.* t. VI, p. 95.

(4) Ch. Rouget. — Communication insérée dans H. Chrétien : *La Choroïde et l'Iris*, th. d'agrég. 1876, p. 93.

propres du sphincter irien; ils recouvrent en arrière la moitié externe de la largeur du sphincter, en conservant leur direction radiée. C'est seulement au niveau de la moitié interne ou pupillaire du sphincter qu'ils changent de direction, deviennent obliques et transversaux, et forment en s'anastomosant et s'entrecroisent entre eux, un réseau musculaire à mailles polygonales, accolé à la face postérieure du sphincter propre. — Par son origine et sa disposition générale, ce muscle établit la continuité de l'appareil musculaire de l'accommodation, de la limite postérieure de la région ciliaire au bord pupillaire; et comme les muscles ciliaires radiés.... ont pour tendons le stroma conjonctif de la choroïde, et qu'une partie des faisceaux antérieurs du ciliaire annulaire se continuent, soit directement, soit par l'intermédiaire du reticulum du ligament pectiné, avec la couche conjonctive antérieure de l'iris, il résulte que toute l'étendue du sac irio-choroïdien, dès l'entrée du nerf optique à l'ouverture pupillaire, est soumise à l'action des muscles de l'accommodation. »

Vaisseaux. — Dans l'épaisseur de l'iris on rencontre des vaisseaux artériels, capillaires et veineux. Il n'y a pas de lymphatiques. Considérés dans l'épaisseur de la trame, ils sont remarquables par l'épaisseur de leur couche musculaire (Arnold et Huttenbrenner). C'est surtout leur paroi adventice qui a un développement considérable, à tel point qu'à elle seule elle dépasse notablement l'épaisseur des autres tuniques, (Henle).

Les *artères* de l'iris viennent de deux sources, les ciliaires postérieures longues et les ciliaires antérieures. Les *ciliaires postérieures longues* sont au nombre de deux, l'une interne et l'autre externe, accolées d'abord à la sclérotique qu'elles perforent très-obliquement à 4 ou 5 millimètres du nerf optique, elles cheminent ensuite entre la tunique fibreuse et la choroïde jusqu'à 1 millim. environ du muscle ciliaire, là elles se bifurquent; leurs deux branches pénètrent dans le corps du muscle, se recourbent parallèlement à l'équateur, et chacune d'elles s'anastomose avec celle du côté opposé pour former le *grand cercle artériel de l'iris.* Ce cercle artériel est exclusivement formé en dedans et en dehors par les ciliaires longues, mais en haut et en bas il est complété par les *artères ciliaires antérieures.*

Ces dernières viennent des branches musculaires de l'ophthalmique, au nombre de deux pour chaque muscle droit : elles perforent la sclérotique au voisinage de la cornée, après avoir abandonné de fines ramifications aux parties voisines de la conjonctive, de la sclérotique, et peut-être de la périphérie de la cornée. Arrivées dans l'épaisseur du muscle ciliaire, elles s'unissent aux divisions des ciliaires longues, pour compléter le grand cercle artériel de l'iris, et former un second cercle artérel situé au centre même du muscle.

Leber (1), a montré que de ces cercles anastomotiques partent: 1o Des *branches récurrentes* qui vont s'anastomoser avec les ciliaires postérieures courtes; 2o les *artères du muscle ciliaire;* 3o *les artères des procès ciliaires* qui les abordent par leur partie antérieure ou base, ayant donc traversé, comme les artères de l'iris, le muscle ciliaire; 4o les *artères iriennes* qui émergent de la partie antérieure du grand cercle de l'iris et pénètrent cet

(1) Leber. — *Anatomische Untersuch. über die Blutgefaesse des menschlichen Auges.* Wien 1865, et dans *Journal de Robin*, 1866, p. 543; et plus récemment dans *Handbuch des gesammten Augenheilkunde* von Græfe und Sœmisch.

organe par sa périphérie après avoir traversé le muscle ciliaire. Elles se dirigent en rayonnant vers le centre de l'iris, droites ou flexueuses selon que la pupille est rétrécie ou dilatée; arrivées à la limite du sphincter, elles se bifurquent, s'anastomosent et forment ainsi le petit *cercle artériel* de l'iris.

Les *veines* de l'iris succèdent aux capillaires et cheminent de la petite vers la grande circonférence; elles vont se jeter comme celles du muscle ciliaire, dans les plexus veineux qu'on remarque à la face interne des procès ciliaires. Ce n'est que lorsque ces veines sont arrivées au bord de la choroïde qu'elles pénétrent dans son épaisseur pour aller d'avant en arrière concourir avec les veines choroïdiennnes à la formation des *vasa vorticosa*. Les veines ne traversent donc pas le muscle de Brücke, contrairement à ce qu'on observe pour les artères. La contraction de ce muscle dans l'effort d'accommodation ne saurait donc avoir pour effet d'amener la turgescence des procès ciliaires.

Une partie du sang veineux est ramenée par une autre voie que par des vaisseaux tourbillonnés; en effet douze à quatorze veinules, issues de la partie antérieure du muscle ciliaire, après avoir rampé entre la sclérotique et la choroïde, se subdivisent; de leurs branches, les unes anastomosées entre elles, forment le plexus veineux qu'on trouve dans le canal de Schlemm; les autres perforent directement la sclérotique. Les branches du canal de Schlemm, traversent aussi la sclérotique et s'anastomosent avec les branches qui l'ont perforée directement. C'est la réunion de ces branches qui constitue les veines ciliaires antérieures, lesquelles vont se déverser dans les branches musculaires de la veine ophthalmique. Ces branches constituent autour de la cornée un réseau veineux, à mailles polygonales, distinct de celui de la conjonctive. En cas d'hypérémie ou de pression intra-oculaire telle que les veines étoilées se trouvent comprimées, la circulation se fait surtout par cette voie antérieure, et l'on voit les veines ciliaires antérieures augmenter de nombre et de volume.

Nerfs. — Les nerfs de l'iris proviennent du réseau nerveux qu'on trouve dans l'épaisseur même du muscle de Brücke : ils pénètrent l'iris par sa grande circonférence, se divisent dichotomiquement et s'anastomosent de manière à former un véritable plexus d'où partiraient trois ordres de fibres d'après J. Arnold (1). 1° Des fibres pâles vont former un réseau très-délié dans le muscle dilatateur. 2° Des fibres à myéline considérées par cet auteur comme sensitives, vont se ramifier à la face antérieure de l'iris. 3° Des fibres se rendent au sphincter de la pupille.

Le réseau nerveux du muscle ciliaire résulte de l'anastomose des *ciliaires courts* au nombre de quinze à vingt, branches efférentes du ganglion opthalmique, avec les *ciliaires longs*, au nombre de deux à trois, venus du nasal après avoir traversé la sclérotique près de l'insertion du muscle grand oblique.

L'iris reçoit donc des fibres nerveuses de trois ordres. Par la racine grosse et courte du ganglion ophthalmique, il emprunte au moteur commun la motilité; la 5e paire lui donne la sensibilité par la racine longue et grêle que le filet ethmoïdal fournit au ganglion, et par les ciliaires longs que le naso-ciliaire fournit directement

(1) J. Arnold. — *Ueber die Nerven der Iris.* in *Archiv. für path. Anat. und Physiol.*, t. XXVII.

au plexus ciliaire. Rien ne permet de supposer que les artères ciliaires soient accompagnées de filets sympatiques venant par l'artère ophthalmique du plexus caverneux : mais en l'absence de filets directs, l'iris, par ses nerfs ciliaires, reçoit des fibres sympathiques du ganglion ophthalmique.

CHAPITRE III

DÉVELOPPEMENT DE LA PUPILLE

Pendant la plus grande partie de la vie fœtale, la pupille n'existe pas, elle est obstruée par une membrane, *membrane pupillaire, membrane de Wachendorff*, signalée pour la première fois par cet anatomiste en 1740; bien décrite surtout par Haller, Albinus, Sœmmering et J. Cloquet. Dans le premier mois elle est si mince qu'on peut à peine la distinguer de l'iris. De trois à six mois elle est très-apparente, vers le septième elle commence à s'atrophier à son centre, et à la naissance elle a presque toujours entièrement disparu.

Sur des pièces préparées par Ch. Robin, Chrétien (1) a constaté que la membrane pupillaire naît, sous forme d'une lame circulaire de toute la périphérie de l'extremité antérieure de la choroïde, se rapprochant de plus en plus de l'axe antéro-postérieur de l'œil, de manière à former bientôt un diaphragme qui sépare la face antérieure du cristallin de la face postérieure de la cornée. Plus tard, l'iris provenant également de la partie antérieure de la choroïde, vient s'interposer entre la face antérieure de la membrane pupillaire déjà

(1) Chrétien. — *La Choroïde et l'Iris*, thèse d'agrégation. Paris 1876.

développée, et la face postérieure de la cornée; en arrière l'iris contracte des adhérences avec la membrane pupillaire qui reste libre, sans adhérence au niveau de la pupille.

Cette membrane est constituée par une substance amorphe, à peine striée, parcourue par un réseau capillaire. Les vaisseaux se continuent avec ceux de la petite circonférence de l'iris; ils proviennent des rameaux que l'artère capsulaire, après avoir fourni à la cristalloïde postérieure, envoie en avant du cristallin. Après avoir contourné la circonférence de cet organe les vaisseaux capsulo-pupillaires se divisent en capillaires, qui forment le réseau de la membrane pupillaire. Ils ne sont réunis entre eux par aucune matière unissante; en sorte qu'il n'y a ni membrane capsulo-pupillaire, ni sac capsulo-pupillaire. La membrane de Wachendorff est tout à fait indépendante de la cristalloïde antérieure, qui ne contracte aucune adhérence avec elle et sur laquelle on peut la faire glisser très-facilement.

Le sang veineux de la membrane pupillaire s'écoule par les veines de l'iris, car il n'y a pas de vaisseaux veineux analogues aux artères capsulo-pupillaires.

La membrane pupillaire commence à s'atrophier par son centre, vers le septième mois de la vie fœtale. « La rupture de cette partie centrale s'explique par le redressement des anses vasculaires du centre vers la périphérie, redressement qu'on peut attribuer à l'influence de la circulation devenue plus active à cette époque. » (L. Hirschfeld.)

DEUXIÈME PARTIE

PHYSIOLOGIE

CHAPITRE PREMIER

USAGES DE LA PUPILLE

Des mouvements de dilatation ou de resserrement de l'orifice pupillaire surviennent dans un très-grand nombre de circonstances. C'est ainsi que beaucoup d'agents médicamenteux amènent les uns la contraction pupillaire, les autres sa dilation. L'excitation de certains nerfs moteurs ou sensitifs, l'excitation de certaines régions du système nerveux encéphalo-spinal, l'irritation du grand symphatique dans sa portion cervicale produisent aussi des variations de diamètre importantes à bien connaître, car elles permettent souvent d'établir un diagnostic en pathologie nerveuse. En se mettant dans certainesconditions physiologiques, on peut aussi faire varier les pupilles ; c'est ainsi que de grands efforts musculaires, de violents mouvements d'inspiration ou d'expiration, sont suivis d'une augmentation du diamètre de la pupille.

Ce n'est pas ici le lieu d'étudier ces modifications, car elles ne nous renseignent nullement sur le rôle de la pupille dans les phénomènes de la vision : ce sont des conditions expérimentales qui permettent d'observer les mouvements de l'iris et de déterminer leur nature. Plus tard, dans le chapitre de sémiologie, j'aurai à les étudier. Pour le moment, je dois me borner à rechercher l'utilité de la pupille, à voir comment elle concourt à produire au fond de l'œil une image nette des objets extérieurs.

La lentille cristallinienne n'est pas parfaite. Ses bords et sa partie centrale ne réunissent pas au même point de la rétine les rayons lumineux émanés d'une source de lumière, elle ne réunit pas davantage les rayons de réfrangibilité différente. L'œil est donc soumis comme les appareils d'optique à l'aberration de sphéricité et à l'aberration de réfrangibilité. Dans les instruments, on corrige en partie ces défauts en diaphragmant les objectifs. L'iris remplit un office analogue : *La pupille corrige l'aberration de sphéricité du cristallin;* elle corrige aussi en partie l'*aberration de réfrangibilité.*

Observons attentivement les pupilles d'un individu : nous les verrons se dilater quand il fixera des objets faiblement éclairés, se contracter énergiquement si les objets qu'il fixe envoient beaucoup de lumière. La pupille règle donc la quantité de lumière qui arrive au fond de l'œil, elle *s'adapte aux intensités lumineuses* (Wundt) (1).

Quand on regarde des objets éloignés, la pupille est élargie, elle se resserre quand les objets qu'on fixe sont rapprochés. Donc la *pupille s'adapte dans l'accommodation de l'œil aux distances.*

La convergence des yeux, ou leur rotation en dedans amène une contraction de la pupille. Cette contraction est en rapport avec le degré de convergence des rayons lumineux qui arrivent à l'œil. *La pupille s'adapte à l'orientation des axes optiques.*

(1) Wundt. — *Physiologie humaine.* Trad. Bouchard. Paris 1872, p. 464.

§ 1er. — *De la pupille dans la correction de l'aberration de courbure de l'œil.*

En physique on appelle aberration de sphérictié d'une lentille l'imperfection qui consiste en ce que tous les rayons lumineux émanés d'un même point, ne forment pas un foyer unique après avoir traversé cette lentille. Pour l'opposer à l'aberration de réfrangibilité, on pourrait avec Wundt l'appeler *aberration monochromatique*, car elle existe pour les rayons élémentaires du spectre. En effet, en supposant même que les deux faces d'une lentille convexe sphérique soient d'une courbure mathématiquement exacte et que ses deux faces soient parfaitement centrées sur un axe unique, les rayons marginaux qui arrivent avec un angle d'incidence notablement plus grand que les rayons centraux, sortent de la lentille avec une convergence plus forte, et par conséquent forment leur foyer en un point plus rapproché de la lentille.

Dans les instruments d'optique on corrige ce défaut en plaçant au devant des objectifs un diaphragme percé d'un orifice qui ne laisse passer que les rayons les plus rapprochés de l'axe de la lentille. Pour ceux-là, en effet, la différence est tellement minime qu'on peut dire que les rayons émanés d'un même point restent homocentriques après réfraction.

L'iris sert dans une certaine mesure à corriger un défaut analogue qui existe dans l'appareil dioptrique de l'œil. Il intercepte tous les rayons qui traversant les bords du cristallin, tendraient à converger trop tôt, et ne laisse passer par la pupille que les rayons assez rapprochés de l'axe pour rester homocentriques. Car, bien que les surfaces du cristallin ne soient pas sphériques, qu'elles appartiennent, d'après Krause, l'antérieure à un ellipsoïde de rotation aplati, la postérieure à un paraboloïde de rotation, la forme générale de cette lentille est telle néanmoins que les rayons marginaux convergent plus vite que les rayons centraux. Le cristallin est donc soumis à l'aberration de courbure. Celle-ci diffère de l'aberration de sphéricité de nos lentilles parce que les courbures du cristallin ne sont pas tout à fait mathématiques, et parce qu'il n'est pas centré très-exactement sur l'axe de figure de l'œil. Il est donc très-naturel d'admettre que la pupille, véritable diaphragme, en tous points comparable à ceux employés en optique, remplit un rôle analogue et corrige en partie l'aberration de courbure des milieux réfringents de l'œil. Tel est le sentiment unanime des auteurs.

Cette opinion a cependant été combattue avec beaucoup de talent par Vallée (1). Mettant à profit les expériences de Chossat (2) sur les yeux de bœuf et celles de Soëmmering sur l'œil du cheval, Vallée admet que les surfaces réfringentes ne sont pas centrées sur un même axe, fait reconnu à cette époque par Sturm (3) et demontré depuis par les physiologistes. De cette disposition résulte que le rayon de lumière qui entre dans l'œil en suivant la direction de l'axe optique, se brise à la rencontre des surfaces réfringentes de l'intérieur du globe, de manière à former de la cornée à la rétine une ligne polygonale qu'il appelle *rayon polygonal optique*. Il suppose que

(1) Vallée. — *Théorie de l'œil*. Paris 1844. 1re part. addit. au 4e mémoire.

(2) Chossat. — *In Annales de Chimie et de physique*. Année 1819. t. X. p. 337.

(3) Sturm. — Voyez dans *Comptes-rendus de l'académie des Sciences*, séances de mars-avril 1845.

toutes les surfaces réfringentes de l'œil sont engendrées par la révolution d'une courbe particulière qu'il nomme *optoïde*; et que ces surfaces *optoïdales* sont telles que pour chacune d'elles, le faisceau émané d'un point de leur axe renvoie tous les rayons, sans aucune exception, vers un autre point du même axe. Or tous les rayons qui traversent une de ces surfaces concourent en un point unique sans être assujettis à la condition d'être infiniment rapprochés de son axe. Ainsi, avec des surfaces qui ne seront pas centrées sur un même axe, le faisceau au lieu d'être infiniment étroit, pourra avoir toute la grosseur que comporte l'étendue de la pupille sans que jamais il y ait aberration de courbure.

Vallée nie donc l'aberration monochromatique de l'œil. Comme sa théorie des courbes optoïdales ne peut expliquer la convergence que des rayons émanés d'un point situé à une distance déterminée, il admet que pour chaque distance la forme des génératrices varie. Ainsi, pour l'infini la cornée représente un optoïde elliptique qui deviendrait un optoïde non elliptique pour les distances rapprochées.

Le point de départ de la théorie est faux : car si les surfaces du cristallin n'ont jamais été déterminées avec toute la rigueur désirable chez le vivant, la cornée a été mesurée avec la plus grande précision par Helmholtz et Knapp. La courbure de la cornée appartient à une courbe dans laquelle tous les méridiens passant par le centre ont une forme à peu près elliptique, et dans laquelle en même temps le rayon de courbure au sommet de chaque ellipse est à peu près constant (7,338 ; 7,646 ; 8,154 sur les yeux de trois femmes de vingt-cinq à trente ans déterminés par Helmholtz). Ce dernier a reconnu en outre l'invariabilité absolue du rayon de courbure pendant que l'œil est accommodé pour diverses distances. Ce fait reconnu exact par Knapp, Cramer et tous ceux qui ont fait ces mensurations détruit donc la théorie de Vallée.

Il est facile du reste de se convaincre que l'œil humain présente à un certain degré l'aberration de courbure, et que cette aberration diffère de celle des lentilles par quelques caractères spéciaux. Elle n'est pas symétrique autour d'un axe. Les rayons homocentriques ne se réunissent pas seulement sur les différents méridiens de l'œil, mais aussi, pour différentes distances, sur les sections d'un même méridien. Regarde-t-on un petit point lumineux, si l'œil n'est pas accommodé à cette distance, il se formera non pas un cercle de diffusion, mais une figure étoilée irrégulière, allongée si l'œil est accommodé pour une distance plus grande que celle du point lumineux, élargie si la distance d'accommadation est moindre. Quand un objet est très-brillamment éclairé, il conserve son apparence étoilée, même si l'œil est parfaitement accommodé pour le voir : tel est le cas des étoiles (Wundt).

Une aberration du même genre consiste dans la différence d'accommodation pour les lignes verticales et les lignes horizontales situées à la même distance : dans ces conditions, l'œil doit faire un effort accommodatif moindre pour voir des lignes verticales que des lignes horizontales. Fick (1) qui le premier signala cette différence a trouvé que le point focal des rayons verticaux est à 0mm,035 en avant du point focal des rayons horizontaux. Helmholtz a constaté ce fait, mais il attribue à la distance des deux foyers une valeur de 0mm,094. Lorsque la distance entre

(1) A. Fick. — *Zeitschrift f. ration. Medicin*, nouv. série, t. II et t. V.

les points de réunion des rayons homocentriques réfractés par divers méridiens de l'œil atteint une valeur assez forte, il en résulte une anomalie de réfraction, *l'astigmatisme* qu'on est obligé de corriger par des verres cylindriques.

Ces aberrations monochromatiques de l'œil tiennent évidemment à des irrégularités de courbure de ses surfaces réfringentes. Jusqu'à ce jour, leur détermination n'a encore été faite que pour la cornée. Knapp (1) a trouvé que jamais la courbure du méridien vertical ne coïncide exactement avec celle du méridien horizontal; les valeurs qu'il a réunies sont les suivantes :

	Méridi. horizontal.	m. vertical.
Rayons de courbure au sommet........	8,0668	8,2572
— de points situés à 21°51, à droite.	8,2802	8,6929
— — — — à gauche.	8,8148	8,7856
Carré de l'excentricité...............	0,2612	0,2895
Moitié du grand axe................	10,8750	11,6290
Moitié du petit axe..................	9,3448	9,7940
Angle entre le grand axe et l'axe visuel.	6°,5'	1°4'

L'existence des aberrations de courbure étant démontrée dans l'œil humain, voyons quelles sont les dispositions employées par la nature pour les diminuer autant que possible.

Je ne rappellerai pas que la structure du cristallin tend à supprimer cette imperfection. En effet, les différentes couches de cette lentille n'ont pas le même indice de réfraction. Les évaluations de Brewster (2), Krause (3), Helmholtz (4), le démontrent : n étant l'indice de réfraction de l'eau distillée, ces valeurs seraient :

(1) Knapp. — *Die Krummung der Hornhaut.* Heidelberg, 1860.

(2) Brewster. — *Edinburgh philosoph. journal*, 1819.

(3) W. Krause. — *Die Brechungsindices der durchsichtigen Medien des Auges.* Hannover, 1855.

(4) Helmholtz. — *Physiologie Optick.*

	n	couche extérieure	couche moyenne	noyau.
Brewster..........	1.3366	1,3767	1.3786	1,3839
Krause............	1,3420	1,4055	1,4294	1,4541
Helmholtz.........	1,3365	1,4189	»	»

Il est évident que cette disposition qui a surtout pour effet de donner au cristallin, pris en totalité, un indice de réfraction plus élevé que la moyenne de ses diverses couches, et même que celui de sa partie la plus réfringente, diminue un peu les inconvénients résultant de l'aberration de sphéricité ; car les rayons marginaux, ceux qui dans les lentilles ordinaires convergent trop tôt traversent ici les couches les moins réfringentes. L'aberration monochromatique est donc ainsi amoindrie, mais non supprimée.

L'interposition du diaphragme irien, ne supprime pas complétement les inconvénients résultant de cette imperfection, puisque nous venons de voir que l'œil les présente quand même ; mais au moins les diminue-t-elle assez, pour que, dans les conditions ordinaires de la vision, ils soient inappréciables.

Ce rôle de la pupille me semble incontestable. En vain objecterait-t-on avec Vallée (1), que la pupille se dilate dans l'obscurité, alors que la vision est déjà difficile à cause du défaut de lumière et que « la dilatation de la pupille, augmentant l'aberration de courbure, viendrait justement nuire à l'action de la vue, alors qu'il s'agit de la faciliter. » Il est facile de répondre que les cercles de diffusion seront d'autant moins gênants pour la vision que, dans un milieu obscur, ils seront d'autant plus sombres ; que cette dilatation pupillaire n'excède jamais 6 ou 7 millimètres au maximum et que dans ces

(1) Vallée. — *Loc. cit.*, pages 103 et 406.

cas l'iris recouvre encore les bords du cristallin sur une étendue de 1/2 à 2 millimètres, et qu'au reste, avec une lumière assez faible pour amener un tel élargissement de la pupille, les contours des objets ne sont pas vus avec une netteté aussi grande que dans de meilleures conditions d'éclairage.

L'objection qu'il tire de l'emploi de la belladone repose sur une donnée fausse. J'ai pu observer sur moi-même et sur des sujets atropinés, que les objets situés à une assez grande distance pour que les rayons qu'ils envoient arrivent à l'œil presque paralèles, ne sont pas vus avec la netteté qu'il suppose. Dans ces, cas j'ai pu constater qu'ils me paraissaient diffus dans leurs contours, et même qu'ils présentaient un certain degré d'irisation. L'application au devant de l'œil d'un carton opaque percé d'un petit orifice améliorait très-sensiblement la vision.

Il est facile de se rendre compte par comparaison de l'action de l'iris dans la correction de l'aberration de sphéricité. L'œil ne saurait être mieux assimilé qu'à une chambre noire munie d'un objectif. Or, avec cet instrument, si on cherche à reproduire l'image d'un objet bien éclairé, on reconnaîtra facilement qu'on lui donne beaucoup plus de netteté en diaphragment l'objectif, ce qui diminue pourtant notablement son intensité lumineuse. Mais si les objets sont à peine éclairés et qu'on vienne à placer au devant de l'objectif un diaphragme très-rétréci, l'image reçue sur la glace dépolie sera tellement faible qu'on ne saurait la distinguer, alors qu'en laissant pénétrer les rayons lumineux par toute la surface de la lentille, on obtiendra une image assez visible quoique ses contours soient diffus.

§ 2. — *De la pupille dans la correction de l'aberration de réfrangibilité de l'œil.*

Reprenons la comparaison précédente de l'œil avec une chambre noire pourvue d'une simple lentille de verre non achromatique. Les images reçues sur la glace dépolie seront entourées d'un liseré coloré présentant les diverses teintes de l'arc-en-ciel. Cette irisation provient de *l'aberration de réfrangibilité* de la lentille objective.

On désigne ainsi une imperfection provenant de ce que la déviation imprimée par un prisme n'est pas la même pour toutes les couleurs élémentaires du spectre. Le violet est plus réfracté que le rouge. Les lentilles n'étant autre chose que des prismes d'une forme particulière, ont aussi la propriété de dissocier les rayons élémentaires, de *disperser* la lumière, en même temps qu'elles la réfractent. Ainsi, un faisceau de lumière blanche tombant sur une lentille, les rayons violets étant les plus réfrangibles rencontreront l'axe à une distance moindre que les rayons rouges. L'ensemble des rayons sortant d'une lentille peut donc être considéré comme formant, à leur émergence, une série de cônes dont les bases sont à la surface lenticulaire et les sommets sur l'axe, à des distances de plus en plus grandes pour le violet, l'indigo, le bleu, le vert.... jusqu'au rouge. Dans la partie centrale du faisceau refracté on a donc de la lumière blanche puisqu'il y passe des rayons de toute réfrangibilité. Mais sur les bords, il y manque constamment quelques-uns des rayons élémentaires. Si donc, on place sur le faisceau émergent un écran blanc et opaque, on aura un cercle blanc entouré de franges dont la plus externe sera rouge, si l'écran reçoit les rayons avant qu'ils aient rencontré le foyer; violette, si l'écran les reçoit après leur entre-croisement sur l'axe. En optique, on corrige l'aberration de réfrangibilité d'une lentille convexe de flint-glass, en d'autres termes, on *l'achromatise* en lui associant une lentille biconcave de crown-glass, dont la nature physique est telle qu'avec un pouvoir réfringent presque identique, elle a un coefficient de dispersion très-différent.

Revenons à notre chambre noire; nous voyons que les contours de l'image sont irisés : il existe un moyen de diminuer ce défaut, c'est de placer au devant de l'objectif un très-petit diaphragme; l'image devient ainsi beaucoup plus nette, quoique son éclat soit affaibli. Nous savons déjà, qu'elle doit cette netteté en partie, à ce que l'aberration de sphéricité se corrige par ce moyen : et aussi à ce que l'aberration chromatique est presque entièrement supprimée; car, le diaphragme enlevé, l'aberration de réfrangibilité se manifeste par les bords irisés de l'image.

L'iris produit un effet analogue dans l'œil; et c'est à lui, en partie, que nous devons de ne pas voir les objets colorés sur leurs bords, quoique l'œil ne soit pas achromatique, comme le pensait Euler (1).

Comme preuve de l'aberration chromatique de l'œil, je me contenterai de citer l'expérience de Arago (2). Regardons une étoile brillante au travers d'un prisme tenu horizontalement,et dont l'angle très-petit soit tourné en haut, l'image paraîtra allongée verticalement, le violet en haut, le rouge en bas. Si on regarde le violet, il semble réduit à un point et l'image s'élargit de haut en bas jusqu'au rouge. Si on regarde la partie inférieure, on voit en bas un point rouge et

(1) Euler. — *Lettres à une princesse d'Allemagne*, lettre 43e, traduct. J. B. Labey, tome Ier, page 195.

(2) Arago. — In *Comptes-Rendus de l'Académie des sciences*, 16 novembre 1840, obs. sur le rapport de Pouillet.

une image de plus en plus large en remontant jusqu'au violet. Si on fixe le milieu, on voit un point vert, au dessus et au dessous duquel ol'bjet s'élargit d'un côté jusqu'au violet, de l'autre jusqu'au rouge. Enfin, quelque point de l'image qui soit considéré, il est le seul qu'on voie nettement, et les autres sont aperçus avec une largeur d'autant plus grande qu'ils sont plus éloignés du point particulier que l'on regarde. Or, si l'œil était achromatique, si tous les rayons colorés formaient leur foyer à la même distance comme dans une lentille achromatique, tous les points colorés seraient vus nettement à la fois au lieu de ne l'être que un à un.

Arago, a constaté également que si pour bien observer une étoile, on a tiré convenablement l'oculaire d'une lunette achromatique, il faut allonger l'oculaire, si l'on vient à placer en avant de la lunette un verre rouge; il faut le raccourcir si le verre est violet, pour que l'étoile continue à être vue nettement. Or, si l'œil était achromatique, les foyers rouges et violets se feraient au même point, et l'étoile serait toujours vue nettement avec le verre rouge, le verre violet et sans ces verres, sans qu'il fallût faire varier la position de l'oculaire.

Lehot (1) a reconnu également que si, sur un optomètre, on dispose des fils diversement colorés, la vision distincte ne s'opère pas à la même distance pour les différentes couleurs.

Vallée (2) avec un instrument semblable, où il place des bandes de papier coloré, et qu'il nomme optochromomètre, a pu vérifier par cinquante-six observations consécutives que les distances de la vision distincte ne sont pas les mêmes pour les différentes couleurs essayées, et qu'elles diminuent successivement du rouge au violet.

Il est donc bien démontré que les différents rayons colorés ne se réunissent pas à la même distance du cristallin, la différence entre les points focaux rouges et violets serait d'après Matthiesen (3), de 0^{mm}58 à 0^{mm}62. D'après les calculs de Helmholtz, sur l'œil schématique de Listing, la distance focale des rayons rouges est de 20^{mm}524 et celle des rayons violets de 20^{mm}140. L'œil n'est donc pas achromatique.

Cependant l'aberration de refrangibilité est assez faible pour que dans les conditions ordinaires de la vision, les

(1) Lehot. — *Nouvelle théorie de la vision* (4e mémoire, Paris 1828).

(2) *Théorie de l'œil* page 126.

(3) Matthiesen. — *Poggendorff's Annalen d. Physik*, t. LXXI.

différentes couleurs soient perçues nettement à la fois, et que les objets soient dépourvus des franges irisées. Ce n'est qu'en se mettant dans des conditions particulières qu'on peut constater leur existence.

Quels sont les moyens employés par la nature pour rendre aussi faible l'aberration de réfrangibilité de l'appareil dioptrique de l'œil ? Vallée (1) a émis une hypothèse ingénieuse. Il y a dans l'œil deux appareils réfringents, l'antérieur formé par la cornée, l'humeur aqueuse, le cristallin; le postérieur formé par le corps vitré : or le corps vitré serait formé de couches de réfringence différente et telles qu'elles rapprocheraient les rayons rouges et violets qui ont été écartés par les réfractions de l'appareil antérieur. C'est *l'achromatisme dû à des compensations de réfrangibilité*. De plus, les diverses couches du corps vitré comprises entre la face postérieure du cristallin et la surface du fond de l'œil ont des surfaces telles, d'après Vallée, qu'elles passent successivement de la figure qu'affecte en avant la masse du corps vitré, à la figure de la rétine. Leurs indices de réfraction iraient en augmentant à mesure qu'ils rapprochent de la rétine. Les réfractions qu'elles opèrent donnent aux rayons qui les traversent une courbure à convexité dirigée vers l'axe, telle qu'elle amène les pinceaux rouges et violets à former deux lignes coïncidant en une seule à l'endroit de la rétine. C'est *l'achromatisme de courbure*.

Si l'on pouvait démontrer que la structure du corps vitré est celle qu'indique Vallée, cette explication serait excellente : mais rien n'autorise, jusqu'ici du moins, à admettre des couches de réfrangibilité différente dans ce milieu.

(1) Vallée. — *Ouvr. cité*, page 355.

Une autre condition qui diminue encore de beaucoup les phénomènes de diffusion dans l'œil, c'est que le pouvoir réfringent de ses différents milieux transparents n'est guère plus élevé que celui de l'eau distillée. D'après Matthiesen, dans un œil dont les milieux réfringents sont remplacés par de l'eau distillée, la distance entre les foyers du rouge et du violet, est de $0^{mm}434$ chiffre qui se rapproche beaucoup de celui de l'œil normal.

Enfin la pupille, en se contractant, concourt encore à diminuer dans notre œil, comme dans une chambre noire, la diffusion des couleurs. Après instillation dans mon œil d'une goutte d'atropine, j'ai pu reconnaître l'existence de franges irisées autour d'objets assez peu éclairés pour ne pas trop impressionner la rétine, et assez éloignés, pour que leur foyer pût se former sur ma rétine, malgré la paralysie de l'accommodation. En interposant devant mon œil un carton percé d'un petit orfice je diminuais beaucoup ces irisations.

§ 3. — *Adaptation pupillaire aux intensités lumineuses.*

Toutes les fois que nous sommes dans un milieu obscur notre pupille se dilate ; elle se resserre aussitôt qu'on passe dans un autre milieu bien éclairé. De même, la pupille est très-rétrécie lorsque l'œil regarde des objets très-brillants: elle est plus large quand il fixe des objets plus sombres. Le diamètre pupillaire varie avec l'éclairage; la pupille *s'adapte* à l'intensité de la lumière. Ce mot *adaptation* a été employé par Aubert (1) pour désigner tous les phénomènes qui se produisent dans l'œil quand l'intensité lumineuse vient à varier : dans l'intérêt de la clarté, pour éviter toute confusion, et pour

(1) Aubert. — *Physiologie der Netzhaut.* Breslau 1864.

mieux séparer tous ces phénomènes les uns des autres, je n'emploierai avec Wundt (1), le mot d'adaptation que pour les mouvements de l'iris.

Cette adaptation pupillaire est en rapport avec la sensibilité de la rétine. On sait que cette membrane est douée d'une sensibilité très-grande par rapport à la lumière, et qu'une clarté très-vive produit de la gêne, gêne qui se change en douleur quand l'œil est malade, (photophobie des ophthalmies, des kératites, etc). Aussi pour prévenir cette impression pénible, l'iris s'étend comme un rideau lorsqu'on est dans un milieu vivement éclairé. La paralysie de l'iris par l'atropine amène dans les yeux ainsi dilatés, un éblouissement très-pénible, quand on regarde des objets brillants. Même à l'état physiologique, si nous essayons de fixer le soleil ou une lumière trop intense, il en résulte un trouble momentané qui rend bien compte de la nécessité d'un appareil chargé de modérer la quantité de rayons lumineux qui pénètrent dans l'œil.

Au contraire, lorsque nous nous trouvons dans un appartement sombre, ou que nous considérons des objets peu éclairés, notre pupille se dilate. Cette condition est alors très-favorable à la vision. En effet, nous n'avons plus à redouter pour la rétine l'impression douloureuse résultant d'une lumière trop intense; il y a plutôt à craindre que l'image qui se peindra sur elle ne soit pas suffisamment vive pour ébranler ses éléments, assez pour qu'il en résulte une impression nettement perçue par le sensorium. La pupille en se dilatant, laisse arriver au fond de l'œil un plus grand nombre des rayons lumineux émanés de l'objet, ce qui renforce d'autant

(2) Wundt. — *Nouveaux éléments de physiologie humaine* p. 473.

l'image rétinienne; exactement comme en photographie, pour faire un portrait, on enlève les diaphragmes des objectifs, pour obtenir une image plus éclairée, ce qui diminuera d'autant la durée de la pose nécessaire pour impressionner la plaque sensibilisée.

Ces exemples suffisent pour montrer que l'orifice pupillaire, règle la quantité de lumière qui doit arriver au fond de l'œil pour procurer une vision nette des objets. Mais, les variations du diamètre de la pupille sont-elles en rapport rigoureux avec les intensités différentes de la lumière; et, l'éclairage restant le même, sont-elles aussi en rapport avec le degré de sensibilité des différentes parties de la rétine ?

J'ai cherché dans les auteurs une réponse à ces questions, et je n'ai pas trouvé que ce problème ait jusqu'ici préoccupé les physiologistes. Pour le résoudre j'ai institué une série d'expériences dont je rapporte ici les résultats :

1° *Existe-t-il un rapport constant entre le diamètre pupillaire et les différentes intensités lumineuses?* — Dans une première série d'expériences, je prends comme source de lumière une bougie de stéarine, dont l'éclairage peut-être regardé comme constant, au moins pendant le peu de temps que durent les déterminations des diamètres chez chaque sujet en observation. L'éclairage fourni par cette bougie placée à 50 cent. du miroir, représente dans cette expérience l'unité lumineuse. Je place le sujet à examiner devant une table, la tête appuyée sur un support, pour que sa position ne change pas, et fermant un de ses yeux, je lui fais fixer de l'autre, l'orifice dont est percé un miroir ophthalmoscopique de 45 millim. de diamètre, placé à 51,5 centimètres en avant de l'œil, de telle sorte qu'il est vu sous un angle de 5°, car :

$$5^{\circ} = 1/72 \text{ de circonférence.}$$
$$45^{mm} \times 72 = 3{,}1416 \times 2R.$$
$$\text{d'où} : 2R = 3240 : 3{,}1416 = 1031,$$
$$\text{Donc } R = 516 \text{ millimètres.}$$

Cette expérience est faite dans une chambre obscure, et je veille à ce que le miroir et l'œil du sujet soient dans une direction fixe qui est celle de l'œil accommodé à distance, c'est-à-dire, telle que les axes visuels soient parallèles, afin d'éviter les modifications pupillaires liées à la convergence des axes optiques. Tout étant ainsi disposé, je place la bougie à 50 cent. du miroir. En face du sujet, derrière le miroir, je tends un tapis noir pour absorber la lumière diffuse qui pourrait influencer la rétine.

Pour avoir un éclairage assez intense, j'incline le miroir de telle sorte qu'il envoie dans l'œil du sujet, le faisceau qu'il réfléchit. Tout étant ainsi disposé, si j'éloigne la bougie à 1 mètre ; $1^{m}50$; 2^{m} ; $2^{m}50$; et 3^{m} du miroir il est clair que l'intensité lumineuse de celui-ci diminuera. La connaissance des lois physiques nous permet de calculer l'intensité de l'éclairage de notre réflecteur pour chaque position de la flamme.

Désignons par 1 l'intensité lumineuse du miroir, la bougie étant à 50 cent.; lorsque nous l'éloignons à 1^{m}, $1^{m}50$ etc.; nous augmentons les distances qui deviennent respectivement 2, 3, 4, 5 et 6 fois plus grandes que la distance primitive. Or, les intensités lumineuses d'un objet étant en raison inverse du carré des distances de la source lumineuse à cet objet, nous aurons dans le cas qui nous occupe : à 1 mètre, une distance double et par conséquent une intensité lumineuse égale à $1/2^2$;

c'est-à-dire qu'à distance double, l'éclat ne sera plus que le quart ; pour les autres distances nous aurons :

	50 cent.	1m	1m50	2m	2m50	3m
Rap. des dist.......	1	2	3	4	5	6
Intensité lumineuse.	1	$\frac{1}{2^2}=\frac{1}{4}$	$\frac{1}{3^2}=\frac{1}{9}$	$\frac{1}{4^2}=\frac{1}{16}$	$\frac{1}{5^2}=\frac{1}{25}$	$\frac{1}{6^2}=\frac{1}{36}$

Comme dans ces conditions, l'éclairage de la pupille est très-faible, je n'ai pu me servir d'un pupillomètre pour déterminer les diamètres. J'ai eu recours à l'échelle des pupilles placée sur la paupière inférieure du sujet. Ce procédé est facile, et avec de l'habitude, on fait des évaluations suffisamment précises. Ce tableau donne le résultat de mes recherches :

Diamètres de la pupille éclairée par le faisceau lumineux réfléchi par un ophthalmoscope de 45 millimètres de diamètre, placé à 50 centimètres en avant de l'œil.

Distances de la bougie... Intensité lumineuse......	0m,50 1	1 m. 1/4	1m,50 1/9	2 m. 1/16	2m,50 1/25	3 m. 1/36	4 m. 1/64
VAUTHIER. Emmétrope, O. G...	3mm25	4,25	5.	5,25	5,75	6,	6,25
BRUN. id. O. G...	3,	4,	4,75	5,25	5,75	6,	6,25
GAUCHÉ M. 1/12..........	3,50	4,25	5,	5,25	6,	6,25	6,75
CHAMBARD. O.D. M. 1/24.......	3,50	4,25	5,	5,50	6,	6,25	6,75
DROUIN. O.D. M. 1/24..........	3,50	4,25	5,	5,25	5,75	6,	6,50
DROUIN. O.G. M. 1/15..........	3,25	4,	4,50	5,	5,25	5,75	6,
REYNIER. Emmét. O.G........	3,	3,75	4,	4,25	4,50	4,75	»
LEFRANC. Emmét. O.D........	3,	3,75	4,50	5,	5,50	6,	6,25
Moyennes des diamètres..	3,25	4,06	4,73	5,09	5,56	5,88	6,39
Moyennes des surfaces ...	8,28	12,93	17,48	20,25	24,27	27,44	32,05

Dans une seconde série de mensurations, pour avoir un éclairage beaucoup plus faible, j'ai disposé les choses comme précédemment, mais au lieu de faire réfléchir dans l'œil du sujet les rayons que reçoit le miroir de mon ophthalmoscope, j'incline le miroir de telle sorte que ses rayons soient renvoyés dans la direction de la source pe lumière. L'œil ne reçoit donc que les rayons diffusés, de sorte que l'éclairage est aussi faible que possible. Dans d'autres expériences, comme objet faiblement éclairé, j'ai pris un cercle de carton blanc de 45 millim. de diamètre, que j'ai substitué à mon ophthalmoscope; tout le reste étant disposé comme précédemment. Les mesures que j'ai faites sont les suivantes :

Diamètres de la pupille éclairée par la lumière diffuse d'un ophthalmoscope de 45 millim. de diamètre, placé à 50 centim. en avant de l'œil.

Distances de la bougie........ Intensité lumineuse...........	50 c. 1	1 m. 1/4	1,50 1/9	2 m. 1/16	2,50 1/25	3 m. 1/36
VAUTHIER. Emmétrop..............	5mm	5,75	6,25	6,50	6,75	7,
BRUN. —	5,	5,50	6,	6,25	6,50	6,75
GAUCHÉ O. D. M. 1/12..............	6,	6,50	7,	7,25	7,25	7,75
CHAMBARD. M. 1/24..............	5,	5,50	6,	6,50	7,	7,25
DROUIN. O. D. M. 1/24..............	5,	5,50	6,	6,50	7,	7,
REYNIER. O. G. M. 1/24..............	4,50	4,75	5,	5,25	5,25	5,50
LEFRANC. Emmétrop..............	5,25	5,50	6,	6,50	6,75	»
Moyenne des diamètres.......	5,10	5,59	6,03	6,40	6,64	6,88
Surfaces en millim. carrés.....	19,62	24,52	28,54	32,15	34,60	37,14

Diamètre de la pupille éclairée par la lumière diffuse d'un disque de carton blanc de 15 millim., placé à 50 centimètres en avant de l'œil.

Distances de la bougie........ Intensité lumineuse...........	50 c. 1	1 m. 1/4	1,50 1/2	2 m. 1/6	2,50 1/25	3 m. 1/36
VAUTHIER. Emmétrop..............	5mm	5,75	6,25	6,75	7,25	»
BRUN. —	5,50	6,	6,50	7,	7,25	7,50
GAUCHÉ O D. M. 1/12..............	6,50	7,	7,25	7,75	8,	»
CHAMBARD. M. 1/24..............	5,25	5,75	6,25	6,50	7,	7,25
DROUIN. O. D. M. 1/24..............	5,25	6,	6,50	7,	7,25	»
LEFRANC. Emmétrop..............	5,50	5,75	6,	6,25	7,	»
Diamètres moy..............	5,50	6,04	6,46	6,87	7,29	
Surfaces....................	23,73	28,63	32,56	37,05	41,69	

Ces trois tableaux montrent qu'il existe une relation entre le degré de la dilatation pupillaire et l'intensité lumineuse, puisque la pupille se dilate d'autant plus que l'éclairage est moins intense. Ils montrent de plus, que tous les yeux n'ont pas la même sensibilité à la lumière; car ici notre source lumineuse donne un éclairage constant, et cependant nous trouvons des différences notables dans le diamètre de la pupille mesurée chez plusieurs individus avec un éclairage donné, et aussi dans son degré de dilatabilité quand on diminue dans les mêmes proportions l'intensité de l'éclairage.

Le rapport qui existe entre les diamètres pupillaires et les divers degrés d'intensité lumineuse, peu apparent quand on ne considère que les mesures obtenues chez chaque individu, le devient bien davantage quand on compare les moyennes correspondantes à chaque intensité. Il semble que la pupille se dilate d'abord très-rapidement, et beaucoup plus faiblement ensuite, puisque de 3 mil. elle passe à 4 lorsque l'intensité de 1 devient 1/4 tandis que son diamètre ne s'accroît guère que de 0,25 millim., quand de 1/36 l'intensité lumineuse devient 1/64. Mais il ne faut pas oublier que les surfaces des cercles sont proportionnelles aux carrés de leurs diamètres, et que une augmentation de 0,25 dans le diamètre d'un cercle de 5 à 6 millim., peut augmenter sa surface d'une quantité égale à ce que produirait un accroissement de 1 millim., dans le diamètre d'un cercle de 2 à 3 millim. seulement.

C'est pour cela que j'ai calculé les aires correspondant à chaque diamètre moyen. Alors, le rapport devient manifeste. On peut remarquer que les surfaces s'accroissent assez régulièrement d'une quantité moyenne de 4 millimètres carrés. Si on divise par 4 toutes les surfaces calculées dans le tableau I, la proportion sera exprimée par les chiffres:

2; 3; 4; 5; 6; 7; 8.

nombres inversement proportionnels aux racines carrées de ceux qui représentent les intensités de lumière.

On peut donc dire que, pour des intensités lumineuses moyennes et décroissant en proportion arithmétique, les surfaces correspondantes augmentent de quantités égales. Mais lorsque l'éclairage s'affaiblit au-delà d'un certain degré, la pupille tend à rester immobile, quoique sa dilatation maximum, soit loin d'être atteinte; de même, lorsque l'éclairage devient de plus en plus intense, la pupille atteint bientôt un degré de constriction qui ne change guère, quoiqu'on fasse varier l'intensité de l'éclairage dans de fortes proportions.

2º *L'intensité lumineuse restant la même, le diamètre pupillaire varie-t-il, avec la sensibilité des diverses parties de la rétine ?* — A priori, on pourrait répondre affirmativement. Tout ce qui précède nous a montré que les modifications pupillaires sont déterminées par l'impression de la lumière sur la rétine. Sa sensibilité est-elle fortement excitée par un éclairage intense, aussitôt la pupille se contractant, élimine un certain nombre de pinceaux lumineux et affaiblit d'autant l'éclat de l'image rétinienne. Cette image est-elle trop peu intense, l'objet étant trop peu éclairé, la pupille se dilate, pour que le plus grand nombre des rayons de lumière impressionnent les éléments sensibles de la rétine.

Il est un fait parfaitement constaté, c'est que les divers points de la rétine n'ont pas la même sensiblité. Exquise au niveau de la macula, où les images des objets sont perçues dans leurs moindres détails, cette sensibiblité va en s'amoindrissant à mesure qu'on s'éloigne de ce point, pour devenir tellement obtuse au niveau de l'équateur de l'œil, qu'à ce niveau les objets ne sont plus perçus que très-confusément. La rétine ne possède donc pas la même acuité visuelle dans toute son étendue. Mais, la faculté de distinguer une image n'est en somme autre chose que la faculté de percevoir des impressions lumineuses d'intensité différente. Si tous les points de la surface d'un objet étaient également éclairés, et si cet éclairage était identique à celui du milieu environnant, notre œil ne pourrait percevoir la forme de cet objet ; car l'image nette d'un objet résulte de ce qu'il se forme sur notre rétine une multitude de points lumineux et obscurs correspondant à des rayons émanés des points similaires de l'objet.

De ce que les diverses portions de la rétine ne perçoivent pas avec la même acuité les images des corps extérieurs, ne serions-nous pas en droit de conclure que la rétine n'offre pas partout la même sensibilité à la lumière, et par conséquent, que le diamètre de la pupille ne doit pas rester invariable, quelque soit le point de la rétine éclairé par une lumière d'intensité constante? Il est facile du reste de donner de ce fait une démonstration expérimentale.

Voici comment j'ai disposé mon expérience. Sur une table je fixe un support qui maintiendra la tête du sujet dans une position invariable. De ce point, je décris une demi-circonférence avec un rayon de 50 centimètres. La demi-circonférence est divisée en parties égales correspondant chacune à un intervalle de 15°; le point 0 se trouve à gauche de la table, 90° en face du sujet, 180° à droite. La bougie est placée à un mètre en arrière ; et quand je place mon miroir sur les divers points de la circonférence, je la déplace de telle sorte qu'elle soit toujours à la distance d'un mètre et que la surface du miroir soit perpendiculaire au rayon, conditions indispensables pour que l'intensité lumineuse du miroir soit constante.

Je commence par faire fixer au sujet le trou central de l'ophthalmoscope placé à 90°, et je détermine le diamètre de sa pupille à ce moment. Il est inutile de dire que, comme dans mes précédentes expériences, je ferme un des yeux, et que la position du sujet est telle que le point 90° se trouve dans la direction où les axes visuels sont acommodés à distance, c'est-à-dire celles où ils sont parallèles, afin que des variations dans l'orientation de ces axes ne viennent pas influencer les dimensions de la pupille.

A ce moment, à l'endroit où était le trou du miroir, je place un petit index et j'engage le sujet à le regarder fixement, pendant que je porte mon miroir sur les divisions 75°, 60°, 45°, 30°, 15° et 0° en allant à gauche, et sur les divisions correspondantes en allant à droite. Quand le miroir était sur la division 90°, il éclairait la macula ; comme le sujet fixe un objet situé au même point, son axe visuel est toujours orienté suivant le même rayon, et en portant mon miroir sur les points indiqués, j'éclaire des portions de rétine de plus en plus éloignées de la tache jaune.

J'ai réuni dans le tableau suivant, les dimensions pupillaires correspondant à l'éclairage des diverses portions de la rétine. 90° correspond toujours aux taches jaunes. Les divisions de 90° à 0° correspondent à l'éclairage des parties externes de la rétine pour l'œil droit, et internes pour l'œil gauche, tandis que les divisions de 90° à 180° correspondent à l'éclairage de la portion externe de l'œil gauche et interne de l'œil droit.

	Position du miroir.	15°	30°	45°	60°	75°	90°	105°	120°	135°	150°	165°
ŒIL DROIT.	BRUN			5,25	5,	4,75	3,75	5,	5,25	6,	7,	7,25
	DROUIN			6,50	6,	5.25	4,50	5,50	5,75	6,50	7,50	7,75
	LEFRANC			5,	4,75	4,50	3,50	4,75	5,	5,50	6,	7,
	VAUTHIER			6,50	5,25	4,50	4,	5,	5,75	6,	6,50	7,
	CHAMBARD			6,25	5.75	5,50	4,50	5,50	6,25	7,	7,25	7,50
	REYNIER			5,	4,50	4,	3,50	4,50	4,75	5,25	5,50	6,
	Moyennes			5,75	5,21	4,75	3,83	5,04	5,46	6,04	6,62	7,08
ŒIL GAUCHE.	BRUN		7,	6,50	6,	5,	3,75	4,15	5,25	5,75		
	DROUIN	7,50	7,25	6,75	6,25	5,50	4,	4,50	5,75	6,25		
	LEFRANC	7,50	7,	6,	5,75	5,	3,50	4,50	5,25	6,		
	VAUTHIER	7,	6,50	5,75	5,75	5,50	4,	5,	5,50	6,		
	CHAMBARD	7.25	7,	6,25	5,75	5,75	5,	5,50	6,	6,25		
	REYNIER	5,75	5,75	5,25	4,75	4,50	3,50	4,	4,50	5,		
	Moyennes	7,00	6,71	6,08	5,71	5,21	3,96	4,71	5,37	5,87		

Ce qui frappe dans ce tableau, c'est que les diamètres de la pupille ne sont pas égaux, selon que l'on éclaire le champ nasal, ou le champ temporal de la rétine. Lorsque la lumière arrive suivant l'axe optique c'est-à-dire selon le rayon de 90°, le diamètre pupillaire est à son minimum, ce qui n'a rien de surprenant, car c'est alors la partie la plus sensible de la rétine, la macula, qui se trouve impressionnée; et lorsqu'on se soumet à cette expérience, on se rend parfaitement compte que c'est dans cette position de la lumière que l'œil reçoit l'impression la plus vive. Mais vient-on à placer la lumière suivant le rayon de 105° pour l'O. D., ou suivant le rayon de 75° pour l'O. G., on trouve un diamètre beaucoup plus considérable que lorsque l'image de la lumière se trouve projetée de 15° en dehors de la macula. L'explication de cette différence se trouve dans ce fait, qu'en projetant sur la rétine un cercle lumineux, à 15° en dedans de la macula, ce cercle se peint en partie sur la papille du nerf optique, une des parties de la rétine les moins sensibles, et peut-être même tout-à-fait insensible, comme semble le démontrer l'expérience de Mariotte. En effet, la tache aveugle qui mesure d'après Hannover et Thomsen un diamètre moyen de 1mm,616, de 1mm,55 d'après Listing et de 1mm,81 d'après Helmholtz, est située en dedans de la macula, et un peu au dessous d'elle. Son bord le plus rapproché de la tache jaune en est distant de 12°37', 5 d'après Listing, de 12°25', d'après Helmholtz, de 12°50' d'après Young, tandis que son bord le plus éloigné en est à une distance de 18°33', 4 d'après Listing; de 18°55', d'après Helmholtz et de 16°1', d'après Young. On conçoit donc qu'un cercle dont le diamètre égale l'arc de 5°, c'est-à-dire 1mm,33 environ, couvrira une bonne partie de la tache aveugle, quand il se peindra à 15° en dedans de la macula, surtout si comme dans cette expérience, il est projeté suivant une ligne horizontale.

De ce que le diamètre correspondant à l'éclairage de la macula est plus petit, et celui qu'on remarque en éclairant la tache aveugle beaucoup plus grand que celui qu'on trouve dans l'éclairage de la portion externe correspondante de la rétine, on peut déjà conclure que les diamètres de la pupille varient avec le degré de sensibilité des diverses régions de la membrane sensible de l'œil. Nous ne saurions pour l'instant nous appuyer sur l'augmentation du diamètre pupillaire à mesure qu'on approche de la périphérie de la rétine. Il faut avant celà faire une correction tenant aux modifications qui se produisent dans l'intensité lumineuse à mesure que le faisceau réfléchi devient de plus en plus oblique par rapport au plan pupillaire; car la première partie de ce chapitre démontre qu'il existe un rapport entre le diamètre de la pupille et l'intensité de l'éclairage.

Calculons donc les quantités de lumière qui arrivent à la rétine, pour chacune des surfaces de la pupille, étant donnée l'incidence du faisceau lumineux qui la traverse. Pour simplifier les calculs, je réunirai en une seule les deux moyennes inscrites au tableau de la page 69, en ayant bien soin de ne comparer entre elles que les mesures obtenues pour des points homologues des deux rétines. Ainsi, pour les deux yeux, $3^{mm},83$ et $3^{mm},96$ étant les diamètres correspondant à l'éclairage de la macula, la moyenne sera $3,88^{mm}$. Pour l'O.D., lorsque la lumière occupe les positions comprises entre 90° et 165°, c'est la partie interne de la rétine qui se trouve éclairée, tandis que pour éclairer les parties homologues de l'O.G., la lumière doit arriver suivant les directions de 15° à 90°. Pour éclairer le champ externe de la rétine, la lumière devra arriver suivant les directions de 45° à 90° pour l'O.D., et de 90° à 135° pour l'O.G. On remarquera que de ce côté, les mensurations ne dépassent pas l'angle de 45° avec la normale, la saillie du nez empêchant d'envoyer dans l'œil le faisceau lumineux. Appelant 0° la macula, les divisions iront en s'écartant de ce point suivant des arcs de 15° sur les régions nasale et temporale des rétines, et les moyennes des diamètres et des surfaces deviendront :

	Région nasale de la rétine.					Macula.	Région temporale.		
Dist. angul.	75°	60°	45°	30°	15°	0°	15°	30°	45°
Diamètres..	7,04	6,66	6,06	5,58	5,22	3,88	4,73	5,29	5,81
Surfaces....	38,90	34,82	28,82	24,43	21,38	11,80	17,55	21,83	26,50

L'intensité lumineuse des rayons réfléchis par le miroir est toujours la même, grâce à la précaution que je prends de faire toujours arriver les rayons incidents normalement à sa surface. Si donc, les rayons réfléchis tombaient toujours perpendiculairement sur la pupille, i l'intensité lumineuse de chaque unité de surface, un millimètre carré par exemple, serait une valeur constante, égale à 1, je suppose ; et comme la distance est toujours la même, soit 1, la formule de l'intensité lumineuse $I = \frac{Si}{d^2}$ deviendrait $I = \frac{S1}{1}$ ou $I = S$; c'est-à-dire que la quantité de rayons admis dans l'œil, serait proportionnelle aux surfaces. Mais on voit au contraire que le faisceau réfléchi tombe de plus en plus obliquement sur la pupille ; par conséquent, l'éclairage de celle-ci est soumise à la loi du cosinus, à savoir : « *L'intensité de la lumière reçue obliquement est proportionnelle au cosinus de l'angle que font les rayons lumineux avec la normale à la surface éclairée.* » Par conséquent, la formule I = S ne peut servir qu'à exprimer l'intensité lumineuse dans l'éclairage de la macula ; pour toutes les autres positions du miroir, il faudra rechercher quelle serait la section verticale du faisceau lumineux dont la projection égalerait la surface pupillaire obtenue ; ce qu'on obtiendra en multipliant cette surface par le cosinus de l'angle que fait que le rayon réfléchi avec la perpendiculaire, c'est-à-dire avec l'axe visuel. La formule deviendra alors : I = S cos. *a*; si *a* représente cet angle dont la valeur varie de 15° à 75°, les diverses formules en remplaçant S par ses valeurs réelles deviendront dès lors :

Pour la macula :	I = 11,80
Pour la région nasale de la rétine, à	15° I = 21,38 × cos. 15° = 20,65
	30° I = 24,43 × cos. 30° = 20,66
	45° I = 28,82 × cos. 45° = 20,38
	60° I = 34.82 × cos. 60° = 17,40
	75° I = 38,90 × cos. 75° = 10,06
Pour la région temporale de la rétine, à	15° I = 17,55 × cos. 15° = 16,95
	30° I = 21,88 × cos. 30° = 18,95
	45° I = 26,50 × cos. 45° = 18,74

Ces chiffres représentent la quantité de lumière qui passe à travers la pupille, pour chacun des diamètres obtenus, puisqu'ils sont la valeur de la section perpendiculaire au faisceau de lumière qui aurait pour projection la surface pupillaire correspondante. Pour ceux-ci, la valeur de *i* est la même que pour la macula, car le faisceau réfléchi tomberait normalement à cette surface ; elle sera donc 1 pour chaque millimètre carré. Nous sommes dès à présent en mesure de calculer l'intensité lumineuse qui correspond à chaque incidence de lumière ; elle sera exprimée par le rapport, entre la section verticale du faisceau et sa projection, c'est-à-dire la surface de la pupille. Les valeurs de l'intensité de lumière pour chaque unité de surface sont dans ce cas :

	Angle	Calcul	Rapport
Pour la macula :		I = 11,80 : 11,80 = 1	1
Pour la région nasale de la rétine à	15°	I = 20,65 : 21,38 = 0.96	$= \frac{19}{20}$
	30°	I = 20,66 : 24,42 = 0,85	$= \frac{17}{20}$
	45°	I = 20,38 : 28,82 = 0.70	$= \frac{2}{3}$
	60°	I = 17,40 : 34,82 = 0,50	$= \frac{1}{2}$
	75°	I = 10.06 : 38,90 = 0,25	$= \frac{1}{4}$
Pour la région temporale de la rétine à	15°	I = 16,95 : 17,55 = 0,96	$= \frac{19}{20}$
	30°	I = 18,95 : 21,88 = 0,85	$= \frac{17}{20}$
	45°	I = 18,74 : 26,50 = 0,70	$= \frac{2}{3}$

On peut voir que rapporté à l'unité de surface, l'affaiblissement de l'intensité lumineuse est trop faible pour expliquer à lui seul ces dilatations de la pupille de plus en plus considérables, que nous trouvons à mesure qu'on s'éloigne de la macula. C'est donc à la moindre sensibilité pour la lumière des régions périphériques de la rétine, qu'il faut attribuer l'élargissement de la pupille.

§ 4. — *De l'adaptation de la pupille pendant l'accommodation de l'œil aux différentes distances.*

Lorsque nous regardons un objet éloigné, notre pupille est dilatée ; elle se resserre lorsque notre vue se porte sur des objets rapprochés. Pouvons-nous conclure de ce fait qu'il existe un rapport entre le diamètre de la pupille et l'effort accommodatif de l'œil pour différentes distances? Nullement, car ici le phénomène est très-complexe, et beaucoup de causes capables de produire des modifications pupillaires entrent en jeu.

Une des premières, c'est l'influence de l'éclairage. L'intensité lumineuse d'un objet décroit en raison inverse du carré des distances, donc des objets éloignés ont une intensité de lumière moindre que ceux qui sont plus rapprochés, et d'après ce que nous venons de voir dans le précédent chapitre, la pupille se dilate lorsque notre œil les considère.

J'ai démontré que la dilatation pupillaire était en rapport avec le plus ou moins de sensibilité des différentes régions de la rétine : il importe donc d'éclairer toujours le même point de cette membrane, ce qui m'amène à dire, qu'il faut aussi que le même nombre d'éléments sensitifs soient impressionnés par l'agent lumineux, dans toutes les expériences, pour qu'elles soient comparables entre elles.

Quand nous regardons binoculairement un objet éloigné, les axes optiques sont parallèles, ils sont convergents quand nous fixons un objet rapproché, nous verrons dans le chapitre suivant que cette circonstance fait changer le diamètre de la pupille.

Pour être en droit d'attribuer à la seule influence de l'accommodation aux différentes distances, les modifications pupillaires qui se produisent, il faut donc que les expériences satisfassent à un certain nombre de conditions :

1º Que l'image de l'objet se peigne toujours sur le même point de la rétine, et que l'orientation des axes visuels ne varie pas ;

2º Que le même nombre d'éléments rétiniens soient impressionnés par l'agent lumineux ;

3º Que l'intensité lumineuse de l'objet fixé soit toujours la même aux différentes distances.

Pour satisfaire à ces conditions, voici comment j'ai disposé mes expériences. J'ai choisi un vaste couloir ayant huit mètres de profondeur et trois de largeur. Toutes les issues sont fermées avec soin, et sur une fenêtre, située à l'extrémité de sa longueur, je place une feuille de papier noirci très-épais, de sorte que j'ai ainsi une chambre noire, très-suffisante pour mes expériences. Comme objet lumineux, j'aurais pu prendre des disques de carton et les éclairer avec la lumière artificielle; j'ai préféré prendre l'éclairage du jour; pour cela, je n'ai qu'à découper des cercles dans le papier noir qui couvre la fenêtre, et j'ai ainsi des cercles lumineux qui trancheront bien nettement sur le reste du diaphragme.

La *première condition* sera remplie, si le sujet ferme un œil, et si sa ligne de regard est toujours perpendiculaire au cercle lumineux, ce qui est très-facile à réaliser.

Pour impressionner toujours le même nombre d'éléments rétiniens, *deuxième condition* à remplir, il faut, qu'aux différentes distances où je mesurerai la pupille, l'objet soit vu sous le même angle visuel. Il suffit de calculer quel diamètre on doit donner à des cercles pour qu'à 50 cent.; 1 m.; 1 m. 50..... 5 mètres, ils soient vus constamment sous un angle de 5° par exemple. Ces chiffres obtenus, j'ai tracé dans le carton noir qui ferme ma fenêtre une série de trois circulaires homocentriques. Chacun d'eux est revêtu sur sa face postérieure d'une feuille de papier très-épais qui dépasse son bord extérieur, de telle sorte que tous mes cercles peuvent se superposer et ne laissent filtrer entre eux aucune lumière. Je place d'abord le sujet à 50 cent., il regarde le cercle interne, celui-ci enlevé, l'orifice lumineux correspond à un éloignement de 1 mètre, et ainsi de suite jusqu'à 5 mètres. Je n'ai pas dépassé cette distance, parce que dans les conditions ordinaires de la vision, un objet situé à quinze pieds est regardé par tous les ophthalmologistes comme envoyant des rayons parallèles, et qu'à cette distance l'effort accommodatif est presque nul. Les diamètres à donner à mes cercles ont été déterminés par le calcul suivant :

Un angle de 5° = $^{360}/_{5}$ = $^{1}/_{72}$ de circonf.

La hauteur à donner à un objet pour être vu sous cet angle sera donc :

$$\frac{2 \pi R}{72}$$

Et remplaçant R par ses diverses valeurs qui sont les différentes distances, nous avons :

Pour une distance de	$0^{m}50$ centim.	un diamètre de	43,6	millimèt.
—	1	—	87,2	—
—	1,50	—	130,9	—
—	2	—	174,5	—
—	2,50	—	218,1	—
—	3	—	261,8	—
—	3,50	—	305,4	—
—	4	—	349	—
—	4,50	—	392,6	—
—	5	—	436,3	—

Chacun de ces cercles, à la distance correspondante, est vu sous un angle de 5°, c'est-à-dire que l'image qu'il forme sur la rétine, a toujours la même distance angulaire ; et comme la distance du centre optique à la rétine est invariable, les images rétiniennes sont toujours des cercles de $1^{mm},3331$ de diamètre.

En effet, connaissant la distance comprise entre le point nodal et la rétine, distance égale à $15^{mm}2774$, pour l'œil schématique de Listing, il est facile de calculer la valeur d'une circonférence de même rayon ; divisant alors par 72, on a l'arc de 5°.

$$\frac{2 \times 3,1416 \times 15.2774}{72} = 1,3331$$

La surface de l'image rétinienne est donc de

$$3,1416 \times \left(\frac{1,3331}{2}\right)^2 = 1,3955 \text{ millim. carrés.}$$

Reste encore à résoudre un des éléments du problème. Les images que j'obtiendrai à différentes distances, se formeront toujours sur la macula, elles auront la même étendue; mais il faut encore que leur *intensité lumineuse soit la même à toutes les distances.* J'ai dû me livrer à des recherches photométriques pour apprécier le pouvoir éclairant que posséde encore le faisceau de lumière qui traverse chacun des cercles, lorsqu'il arrive à la distance, variable pour chacun d'eux, où sera placé l'œil du sujet. Je crois devoir exposer succinctement ma manière de procéder.

On sait que la *photométrie* a pour but de déterminer le rapport qui existe entre l'intensité d'une lumière quelconque et celle d'une autre prise pour unité. Dans l'impossibilité de mesurer la quantité absolue de lumière que reçoit, on émet un corps, on cherche autant que possible, pour rendre les observations comparables, à prendre des corps combustibles dont le pouvoir éclairant soit toujours à peu près identique. Les bougies de stéarine provenant d'une même fabrique sont dans ce cas. On prend alors, comme terme de comparaison, comme *unité* de l'intensité lumineuse, la quantité de lumière reçue par l'unité de surface, à un mètre de distance.

Pour comparer l'intensité d'une lumière donnée à celle qu'on a prise comme unité, on procède en général de la manière suivante : on diminue la plus grande, soit B, d'après une méthode qui permette de calculer dans quelle proportion on l'affaiblit pour la rendre égale à A. Le rapport entre A et B se trouve dès lors déterminé : $A = nB$; n étant une fraction dont on peut mesurer la valeur.

Les diverses méthodes photométriques diffèrent par les procédés qu'elles emploient pour affaiblir la plus forte lumière dans des rapports connus, et la rendre égale à la plus faible, et aussi par le mode suivant lequel les deux intensités à comparer sont présentées à l'œil de l'observateur. Lambert (1), Rumford (2), Potter (3), Ritchie (4),

(1) *Photometria, sive de mesura et gradibus luminis, colorum et umbræ.* Augustæ Vindelicorum. 1760.

(2) *Philosoph. Transactions.* — LXXXIV, 67.

(3) *Edinburgh Journ. of science.* — New series III. 284.

(4) Annals of Philosophy. — Sér. III. vol. I, 174.

comparent sur une surface blanche les deux ombres que projette une baguette opaque placée au-devant et éclairée, par la lumière à mesurer, et par une lumière type dont on fait varier la distance pour rendre son ombre égale à l'autre. Bunsen place entre les deux lumières une feuille de papier dont une partie est imbibée de stéarine ; cette tache paraît foncée si la lumière vue par transparence est faible ; elle est claire, si cette lumière est trop intense.

De Maistre (1) absorbe une partie des rayons lumineux, en regardant une des lumières avec deux prismes juxtaposés, l'un de verre bleu, l'autre de verre blanc, et construits de telle sorte que leurs surfaces extérieures étant parallèles, la lumière les traverse sans réfraction, mais avec des degrés différents d'absorption dans les différentes parties du prisme double. Quetelet (2) se sert de deux prismes bleus dont l'épaisseur varie selon qu'on les croise plus ou moins, les surfaces restant toujours parallèles. Lampadius (3) regarde l'objet éclairé à travers des lamelles de corne dont il augmente le nombre jusqu'à ce que l'objet disparaisse. De Limencey et Sécrétan (4) emploient à cet effet des disques de papier. Albert (5), Pitter (6), déterminent le degré de saturation qu'il faut donner à un verre de teinture de tournesol pour qu'un fil de platine cesse d'être visible au travers. Mais la sensibilité de l'œil pour ces lumières est trop indéterminée pour que de pareils procédés n'amènent pas des erreurs considérables.

J. Herschell et A. de Humboldt affaiblissent la lumière de l'étoile la plus brillante en placant un diaphragme au-devant de la lunette avec laquelle on l'observe. Steinheil (7) emploie une lunette astronomique dont l'objectif est scié en deux ; devant chaque moitié, est un prisme rectangulaire de verre ; on éloigne les deux moitiés de l'objectif l'une de l'autre, et il ne se forme plus que des cercles de diffu-

(1) *Bibliothèque univ. de Genève*, LI, page 323.

(2) *Biblioth. univ. de Genève* LII. p. 212.

(3) *Gehler's Woerterbuch*, 2 Auflage, VII page 482.

(4) *Cosmos*, tome VIII p. 174 et *Polyt, centralblatt.* 1856, p. 570.

(5) *Dinlger's polyt. Journal.* — t. C, p. 20 et CI, 342.

(6) *Mechanics Magazine*, t. XLVI, 291.

(7) Steinheil. — in *Denkschriften der Münchner Akad. Math. phys. Klasse*, II, 1836.

sion dont on compare l'intensité. Schwerd (1) a appliqué au contraire la diffraction qui se produit dans un étroit diaphragme circulaire, pour donner lieu à des surfaces éclairées.

Pour affaiblir la lumière, Brewster et Quetelet ont eu recours à des réflexions multiples à peu près normales. Duwe aussi emploie des réflexions sur des verres noirs. Pitter fait usage de la variation de la réflexion avec l'angle d'incidence. Ce principe a reçu sa plus habile application dans le photomètre d'Arago (2). Les photomètres de F. Bernard (3), de Beer (4), polarisent les deux lumières avec des prismes de Nicol, et absorbent ainsi de la lumière dans une proportion facile à calculer, connaissant le plan de polarisation de la lumière et la section principale correspondante du cristal. Le photomètre de Babinet pour mesurer l'intensité des flammes de gaz, celui de Wild, s'appuient également sur la polarisation. Ces appareils sont les plus sensibles ; mais de même que dans tous ceux qui précèdent, la graduation dépend du jugement et de la comparaison oculaire, ce qui ne laisse pas de donner lieu à des erreurs dont les limites sont trop étendues.

Puisque nous en sommes réduits à nous servir de l'œil pour mesurer l'impression reçue par cet organe, ne doit-on pas tâcher au moins que les indications fournies ne dépendent pas des variations individuelles du jugement et de la faculté visuelle. C'est là ce que cherchait Bunsen en ne donnant à prononcer que sur la clarté où l'opacité de la tache de stéarine de son photomètre. Mais l'appareil n'est pas sensible, et sa sensibilité dépend beaucoup de l'épaisseur du papier et de la tache de stéarine. Je crois que Klein (5) a complétement résolu le problème par les modifications qu'il a apportées à ce procédé photométrique.

Photomètre de Klein. — « On peut admettre comme vérité évidente que deux lumières égales produisent sur le *même* œil deux sensations égales ; et bien que sur un autre œil les sensations produites ne soient

(1) Schwerd. — *Bericht über die Naturfrschеversammlung*. 1858.

(2) *Œuvres* de Fr. Arago. X, 184-221.

(3) *Annales de Chimie*. XXXV, page 385-438.

(4) *Poggendorff's Annal.* LXXXVI, 78-88.

(5) Klein. — *De l'influence de l'éclairage sur l'acuité visuelle.* Paris 1873, page 42.

plus les mêmes que sur celui-ci, elles seront néanmoins égales entre elles. C'est là le principe de la photométrie. Supposons que dans le photomètre de Bunsen dont nous venons de parler, les deux lumières soient placées dans des conditions telles que la tache commence à ne plus être claire ; laissons la lumière placée derrière l'écran et remplaçons celle qui se trouve en avant, par une autre qui doit lui être comparée ; du moment où celle-ci commencera à faire disparaître la clarté de la tache, elle sera évidemment égale, non pas à celle qui se trouve en arrière, mais à celle qui se trouvait tout à l'heure devant l'écran. Cette indication est indépendante de la nature de la lumière qui se trouve en arrière, ainsi que de la nature du papier et de l'épaisseur de la tache ; de plus, il doit être admis que pour tout œil cette égalité subsistera, et, si pour un autre individu, les distances où la tache s'obscurcit ne sont plus les mêmes, elles présenteront pour les deux lumières la même proportionnalité. Ainsi nous paraissent évitées toutes les causes d'erreurs et de variations individuelles possibles dans les résultats photométriques.

« L'appareil est d'une simplicité extrême : une lanterne ordinaire dont toutes les parois sont opaques à l'exception d'une seule qui est ouverte et présente trois rainures dans lesquelles on peut glisser autant de lames de verre entourées de papier mince. Pour remplacer la tache de stéarine dont le passage précis du clair à l'obscur ne peut pas toujours être observé, nous avons découpé sur un des feuillets de papier recouvrant chaque verre, un carré de plus en plus grand, de telle sorte que le carré le plus petit placé le plus près de la bougie intérieure pouvait être vu par transparence à travers les deux autres..... Approchons une lumière à l'extérieur jusqu'au moment où la lumière intérieure est surpassée, circonstance rendue nettement visible par la disparition du carré lumineux par transparence et l'uniformité de la surface éclairée par la lumière directe. Supposons que la lumière employée soit en ce moment à 15 centimètres de la lanterne, si la lumière type nous produit le même effet nettement perceptible, à la distance de 5 centimètres, il est clair qu'elle est le $1/3^2$ de la première, ou que celle-ci vaut neuf bougies types. » (A. Klein, *De l'influence de l'éclairage sur l'acuité visuelle.* Paris, 1873. pag. 44-47.)

L'appareil que j'ai disposé pour mes recherches photométriques, est fondé sur les mêmes données, c'est une simple modification du photomètre de Klein. Il consiste en une lampe munie d'un de ces écrans circulaires qu'on emploie pour les examens ophthalmoscopiques. Devant l'ouverture carrée de l'écran, j'ai placé une plaque de verre recouverte de chaque côté d'une feuille de papier; sur la feuille intérieure j'ai découpé un petit carré comme le conseille Klein. Une feuille de carton noir dépasse l'écran dans le sens de sa hauteur, et supprime toute diffusion de lumière. Pour faire une mensuration, je règle la lumière de la lampe intérieure, de telle sorte que le carré lumineux vienne à disparaître, et que le papier antérieur ne présente plus qu'une blancheur uniforme due à l'éclairage de la lumière qu'il s'agit de mesurer. La lampe ainsi régée, je n'ai plus qu'à chercher à quelle distance elle doit être placée d'une bougie type ou de toute autre lumière qu'il s'agit de comparer, pour que le carré lumineux disparaisse. Les rapports des distances permettent de calculer les rapports des intensités lumineuses.

Pour comparer entre elles les intensités lumineuses des faisceaux de lumière qui traversent mes cercles, je commence par régler mon photomètre de telle sorte que la plaque de verre étant placée à 50 centimètres du cercle le plus petit, la lumière extérieure fasse disparaître le carré lumineux et rende l'écran d'un blanc uniforme. L'appareil étant réglé ainsi : il est évident que les intensités lumineuses des faisceaux qui traverseront les autres diaphragmes seront égales à celle-ci, du moment où elles rendront uniforme la blancheur de l'écran. Je n'ai donc qu'à chercher à quelle distance des différents diaphragmes il faut placer le photomètre pour amener ce résultat, en ayant bien soin que la lumière de la lampe soit toujours à la même hauteur que le cercle lumineux. J'ai trouvé que les distances auxquelles il fallait placer le photomètre pour faire disparaître le carré lumineux étaient précisément celles auxquelles devait être placé le sujet pour que le diaphragme correspondant soit vu sous un angle de 5°; ainsi l'intensité lumineuse d'un cercle de 43 millim. de diamètre, est à 50 centimètres, la même que celle d'un cercle de 436 mill. de diamètre à la distance de 5 mètres; la même aussi que celles de tous les autres cercles, à la distance correspondante à chacun d'eux.

J'aurais pu prévoir ce résultat, en calculant leurs intensités respectives à l'aide des lois connues de l'optique. On sait effectivement que lorsqu'un objet est éclairé par une surface lumineuse de peu d'étendue, l'intensité de l'éclairement est :

$$\frac{Si}{d^2}$$

S étant la surface lumineuse, i l'intensité du pouvoir éclairant de chaque point lumineux, et d la distance du corps lumineux à la surface éclairée. Calculons les valeurs de S pour les divers diaphragmes ; si nous appelons a le diamètre de 43mm6 correspondant au cercle le plus petit, nous voyons que les autres diamètres sont $2\,a$; $3\,a$; $4\,a$; $5\,a$; .... $10\,a$;

Les surfaces des cercles étant proportionnelles aux carrés de leurs diamètres, si nous représentons par a^2 la surface du plus petit cercle, la proportionnalité des divers cercles sera exprimée par les formules suivantes :

$$a^2;\ (2\,a)^2;\ (3\,a)^2;\ (4\,a)^2;\ (5\,a)^2;\ \ldots.\ (10\,a)^2.$$

Remplaçons donc dans la formule précédente S par ces valeurs proportionnelles ; i étant l'intensité lumineuse de chaque point de la surface, est une valeur constante dans les conditions de cette expérience ; car c'est celle de la lumière diffuse du jour qui ne varie pas sensiblement, lorsque l'expérience dure peu de temps, et que le ciel est uniforme. Remplaçons aussi le dénominateur par ses valeurs proportionnelles qui sont les carrés des distances. d^2; $(2\ d^2)$; $(3\ d)^2$;.... $(10\ d)^2$; nous aurons la série d'égalités suivantes :

$$\frac{a^2 i}{d^2} = \frac{(2\ a)^2 i}{(2\ d)^2} = \frac{(3\ a)^2 i}{(3\ d)^2} = \frac{(4\ a)^2 i}{(4\ d)^2} \ldots\ldots = \frac{(10\ a)^2 i}{(10\ d)^2}$$

ce qui démontre que l'intensité lumineuse reste constante, puisque les surfaces éclairantes et les distances croissent dans la même proportion.

Mais pour que cette conclusion soit vraie, il faut que la loi de la proportionalité inverse au carré des distances soit applicable à ce mode d'éclairage. Klein (1) a trouvé dans une expérience que la clarté diffuse d'une chambre diminue proportionnellement au carré des distances; mais il fait des réserves avant de se prononcer à cet égard. La concordance des résultats fournis par mes mensurations photométriques avec les conclusions, auxquelles on arrive par le calcul, de même que les résultats d'expériences faites directement pour trancher cette question, me permettent d'affirmer que le pouvoir éclairant du faisceau de lumière diffuse qui arrive par les diaphragmes décroît proportionnellement au carré des distances.

On voit que de la manière dont elles sont instituées, mes expériences pour mesurer les modifications pupillaires pendant l'effort accommodatif de l'œil aux différentes distances, répondent aux conditions exprimées page 74, qu'elles sont à l'abri des diverses causes d'erreur, et par conséquent, que s'il se produit des modifications dans le diamètre de la pupille, je serai en droit de les rattacher à la seule influence de l'accommodation.

Les mesures que j'ai faites sont consignées dans le tableau suivant :

Diamètre des diaphrag... Mill. Distances correspondantes...	43,6 50 c.	87,2 1m	130,9 1m50	174,5 2m	218.1 2,50	261,8 3m	305,4 3,50	310,9 4m	435,3 5m
DROUIN. O.D. M. 1/24..	γ	4,75	4,75	4,75	4,75	4,75	4,75	4,75	4,75
DROUIN. O.G. M. 1/15..	5	3,75	4	4	4	4	4	4	4
REYNIER. O.D. Emmét.	3,75	3,75	3,75	3,75	3,75	3.75	3,75	3,75	4
REYNIER. O.G. id..	3,50	3,75	3,75	3,75	3.75	3,75	3,75	4	4
SABOURIN. O.D. id..	3,75	3,75	3,75	3,75	3,75	3,75	3.75	3 75	3,75
BRUN. O.D. id..	4	4	4	4	4	4	4	4	4,
BRUN. O.G. id..	4	4	4	4	4	4	4	4	4
CHAMBARD. O.D. M. 1/24	4	4	4	4	4	4	4	3,75	3,75
CHAMBARD. O.G. M. 1/24	4	4	4	4	4	4	4	4	4
Mlle CARON, O.D. Emmét.	5,50	5	5	5	5	5	5	5	5
Mlle CARON. O.G. id..	5	5	5	5	5	5	5	5	5
Mlle LEVÊQUE. O.D. id..	4,50	4,50	4,50	4,50	4.50	4,50	4,50	4.50	4,50
Mlle LEVÊQUE. O.G. id..	4,50	4,50	4,50	4,50	4,50	4,50	4,50	4,50	4,50
	4,20	4,21	4,23	4,23	4,23	4,23	4,23	4,23	4,25

Ce tableau montre de la manière la plus évidente que les efforts d'acommodation n'influent en rien, sur le diamètre de la pupille, quand on a soin de disposer l'expérience de manière à écarter toutes les influences étrangères, telles que les variations d'orientation des axes optiques, les variations d'intensité lumineuse, etc.

Cette expérience dont j'ai fait connaître les résultats à la Société de Biologie (1), est une confirmation nouvelle apportée à l'opinion des auteurs qui soutiennent l'indépendance des mouvements du muscle accommodateur et des muscles pupillaires. Les faits pathologiques d'iridémie, le cas de de Græfe, prouvaient déjà que l'iris n'influe pas sur le pouvoir accommodatif ; mon expérience prouve à son tour que l'accommodation, en elle-même,

(1) Alph. Drouin. — In *Comptes-rendus de la Société de biologie*, séance du 10 Juin 1876, et in *Gazette médicale de Paris*, n° 26, 1876.

n'influe pas davantage sur la pupille. Elle autorise à conclure : *qu'il n'existe aucun rapport direct entre l'effort accommodatif de l'œil et les dimensions de la pupille.* On m'a objecté que si on examine à l'ophthalmoscope un sujet chez lequel l'accommodation n'est pas paralysée préalablement par une installation d'atropine, il suffira de lui dire de regarder au loin, pour qu'aussitôt son accommodation se relâchant, sa pupille se dilate. Je pense que la dilation qui survient dans ce cas est susceptible d'une toute autre interprétation. A l'occasion de l'influence du cerveau sur la pupille, je montrerai que les émotions morales, que la mise en jeu de l'activité cérébrale suffisent pour faire dilater l'orifice pupillaire. Dans ce cas, c'est à une action de ce genre qu'il faut rapporter la dilatation qu'on observe; et la preuve, c'est que le sujet continuant toujours à rester accommodé à distance, sa pupille revient promptement à ses dimensions premières.

C'est faute d'avoir su discerner les divers éléments du problème que des auteurs, se contentant de voir la pupille élargie quand on regarde des objets éloignés, et rétrécie quand on fixe des objets rapprochés, ont attribué à l'iris, le rôle de rendre possible la vision à des distances variables. Je n'ai pas l'intention de faire l'historique de l'accommodation; mais, je ne puis me dispenser de rappeler succinctement les principales théories qui prétendaient expliquer par les modifications pupillaires la vision dictincte aux différentes distances.

Treviranus (1) a cherché à démontrer, par des considérations

(1) Treviranus. — *Beitrage zur Anat. und Physiol. der Sinnenwerkzeuge* etc. 1828. — *Beitraege zur Aufklaerung der Erscheinung und Gesetze des Organ. Lebens*. Bremen, 1835, cah. 13.

mathématiques, que la distance focale d'une lentille dont l'indice de réfraction va en augmentant de la périphérie vers le centre, est invariable, quelle que soit la distance de l'objet lumineux, pourvu qu'un diaphragme à orifice variable change le rapport des rayons marginaux aux rayons centraux, suivant une loi qu'il fait connaître. Or, tel serait le cas du cristallin qui, grâce aux variations de la pupille, présenterait un foyer unique pour toutes les limites de la vision.

La théorie de Pouillet (1) se rapproche beaucoup de celle-ci : il explique la vision distincte à diverses distances par la structure du cristallin et les modifications du diamètre pupillaire : « Les couches centrales du cristallin étant tout à la fois plus courbes et plus réfringentes que celles des bords, les rayons qui traversent ces dernières ne peuvent pas converger au même point que ceux qui ont traversé les premières. Le faisceau central converge plus près, et le faisceau des bords va converger plus loin. Ainsi le cristallin est une lentille à un nombre infini de foyers différents..... D'abord, si l'on place au-devant de l'œil une lame opaque percée d'un trou dont le diamètre soit moindre que 1 millim., on distingue nettement tous les objets jusqu'à des distances beaucoup plus petites qu'on ne le pourrait faire sans cette précaution : c'est qu'alors, le faisceau qui pénètre dans l'œil est si mince, qu'il est à peine nécessaire qu'il soit aminci par la convergence, pour faire des images nettes. Aussi n'observe-t-on aucune différence, lorsque le trou coïncide avec le bord ou avec le centre de la pupille. Avec un faisceau aminci, on peut donc voir nettement à toutes les distances et par toutes les zones du cristallin. — Quand on veut regarder, sans diaphragme, un objet de plus en plus rapproché, on rétrécit de plus en plus l'orifice pupillaire..... Le but de ce rétrécissement est d'arrêter les rayons qui tomberaient trop loin du centre du cristallin, et dont la convergence ne pourrait avoir lieu qu'au-delà de la rétine. — Quand on veut regarder au loin, on ouvre au contraire la pupille autant qu'il est possible, afin que le faisceau incident soit large, et que ses bords extérieurs tombent près des bords du cristallin, pour converger ensuite sur la rétine. Alors, il est vrai, la partie centrale du faisceau converge trop tôt ; mais l'épanouissement qu'elle peut prendre, en allant de son point de convergence jusqu'à la rétine, est toujours trop petit, et peut d'autant

(1) Pouillet. — *Traité de Physique*, t. II. p. 241.

moins troubler la vision que l'éclat de la lumière est toujours très-faible par rapport à la lumière des bords. »

La théorie de Jean Mile (1) se base sur les seules variations de l'orifice pupillaire. Quand des rayons lumineux rasent des corps opaques, ils subissent une certaine déviation; J. Mile appelle ces phénomènes, des *phénomènes de diffraction*. D'après lui, la vision distincte des objets situés à différentes distances résulterait de la diffraction des rayons près du bord de l'ouverture pupillaire : par suite de cette influence, d'un seul point lumineux, il se formera plusieurs foyers au lieu d'un, rangés successivement dans une ligne d'une certaine longueur, de manière que l'objet pourra changer de distance, et cependant un de ses foyers tombera toujours sur la rétine. Cette longueur focale est en raison inverse du diamètre de la pupille. Treviranus et Volkmann (2) font observer avec raison, que d'après cette théorie, il n'y aurait que les rayons qui rasent le bord de l'iris, à concourir à la formation de l'image, et qu'on ne tient aucun compte des rayons en nombre considérable qui arrivent au fond de l'œil sans être diffractés. Longet (3) fait remarquer que cette influence du bord pupillaire sur les rayons qui le rasent serait une cause d'imperfection de l'image rétinienne, si le très-petit nombre de rayons sur lesquels elle agit ne rendait pas son effet négligeable.

Depuis longtemps, ces théories ont été réfutées. Qu'on place verticalement deux épingles de bois sur une règle noire et à une distance différente, si l'on ferme un des yeux, et qu'avec l'autre on vise les deux épingles, on ne pourra jamais en apercevoir qu'une seule avec netteté, tantôt l'épingle rapprochée, tantôt celle qui est la plus éloignée. Selon que l'œil sera accommodé pour l'une ou l'autre, l'une sera vue avec des contours très-nets, l'autre se peindra sur la rétine par des cercles de diffusion, et ne produira qu'une sensation confuse de l'objet. Cette expérience de J. Müller (4) renverse les théories de Treviranus et de Pouillet, car lorsque l'œil se reporte sur l'objet éloigné, la pupille dilatée, admet des rayons centraux et des rayons

(1) Jean Mile. — *De la cause qui dispose l'œil pour voir distinctement les objets placés à différentes distances* (Journ. de physiol. expériment., t. IV, p. 166.

(2) Volkmann. — *Neue Beitrage zur Pysiol. des Gesichtssinnes.* Leipsig, 1836.

(3) Longet. — *Traite de Physiologie*, 3e édit, t. II p. 802.

(4) J. Müller. — *Manuel de Physiologie*, trad. de Jourdan, t. II, p. 322.

marginaux : s'il n'y avait pas dans l'œil d'autre moyen d'accommodation, les contours de l'image devraient toujours paraître entourés d'une sorte de pénombre due à l'image nébuleuse produite par les rayons centraux.

Si avec Volkmann on perce dans une carte un trou de 1 ou 2 mill. de diamètre, et qu'on l'applique au-devant l'œil, l'expérience des épingles réussit encore, et la vision nette à distances variables n'en persiste pas moins ; cependant, le rôle de l'iris est anéanti par cette espèce de pupille invariable qu'on interpose entre l'œil et les objets lumineux.

Quand on eût démontré que les mouvements de constriction et de dilatation pupillaire ne peuvent suffire à expliquer l'accommodation, puisque cette faculté continue à s'exercer en dehors de tout mouvement de l'iris ; on chercha quels étaient les milieux réfringents de l'œil, susceptibles de se modifier pour chaque distance ; et après que Young (1) eut démontré l'invariabilité de courbure de la cornée, on en vint avec lui et avec Forbes (2) à faire résider dans le cristallin, le pouvoir accommodatif de l'œil.

Toutefois, ce n'est que lorsque Cramer (3) eut pensé à mesurer les images par réflexion fournies par les faces antérieures et postérieures du cristallin, qu'on se trouva en possession d'une démonstration expérimentale, permettant d'attribuer l'accommodation de l'œil, à une augmentation de convexité de la lentille oculaire.

Helmholtz (4) qui a repris ces expériences, a donné, à l'aide de *l'ophthalmomètre*, des mensurations rigoureuses des déformations du cristallin. Il a démontré que dans l'accommodation pour les objets rapprochés, la face antérieure du cristallin devient plus convexe, et quelle se porte en avant ; que la face postérieure devient également un peu plus convexe, mais qu'elle ne subit pas de déplacement sensible ; que l'épaississement antéro-postérieur du cristallin peut aller à 0,4 millim., ce qui, d'après ses calculs, est suffisant pour rendre compte de la vision à toutes les distances.

Helmholtz a constaté de plus, que la pupille se rétrécit ; que le

(1) Th. Young. — *Biblioth. britannique*, t. XVIII, p. 248.

(2) Forbes. — *Comptes rendus de l'Acad. des sciences* (séance du 7 déc. 1845).

(3) Cramer. — *Het accomodatie vermogen der Oogen*. Haarlen, 1853. — *Tydschrift der Maatschappy vor Geneesyunde*, n° 2, p. 115 ; 1851.

(4) Helmholtz. — *Archiv für Ophthalm*, I Bd. ; 2 Abtheil. Berlin, 1855.

bord pupillaire de l'iris se porte en avant. et que sa partie périphérique se déprime en arrière ; ce dont on peut s'assurer facilement au moyen de l'expérience suivante. On projette une caustique sur l'iris du sujet observé, au moyen de l'éclairage latéral ; et quand l'œil s'accommode à courte distance, on voit la caustique déterminée par la réfraction de la cornée et de l'humeur aqueuse, se rapprocher du bord de l'iris, ce qui permet de penser que ce bord recule en arrière.

Cette concomitance habituelle de la contraction pupillaire et de l'accommodation de près, a porté les auteurs à croire que ces deux phénomènes étaient subordonnés l'un à l'autre, et souvent même à les expliquer l'un par l'autre.

C'est ainsi que Cramer (*loc. cit.*, 1853), considère l'iris comme le véritable appareil destiné à l'accommodation, n'attribuant au muscle ciliaire qu'un rôle secondaire. En se contractant, les fibres circulaires offriraient un point d'appui aux fibres radiées qui exerceraient sur le cristallin et le corps vitré une compression, par suite de laquelle le cristallin se déforme et tend à faire hernie par l'ouverture pupillaire. Le muscle ciliaire empêcherait seulement le recul du cristallin.

Donders accepte cette théorie, et ajoute que le muscle ciliaire tire en arrière l'insertion de l'iris, ce qui facilite son action sur le cristallin.

Helmholtz (1) fait remarquer que par cette action de l'iris on explique bien, il est vrai, le recul des parties périphériques de cette membrane et l'augmentation de courbure de la face antérieure du cristallin ; mais que la face postérieure, soumise à la pression du corps vitré, devrait au contraire s'aplatir. Il admet que dans l'état de repos, le cristallin est tendu, élargi verticalement par la zone de Zinn ; que dans l'accommodation, la contraction du muscle ciliaire fait avancer l'insertion choroïdienne de la zone de Zinn, relâche par conséquent cette zonule, ce qui doit avoir pour effet d'augmenter les courbures du cristallin, ainsi que son épaisseur, puisque son diamètre se rétrécit. Il ajoute que si l'iris presse sur la face antérieure de cette lentille, il augmentera la courbure de cette face ; mais il ne se prononce pas très-affirmativement sur cette influence.

La théorie de H. Müller (2) n'attribue pas au muscle ciliaire annulaire une prépondérance aussi exclusive qu'on a de la tendance à se

(1) Helmholtz.— *Optique physiologique*, édit. franç. 1867 page 150.

(2) H. Müller.— *Archiv. für Ophthalmologie* Bd. IV. s. 1.

l'imaginer en France. Il reconnaît un muscle circulaire capable de comprimer la périphérie du cristallin, le rendant ainsi plus épais, et en même temps d'attirer en arrière la partie périphérique de l'iris. Comme Helmholtz, il attache de l'importance au relâchement de la zone de Zinn. Enfin, les fibres extérieures du muscle ciliaire augmentent la tension du corps vitré, ce qui tend à repousser en avant le cristallin, à amoindrir la courbure de sa face postérieure, et grâce à la résistance simultanée de l'iris, à augmenter celle de sa face antérieure.

Dans la théorie de Ch. Rouget (1), indépendamment du muscle ciliaire annulaire qui exerce son action sur le cristallin, grâce à la turgescence concomitante des procès ciliaires, on retrouve encore invoquée l'influence de la contraction de l'iris dans la production de l'augmentation de courbure de la face antérieure de la lentille oculaire : celle-ci, comprimée de toutes parts dans le sac irio-choroïdien, end à faire hernie par l'ouverture de la pupille.

Toutes ces théories ont, comme point de départ, deux faits parfaitement observés, l'augmentation de courbure des surfaces du cristallin, d'une part; et d'autre part, le rétrécissement pupillaire qui survient en même temps. Mais de ce que ces phénomènes sont simultanés (2), s'ensuit-il qu'ils soient sous la dépendance l'un de l'autre? Je n'hésite pas à répondre négativement; ces effets sont dus à des causes absolument différentes. La courbure du cristallin est déterminée probablement par la contraction du muscle ciliaire annulaire, peut-être par le relâchement de la zonule de Zinn, peut-être aussi par la turgescence des procès ciliaires; je n'ai pas à me prononcer sur cette question; mais la contraction de la pupille qui survient alors, n'est que le résultat des conditions nouvelles dans lesquelles se trouve l'œil accommodé,

(1) Ch. Rouget. — *Loc. cit.*

(2) Il n'est pas absolument exact de dire que la contraction pupillaire survient en même temps que les changements de forme produits par l'accommodation, car Donders a remarqué que ces derniers précèdent un peu les mouvements de l'iris. (Donders, *Nederl. Archiv voor Genees en Naturk.*, 1865, II, 106.)

savoir : convergence des axes visuels, et surtout modifications dans l'intensité lumineuse de l'objet considéré, intensité qui augmente en raison directe du carré de la distance dont l'objet s'est rapproché. La modification pupillaire loin d'être la cause de l'accommodation, en est au contraire la conséquence indirecte; car elle ne se produit pas, si comme dans mes expériences, on a soin d'éliminer tous les facteurs autres que l'effort accommodatif, qui seraient capables d'influer sur le diamètre de la pupille.

Cependant tous les auteurs qui admettent l'influence de l'accommodation sur le rétrécissement pupillaire, ne se fondent pas uniquement sur ce que ces deux phénomènes surviennent en même temps : j'ai trouvé quelques expériences instituées pour démontrer la réalité de cette influence.

E. H. Weber (1) qui voulait rechercher si la contraction de la pupille est associée à la convergence des lignes visuelles, ou bien à l'accommodation, regardait des objets à travers des verres, alternativement convexes, et concaves; de ses expériences il a conclu que la pupille ne se contracte ni se dilate jamais, s'il ne se produit pas un changement dans la convergence des axes visuels. Il arrive donc par un autre moyen à conclure comme moi que l'accommodation n'influe pas sur le diamètre de la pupille.

Mais cette méthode est sujette à trop de causes d'erreur comme je le dirai plus loin, et je n'attache pas d'importance aux résultats obtenus.

Cramer (2) a répété ces experiences mais sans faire

(1) E. H. Weber. — Cf. *Programma* cui inest Weberi dissertatio, *Summam doctrinæ de motu iridis continens*, 1821, page 12.

(2) Cramer. — *Loc. cit.*, page 115.

attention à ce que le rayon visuel corresponde bien à l'axe des verres, ce qui doit fausser les résultats. Il conclut à l'influence de l'accommodation sur le rétrécissement pupillaire.

Donders (1) a institué avec Ruyter des expériences analogues qui l'ont porté à conclure comme Cramer que la mise en jeu de l'accommodation, même sans augmentation de convergence des axes visuels, détermine le rétrécissement de la pupille. Mais en employant des verres pour mettre en jeu le pouvoir accommodatif, on modifie l'intensité de l'éclairage, et Donders reconnaît que cette influence ne doit pas être négligée. Il attache beaucoup plus d'importance à d'autres essais. « A force d'habitude, dit-il, je suis devenu capable d'accommoder pour le près et le loin, sans me servir de verres, en fixant seulement le même point de l'espace. J'ai trouvé, surtout quand je regarde un objet éloigné, que chaque effort d'accommodation est combiné avec un resserrement de la pupille. » Cette expérience ne me parait pas à l'abri de tout reproche. Je crois très-bien qu'à force d'exercice Donders est arrivé à pouvoir changer son accommodation en regardant l'espace et sans fixer des objets situés à différentes distances, de même qu'avec l'habitude, et par un long exercice on arrive à relâcher son accommodation ou à la faire varier dans des proportions connues, lorsqu'on veut par l'examen ophthalmoscopique juger du degré d'amétropie des yeux qu'on examine. Mais c'est là une propriété tout à fait exceptionnelle. Dans cette expérience, Donders n'élimine pas l'influence que peut avoir sur la pupille le degré d'orientation des axes visuels. De plus,

(1) Donders. — *On the anomalies of accommodation and refraction of the eye*, edit. anglaise de New Sydenham society, London 1864, page 574.

Donders est-il bien assuré de modifier seulement son pouvoir accommodatif par l'influence directe de la volonté, ne se pourrait-il pas que les efforts qu'il est obligé de faire n'agissent également sur l'iris en provoquant la contraction de ses fibres musculaires ou en modifiant plus ou moins l'état de replétion de son système vasculaire. Car quand on accommode à diverses distances, sans fixer un objet, on remarquera, si on s'observe avec soin, qu'on retient toujours sa respiration; je montrerai plus tard que cette cause a une influence sur les mouvements de l'iris. Je suis d'autant plus porté à le croire qu'une série de preuves physiologiques et pathologiques montrent que la contraction irienne n'a aucune influence sur l'accommodation; et qu'à une tension donnée du pouvoir accommodatif ne correspond pas du tout un diamètre déterminé de l'orifice pupillaire.

J'ai observé maintes fois que les pupilles d'un individu qui cherche à lire pendant le crépuscule sont très-élargies (souvent 4 à 5 mill.), quoiqu'il soit obligé de rapprocher de l'œil la page qu'il examine, quoique par conséquent il soit au maximum d'accommodation, puisque l'objet est au *punctum proximum*. Par contre, chez les mêmes individus, on pourra observer, quand ils lisent en plein jour, que les pupilles sont rétrécies, quoiqu'en ce moment ils tiennent ce qu'ils lisent à une bien plus grande distance de l'œil, l'intensité lumineuse étant alors suffisante pour que l'image des caractères impressionne la rétine.

J'ai trouvé dans Adams (1), l'exposé d'une expérience de Jurin, dont il n'a pas tiré toutes les conclusions qu'elle comporte, et qui fournit un argument en faveur de l'opinion que je soutiens. Que par un demi-jour, une personne

(1) Adams. — *An essay on vision*, London 1789, page 82.

placée au milieu d'une chambre, le dos tourné vers la fenêtre, prenne un livre et l'approche si près de l'œil que les lettres deviennent confuses, pas assez néanmoins pour qu'elle ne puisse lire, quoique difficilement : on verra qu'en se tournant du côté du jour la lecture deviendra beaucoup plus facile. Tenant toujours le livre à la même distance, que le sujet aille dans la partie de la chambre la plus obscure, le dos tourné vers la lumière, la lecture sera tout à fait impossible; elle redeviendra facile et les caractères apparaîtront très-nets, quand elle se rapprochera de la fenêtre et fera face à la lumière. Il en conclut « que la contraction pupillaire dépend bien plus de l'intensité de l'éclairage que de la sensation de confusion des objets.» Par ces derniers mots il désigne l'accommodation, qui, lorsqu'elle n'est pas assez puissante, nous laisse apercevoir confusément les objets. Il est bien évident que, dans cette expérience, le pouvoir accommodatif ne varie pas, et qu'il est constamment à son maximum, puisque l'œil s'efforce de lire le livre toujours tenu à la même distance. D'où vient donc que la lecture est possible quand on est près de la fenêtre, et qu'elle devient impossible quand on tourne le dos à la lumière? Cela tient aux modifications que l'impression de l'agent lumineux détermine dans la pupille; modifications qu'on ne saurait évidemment imputer à l'effort accommodatif qui reste constant, et qu'on ne peut attribuer qu'aux variations de l'intensité lumineuse, puisque c'est le seul élément qui change dans les conditions de cette expérience. Or, quand le sujet s'approche de la fenêtre et lui fait face, la lumière impressionne sa rétine, la pupille se contracte et la lecture devient aisée, parce qu'alors les cercles de diffusion deviennent très-étroits, comme l'a démontré

Listing, puisque leurs dimensions sont en rapport avec les diamètres de la pupille. Au contraire quand on se met dans la partie la plus obscure de la chambre, la pupille se dilate, les cercles de diffusion croissent en proportion, et la distinction des lettres devient absolument impossible.

La pathologie me fournira encore bien des preuves en faveur de l'indépendance des mouvements pupillaires et des phénomènes de l'accommodation. Chez les sujets qui ont eu des iritis et chez lesquels persistent des synéchies qui immobilisent l'iris; chez ceux qui à la suite d'une perforation cornéenne ont eu un enclavement de l'iris qui écarte cette membrane de la face antérieure du cristallin; chez les malades affectés d'iridodonésis, où cette membrane sans aucune tension flotte dans l'humeur aqueuse; chez ceux enfin, où l'iris a été en partie enlevé par l'opération de l'iridectomie, on observe le plus souvent la conservation, et même l'intégrité de la faculté accommodative de l'œil, quoique le rôle de l'iris soit presque anéanti et que ses mouvements d'expansion et de resserrement soient supprimés.

Dans une observation très remarquable de de Græfe (1), où la totalité de l'iris avait été enlevée par une opération, cet auteur signale les recherches qu'il a faites sur le pouvoir accommodatif; et il établit que chez ce sujet l'amplitude d'accommodation était conservée et correspondait à l'âge du malade; et que lorsqu'il fixait des objets rapprochés, on voyait très-bien le changement de dimensions se produire dans l'image réfléchie par la face antérieure du cristallin.

Ces faits sont tellement probants, ils démontrent si

(1) Von Græfe. — *Fall v. acquirirter Aniridie*, in *Archiv für Ophthalm.* Bd. VIII, 150-161. 1861.

bien que l'accommodation n'influe pas sur la contraction pupillaire, et *vice versa*, que Donders, que nous avons vu accepter les idées de Cramer et dire à la page 574 de son livre, « la mise en jeu de l'accommodation détermine le rétrécissement de la pupille, » s'exprime ainsi après les avoir rapportés : « Nous sommes donc autorisés à refuser à l'iris toute, ou presque toute, influence sur la déformation du cristallin pendant l'accommodation, et à penser que la contraction pupillaire, quand l'œil s'accommode pour voir de près, n'est qu'un simple mouvement associé. » (1)

§ 5. — *De l'adaptation pupillaire dans l'orientation des axes visuels.*

J. Müller (2) insiste sur la relation qui existe entre l'état d'accommodation, l'état d'ouverture de la pupille, et l'état de direction ou d'orientation des axes optiques. Ces trois ordres de mouvements sont intimement solidaires ; cependant cette proposition de concordance constante ne peut être regardée comme absolue ; ses propres expériences et celles de Plateau, démontrent, dit-il, qu'à force d'habitude on peut parvenir à varier l'accommodation de l'œil sans varier nécessairement la direction des axes visuels.

Longet (3) signale aussi la relation qui existe entre ces divers phénomènes : « Les variations de l'orifice pupillaire se lient aussi au degré de convergence plus ou

(1) Donders.— *Loc. cit.* page 26. «We are therefore justified in denying to the iris any, or almost any, influence on the change of form of the crystalline lens in accommodation, and in estimating the contraction of the pupil, in accommodation for near objects, as a simply associated movement.»

(2) J. Müller. — *Physiologie du système nerveux.* Trad. Jourdan, Paris 1840.

(3) Longet. — *Traité de physiologie.* 3e édit. t. II, page 785.

moins grand des rayons lumineux qui arrivent dans l'œil. S'ils sont divergents, la pupille se dilate; tel est le phénomène qui s'observe dans la vision des objets éloignés. Mais, si un corps se rapproche de l'œil, l'orifice pupillaire se contracte, ce qui coïncide évidemment avec l'augmentation de divergence des rayons émanés de chacun des points de ce corps. Dans ces deux cas, il y a simultanéité de deux phénomènes intéressants : d'un côté, variation des dimensions de la pupille ; de l'autre, différence de l'orientation de chacun des axes visuels. En effet, quand on regarde un objet situé à une distance assez grande pour qu'il soit permis de la considérer comme infinie,..... les deux axes seront parallèles. Mais, dès qu'on suppose les deux yeux fixés sur un même objet dont l'éloignement devient comparable avec leur distance réciproque, le parallélisme des axes cesse d'exister et ils forment entre eux un angle qui a pour sommet les points visibles, et dont la valeur va croissant à mesure que l'objet se rapproche. »

J'ai démontré dans le chapitre précédent, par des faits empruntés à la pathologie et à la physiologie, et aussi par des expériences qui m'ont permis de dissocier ces phénomènes, ordinairement associés, que la contraction pupillaire n'est pas en relation avec l'effort accommodatif de l'œil, mais qu'elle dépend seulement des modifications concomitantes qui surviennent dans l'intensité lumineuse.

Je n'ai pas à vérifier si la relation entre l'accommodation et l'orientation des axes visuels est mieux établie. Qu'il me suffise de dire que Porterfield (1) et Jean Müller (2), ont paru avancer que ce rapport est absolu

(1) Porterfield. — *A Treatise on the Eye.* Edinburgh, 1759, vol. 1, p. 410.
(2) J. Müller. — *Vergleichende Physiologie des Gesichtsinnes*, 1826, p. 216.

et nécessaire ; et qu'un dégré déterminé de convergence entraîne infailliblement un degré déterminé d'accommodation, à l'exclusion de tout autre, au moins dans les limites de l'acommodation. Cette proposition déjà reconnue inexacte par Volkmann (1) a été réfutée par Donders. Il a montré (2) que l'accommodation peut être modifiée sans changement de convergence, car les deux yeux peuvent voir très-nettement à la fois un objet à une distance déterminée, que l'on se serve ou non de verres légèrement concaves ou convexes ; et qu'inversemen la convergence peut varier sans entrainer de modification dans l'accommodation, car en plaçant un prisme devant un œil on voit tout aussi distinctement avec les deux yeux, un objet placé à la même distance, que la base du prisme soit tournée en dedans ou en dehors.

Restent encore à étudier deux des trois phénomènes que nous voyons ordinairement associés, la convergence des lignes visuelles et le resserrement de la pupille. Voyons s'il existe une relation constante entre ces deux phénomènes.

J'ai déjà dit que E. H. Weber (3) qui a étudié la question de savoir si la contraction pupillaire est en rapport avec la convergence des lignes visuelles ou avec l'accommodation, avait conclu, d'essais qu'il avait faits pour voir distinctement le même objet, alternativement avec des verres convexes et concaves, que la pupille ne se dilate ni se contracte, s'il ne se produit en même temps un

(1) Volkmann. — *Neue Beitraege zur Physiologie des Gesichtsinnes*, 1836, p. 148.

(2) Donders. — *Hollaendische Beitraege zu den anat. und physiol. Wissenschaften*, Herausgegeben von van Deen, Donders und Moleschott, 1846, Bd, 1, 379.

(3) E. H. Weber. — *Loc cit.* page 12

changement dans le degré de convergence des axes optiques.

Donders (1) dit également que toute augmentation dans le degré de convergence des axes visuels, en dehors même de tout changement du pouvoir accommodatif, fait contracter la pupille, et que ce fait est facile à démontrer à l'aide de verres prismatiques.

J'ai répété les expériences de Donders avec les prismes. Je place à 33 cent. du sujet un petit index de carton que je lui fais fixer avec les deux yeux : je note le diamètre de la pupille. Je place alors devant l'un des yeux un prisme de 10°, la base en dedans. On sait que ce prisme imprimera aux rayons lumineux qui le traversent, une déviation égale à la moitié de son angle, soit environ 5°. Si donc, je place devant l'œil gauche, la base en dedans, ce prisme de 10°, les rayons lumineux émanés de l'index arriveront à cet œil suivant un angle de 40′ avec le plan de symétrie de la tête. En effet, supposons que la distance entre le centre de rotation des deux yeux, soit de 28 lignes 1/2, lorsque l'objet sera situé à 33 centim., l'angle de convergence sera égal à 11°21′; soit 5°45′ de chaque côté du plan médian; mais le prisme de 10° rapproche les rayons qui les traversent de 5° vers sa base, donc la divergence des rayons lumineux ne sera plus de ce côté du plan de symétrie que de 5°40′ — 5° = 40′, L'angle de convergence entre les lignes visuelles ne sera donc plus que de 6°21′, c'est-à-dire que pour voir binoculairement l'index de carton, les yeux n'auront pas besoin d'une convergence plus forte que pour le voir sans verre, à 65 cent. environ. Remarquons que dans cette expérience, l'orientation des axes varie seule, car l'accom-

(2) Donders. — *Op. cit.*; edit. anglaise, page 574.

modation est toujours pour la distance de 33 cent., et les conditions d'éclairage ne varient guère, si ce n'est peut-être que l'application au devant de l'œil d'un verre prismatique absorbe quelques rayons de lumière.

Inversement quand la base du prisme est tournée en dehors, le degré de convergence doit être accru pour que la vision binoculaire puisse s'exercer. En effet, les rayons envoyés à l'œil gauche, qui faisaient déjà un angle de 5°40′ avec le plan de symétrie de la tête, sont deviés en dehors de 5° de plus après avoir traversé le prisme; leur angle devient donc 10°40′; et l'angle de convergence des deux rayons visuels est alors 16°21′; c'est-à-dire que pour voir cet objet à la distance de 33 cent., les yeux devront s'orienter comme pour le voir à 25 cent. environ. Les nombreuses mensurations que j'ai faites ne m'ont pas toujours donné des résultats concordants; cependant je crois l'opinion de Donders, parfaitement fondée, et il m'a semblé que lorsque le degré de convergence était plus fort, la pupille se rétrécissait un peu.

J'ai essayé aussi d'élucider cette question par des expériences disposées d' une autre manière. Au milieu d'une chambre, je place une table sur laquelle est tracée une demi-circonférence graduée. Au centre se trouve un support pour donner à la tête un point d'appui. Le sujet tourne le dos à la fenêtre, et fixe toujours le même objet, un petit index de carton, qu'on déplace successivement sur les diverses divisions de la circonférence, de manière à ce que l'œil passe par tous les degrés d'orientation possibles. J'ai également observé que la pupille se rétrécissait un peu, lorsque l'œil était fortement dirigé en dedans.

Il semble donc que le degré de convergence des axes

visuels ait une certaine influence sur le rétrécissement de la pupille; car en prenant bien soin d'éviter toutes les causes étrangères qui pourraient faire varier son diamètre, j'ai presque toujours observé une constriction pupillaire assez notable, lorsque la convergence des axes optiques était augmentée. Cependant avant de me prononcer avec assurance sur cette question, et de pouvoir indiquer par des chiffres le rapport qui existe entre ces deux phénomènes, j'aurais besoin de reprendre et de multiplier ces expériences, qui laissent un doute dans mon esprit. Il m'est arrivé bien des fois, le sujet regardant attentivement, et pendant un certain temps, l'index placé sur une division déterminée, d'observer des variations successives de plus de 1 milimètre dans le diamètre de la pupille, sans que rien ne put me fournir l'explication de ce phénomène. J'ai remarqué aussi, surtout dans les expériences avec les prismes, que lorsque je prolongeais un peu trop mes essais, surtout si je les avais déjà répétés un certain nombre de fois chez le même sujet, les modifications pupillaires devenaient à peine appréciables.

Ces faits me donneraient à penser que la contraction pupillaire qu'on observe, lorsque la convergence des axes visuels s'accroît, n'est qu'un effet de l'habitude. En effet, dans les conditions ordinaires de la vision, les mouvements de convergence et ceux d'accommodation sont en connexion avec la distance à l'œil de l'objet considéré. D'où il suit : que l'appréciation des distances résulte en partie de l'effort accommodatif que nous sommes obligés de faire pour voir distinctement, mais surtout, comme l'a démontré Wundt (1), de la sensation d'innervation, de l'effort que nous faisons pour faire converger nos

(1) Wundt. — *Beitraege zur Theorie des Sinnesw.*, 3e et 4e part.

axes optiques sur le point considéré. Or, quand un objet est rapproché, son intensité lumineuse est considérablement plus forte que lorsqu'il est à une grande distance, par conséquent la pupille doit se rétrécir quand nous le fixons. Il ne serait donc pas étonnant que la contraction pupillaire qu'on observe quand on fait varier le degré de convergence, à l'aide des prismes, soit un résultat de l'habitude que notre œil a contractée de rétrécir la pupille quand nous fixons des objets plus rapprochés et partant plus éclairés.

On pourrait trouver une confirmation de cette opinion dans l'observation suivante faite par H. Meyer (1) : « un objet extérieur qui produit toujours sur la rétine des images de même grandeur, paraît *plus grand* lorsqu'on le regarde sous un plus grand degré de convergence. » Si dans cette condition l'objet parait plus grand, c'est en partie parce que l'impression qu'il fait sur la rétine est plus vive, la pupille d'après ce que nous savons doit donc se contracter.

Je crois qu'on pourrait donner la démonstration directe de cette opinion, si on réalisait l'expérience suivante indiquée par Javal (2) pour une toute autre circonstance : « Au moyen d'un appareil facile à concevoir, on peut fournir à l'œil droit les images que reçoit ordinairement l'œil gauche, et inversement. Armé de cet appareil, le sujet en expérience doit converger pour voir au loin, et inversement : . . . nous sommes portés à croire, que bientôt l'accommodation se ferait au mieux de la vision chez un sujet qui ne verrait jamais autrement qu'à travers l'appareil dont nous venons d'indiquer le

(2) H. Meyer, — *Poggendorff's Annalen*, t. LXXXV.

(3) Em. Javal, — in Wecker, *Traité des maladies des yeux*, 1866. t. II. p. 547.

principe. » Si lorsque le sujet aurait pris l'habitude de voir avec cet appareil on observait que la pupille se dilatât, à mesure que l'objet s'éloigne, il ne resterait aucun doute que la constriction pupillaire qu'on observe dans les expériences avec les prismes n'est qu'un effet de l'accoutumance, et nullement le résultat de l'augmentation de convergence des axes.

§ 6.—*Influence des modifications pupillaires sur l'acuité visuelle.*

Après tout ce qui vient d'être exposé dans les paragraphes précédents, je pourrais me dispenser de m'étendre longuement sur ce sujet qui n'est en quelque sorte que le corollaire de tout ce qui précède. L'acuité visuelle étant la faculté pour l'œil, de distinguer nettement et isolément deux points lumineux, cette acuité, sera d'autant plus grande que l'œil sera plus sensible et que l'intervalle qui sépare ces points sera plus petit. Par conséquent, toutes les conditions qui tendront à procurer aux images rétiniennes, de l'éclat et de la netteté, seront favorables à la vision et augmenteront l'acuité visuelle.

L'iris et la pupille concourent efficacement à produire ce résultat, de diverses manières.

L'iris corrige en partie les divers défauts inhérents à la structure de l'appareil dioptrique de l'œil, l'aberration de réfrangibilité, et l'aberration de courbure. Remarquons à propos de ce dernier usage, que de l'application immédiate de l'iris sur la face antérieure du cristallin, il résulte que ce diaphragme suffit très-bien à éliminer les rayons marginaux, sans restreindre l'étendue du champ visuel; aussi notre œil peut-il admettre des faisceaux lumineux dont les axes secondaires font avec l'axe optique un angle considérable, le champ visuel peut ainsi avoir une étendue de plus de 150°.

C'est surtout en réglant la quantité de lumière qui pénètre dans l'œil, que la pupille concourt à la perfection de l'acuité visuelle; grâce à elle, l'image rétinienne aura l'éclat le plus convenable pour que les différences d'intensité de ses divers points soient le mieux perçues.

Le resserrement de la pupille qu'on observe pendant l'effort d'accommodation, et probablement aussi celui qui survient pendant la convergence des axes optiques, sont encore des mouvements qui ont pour but de régler l'intensité de l'image rétinienne, concourant ainsi à la netteté de la vision.

On peut dire en deux mots : que des phénomènes qu'on observe dans la pupille, la dilatation a pour but de renforcer l'éclat de l'image qui se peint sur la rétine, sacrifiant peut-être à sa netteté, pour lui procurer une intensité suffisante; tandis que le resserrement prévient l'éblouissement de la rétine, dans le cas d'éclairage trop intense, et surtout fait disparaître les cercles de diffusion qui tendraient à se former dans certains cas d'accommodation imparfaite. Tout le monde sait, qu'en perçant un trou d'épingle dans une carte, on pourra distinguer les caractères d'une page d'ecriture à une distance beaucoup plus rapprochée que celle du *punctum proximum*. L'expérience de Jurin, rapportée à la page 93, prouve aussi l'influence favorable la contraction de la pupille sur la vision distincte.

L'influence que les modifications pupillaires exercent

sur l'acuité visuelle a été étudiée par Klein (1). Dans ce but, il applique sur l'œil des diaphragmes de 1, 2, 3 mill. et cherche alors à quelle distance le sujet doit se placer des échelles de Jæger, de Snellen ou de Bœttcher pour distinguer nettement les caractères ou les points, et ce, pour une série d'éclairages dont il a mesuré l'intensité. La comparaison des distances auxquelles l'œil nu ou muni des divers diaphragmes arrive à reconnaître un numéro donné de ces échelles, permet de juger de l'influence des petites ouvertures sur l'acuité visuelle. Il ne donne qu'avec beaucoup de réserves, les résultats obtenus sur un *œil emmétrope.* « La lecture du nº 3 de Bœttcher n'a été possible, avec un diaphragme de 1 mill. qu'avec un éclairage égal à trois bougies et à la distance de 15 cent. A ce moment, l'acuité était la moitié de ce qu'elle est sans diaphragme ; l'acuité normale ne fut obtenue qu'avec l'éclairage de 10 bougies, et insensiblement elle se rapprocha de celle de l'œil nu..... Le diaphragme diminue la clarté qui pénètre dans l'œil; puis, à un moment donné, le rétrécissement naturel de la pupille produit le même effet,et alors la différence n'existe plus. »

De nombreuses expériences faites sur des *yeux myopes* permettent de conclure : que pour des intensités très-faibles (éclairage avec 0,4; 0,5 et 1 bougie, à un mètre) l'acuité de l'œil nu est supérieure à celle de l'œil armé d'un diaphragme; qu'avec 1 ou 2 bougies, elle est à peu près égale, mais que pour des éclairages plus forts la vision est bien meilleure avec un diaphragme qu'à l'œil nu; et que plus il est étroit plus cette amélioration est sen-

(1) Klein. — *De l'influence de l'Éclairage sur l'acuité visuelle.* Paris, 1873, pages 72 et 76.

sible. « Le diaphragme a l'avantage de diminuer les cercles de diffusion de l'œil myope. C'est pour cette raison qu'à partir d'un certain éclairage la vision est meilleure qu'à l'œil nu. D'un autre côté, le diaphragme laisse passer moins de lumière, et par conséquent rend la vision plus difficile pour des éclairages faibles. »

CHAPITRE II

CARACTÈRES DES MOUVEMENTS DE LA PUPILLE

L'étude des changements qui peuvent survenir dans la pupille, montre que cet orifice ne présente que deux sortes de modifications : mouvements de dilatation et mouvements de resserrement. La pupille et le bord interne de l'iris présentent bien, il est vrai, un déplacement en avant dans l'accommodation pour les objets rapprochés; mais ce phénomène ne dépend nullement de l'iris, c'est un mouvement passif, une translation, ou plutôt un refoulement qu'éprouve le bord pupillaire, lorsque le cristallin devenant plus convexe, sa face antérieure se rapproche de la cornée.

Je n'étudierai dans ce chapitre que les *caractères* des alternatives de constriction et de relâchement de la pupille; c'est-à-dire que d'une part je rechercherai comment ces mouvements se présentent à notre observation, principalement au point de vue de la durée; je montrerai d'autre part la synergie qui existe entre eux dans les deux yeux; je rechercherai enfin si ces mouvements présentent le caractère d'actes volontaires, ou s'ils ne sont que des actions reflexes; réservant pour un chapitre spécial, l'interprétation et la discussion des théories émises sur la *nature* des mouvements alternatifs de l'iris.

§ 1er. — *Durée des mouvements pupillaires.*

Les mouvements de l'iris ne sont pas instantanés : il est même remarquable, quand on étudie les mouvements des pupilles sur un individu, de voir avec quelle lenteur, cet orifice se dilate ou se resserre. Volkmann, Vierordt et Æby qui ont mesuré la durée de l'accommodation et celle de l'adaptation pupillaire, ont reconnu que la durée de cette dernière est de beaucoup la plus longue. Æby a trouvé que pour accommoder de 43 cent. à 145 cent. il fallait 2 secondes, et seulement 1, 1/2 seconde pour accommoder de 145 cent. à 43 cent. On a parfaitement conscience du temps qui s'écoule entre le moment où commence l'effort accommodatif et celui où le résultat désiré est obtenu ; or il est facile de s'assurer que le rétrécissement pupillaire qui s'associe à cet acte (page 84, n'est pas encore achevé, que déjà l'accommodation est parfaite; le temps nécessaire pour que la pupille se contracte est donc beaucoup plus considérable que celui qu'il faut pour que l'œil s'accommode aux distances.

Les deux yeux étant fermés, si l'on vient à en ouvrir un, la pupille se rétrécit presque immédiatement, pour redevenir ensuite un peu plus large, en passant par une série de mouvements oscillatoires. Lorsqu'elle a atteint ses dimensions fixes, si on ouvre l'autre œil, on la voit se rétrécir de nouveau (constriction *consensuelle* ou *sympathique*). Listing (1) a remarqué que le rétrécissement sympathique ne commence que 2/5 de seconde après

(1) Listing. — *Beitraege zur physiologischen Optick.* Gœttingen, 1845.

l'ouverture de l'œil opposé; il dure environ 1/5 de seconde; après quoi la pupille revient, en peu de temps, par un mouvement lent et oscillatoire, à des dimensions plus considérables. La dilatation consensuelle suit l'occlusion de l'autre œil à 1/2 seconde d'intervalle à peu près, et se continue pendant 1 ou 2 secondes avec une vitesse décroissante. La durée totale des deux phases sympathiques, constriction et dilatation, correspondant à l'ouverture et à l'occlusion de l'œil du côté opposé, est environ, d'après Listing, de 2/5 + 1/5 + 1/2 + 1 ou 2 secondes = 2s,1 à 3s,1. Donders qui a répété ces expériences, a trouvé que ce temps chez lui était beaucoup plus considérable. Il ne peut reproduire ce phénomène dans toutes ses phases plus de 10 fois par minute; chaque mouvement complet de resserrement et de relâchement a donc une durée moyenne de 6 secondes (1).

Ainsi, toutes les fois qu'un faisceau de lumière tombe dans l'œil, la pupille se resserre presque aussitôt et dépasse le degré de constriction qu'elle devra conserver, pour y revenir par une série de mouvements oscillatoires dont la durée peut être évaluée au moins à une seconde; toutes les fois que l'œil est mis subitement dans l'obscurité, la pupille se dilate d'abord très-vite, puis de plus en plus lentement, et son diamètre maximum ne sera guère atteint avant plusieurs secondes. C'est à cela sans doute qu'est due l'augmentation de la puissance visuelle chez un individu qui séjourne quelque temps dans l'obscurité. Cependant, dans l'explication de ce phénomène, il faut aussi tenir grand compte de l'im-

(2) Donders. — In *Nederlandsch Lancet.* 2e série, 1846, t. II, p. 422 et in *Accommodation and Refraction of the Eye*, édit. angl. 1864, p. 573.

pressionnabilité rétinienne qui doit s'accroître suivant la loi psycho-physique de Fechner (1), par suite de la disparition des actions consécutives aux impressions lumineuses antérieures.

§ 2. — *Synergie des mouvements pupillaires dans les deux yeux.*

A l'état normal, en dehors de toute influence pathologique ou expérimentale, les pupilles présentent toujours le même diamètre dans les deux yeux. Si la pupille de l'œil droit se dilate ou se contracte sous l'influence de modifications d'éclairage, aussitôt les mêmes mouvements se produisent dans la pupille de l'œil opposé. Il y a donc synergie entre les mouvements des deux pupilles; ce qui indique qu'elles sont toujours innervées à un même degré.

Quant on fait tomber un faisceau de lumière dans un œil, les deux pupilles se contractent. Donders (2) appelle contraction *directe*, celle qui se produit dans l'œil impressionné par l'agent lumineux; et contraction *consensuelle* ou *sympathique* celle qui survient dans l'œil du côté opposé. Il est facile de constater sur soi-même l'existence de ces mouvements consensuels. Si on regarde dans une glace le diamètre de la pupille, un des yeux étant fermé, on verra ce diamètre diminuer aussitôt que l'autre s'ouvrira. Il est un moyen encore plus facile d'observer ces phénomènes : on prend un morceau de carton opaque dans lequel on perce une ouverture de 3 à 4 millimètres, on l'applique à un centimètre ou deux

(1) Fechner. — *Elemente d. Psychophysich*, t. I.

(2) Donders. — *Accommodation and refraction of the Eye.* édit. angl. de new Sydenham Society, 1864, p. 573.

en avant de l'œil, il se forme alors sur la rétine un cercle de lumière dont le diamètre varie avec celui de l'orifice pupillaire : en ouvrant et en fermant alternativement l'autre œil, on voit ce disque lumineux présenter des alternatives correspondantes d'amoindrissement et d'augmentation.

J'ai décrit dans la première partie de ce travail (page 24) deux appareils, l'un de Robert-Houdin, l'autre de Badal, qui utilisent précisément ces phénomènes consensuels pour mesurer le diamètre de la pupille, et celui des cercles de diffusion qui se peignent au fond de l'œil. L'appareil permet d'apprécier la dilatation et le resserrement sympathiques qui surviennent dans l'œil au-devant duquel il est appliqué, lorsqu'on fait varier la pupille de l'œil resté libre en modifiant l'intensité de la lumière qui lui arrive ou bien en le faisant accommoder à diverses distances.

L'existence de ces phénomènes synergiques a été étudiée par un grand nombre d'observateurs. Fontana (1) rapporte des expériences qu'il a faites sur le chat, en plaçant sur la ligne médiane du front et du nez de cet animal un carton découpé, il a pu remarquer que lorsqu'il éclairait un des yeux, la pupille de l'autre se rétrécissait aussi, bien qu'il ne lui arrivât pas de lumière. Ce fait, il l'a observé chez l'homme et toutes sortes d'animaux. Il en tire cette conclusion, que puisque cette pupille se meut sans que l'œil soit influencé par la lumière, il doit y avoir pour les deux yeux un principe commun de mouvement, c'est la volonté, les mouvements des pupilles sont donc volontaires. Plus tard je discuterai la nature de ces mouvements sympathiques.

(1) Fontana, — *Dei moti dell' Iride*, Lucques 1765, page 42.

Je dois encore signaler un fait interessant; dans le cas de perte complète de la vision dans un des yeux, sans altération inflammatoire des membranes, ou tout au moins de l'iris, les mouvements directs font défaut, mais les mouvements consensuels sont conservés; on voit la pupille de cet œil amaurotique se dilater et se rétrécir, quand l'autre œil se ferme, s'ouvre, ou modifie son accommodation.

La mort paraît détruire cette synergie entre les deux yeux. Les expériences de Harless et de Budge, celles de Donders et de Ruyter, celles de H. Müller et surtout celles de Brown-Séquard paraissent montrer qu'après la mort, les mouvements directs persistent encore un certain temps, mais que les mouvements sympathiques ne se produisent plus, puisqu'on trouve une différence notable dans les deux pupilles, si l'un des yeux est resté exposé à la lumière, tandis que l'autre a été soigneusement fermé.

§ 3. — *De quel ordre sont les mouvements pupillaires?*

La volonté préside-t-elle aux mouvements pupillaires; ou bien les modifications qui surviennent dans l'orifice irien sont-elles les effets immédiats et inévitables de causes déterminées; effets immédiats que nous sommes tout aussi impuissants à provoquer qu'à prévenir dans leurs manifestations? La réponse à cette question paraît devoir être bien simple et bien facile; cependant on trouve à ce sujet dans les auteurs les opinions les plus contradictoires. Je rapporterai très-brièvement la manière de voir des physiologistes qui ont étudié ce sujet, je developperai ensuite les raisons sur lesquelles se base mon opinion.

Fontana (1), après avoir montré que seule la lumière

(1) Fontana. — *Dei moti dell' Iride,* Lucques 1765. page 37.

qu'impressionne la rétine, détermine des mouvements de l'iris, recherche s'il y a quelque communication entre ces deux organes ; il n'existe entre eux, dit-il, aucune communication organique, aucun filament visible, aucun vaisseau ; et il en conclut que les mouvements de l'iris ne sont pas mécaniques et involontaires comme on l'a pensé jusque-là, mais qu'ils sont au contraire sous l'influence directe de la volonté. Ce n'est pas la lumière qui fait contracter la pupille, c'est la volonté qui la fait se resserrer pour éviter la douleur qu'elle cause en arrivant trop forte à la rétine. Comme preuves à l'appui, il dit qu'il a vu les pupilles d'un chat se dilater au bout de peu de temps, quand il s'était habitué à la lumière ; il les a vu se dilater également, quand il causait à son chat une grande frayeur, soit en faisant subitement un grand bruit, soit en le suspendant par les pattes de derrière au-dessus d'un grand nombre de lumières. Comme preuve directe de l'action de la volonté, il dit : qu'il a remarqué que sa pupille se rétrécissait toutes les fois qu'il voulait examiner un objet très-fin et très-rapproché; et que cet objet d'abord confus, devenait très-net aussitôt que la pupille était contractée. L'égalité des deux pupilles, la simultanéité de leurs mouvements sont la preuve que leurs modifications dépendent d'un principe commun d'excitation ; ce principe n'est autre que la volonté.

Travers s'exprime ainsi (1) : « Les mouvements de l'iris qui surviennent à l'occasion d'un changement subit de l'éclairage, sont involontaires, cela ne fait aucun doute, car on les observe dans le sommeil, quand la volonté ne

(1) Benj. Travers. — *Diseases of the eye ; anat. descript. and sketch of the physiology of that organ ;* 3e édit. London 1824. page 70.

peut se manifester, et dans la première enfance ; on les trouve aussi dans certaines formes d'amauroses complètes ; je les ai observés chez des sujets devenus tout à fait incapables de percevoir les sensations lumineuses, soit après avoir fixé le soleil, soit après avoir tenu longtemps une lumière devant leurs yeux.

« Cette sympathie entre l'iris et la rétine, doit être attribuée à la communication de la rétine avec les nerfs ciliaires qui fournissent à l'iris ; le petit ganglion d'où les nerfs dérivent, repose sur le nerf optique et en est sans doute l'intermédiaire.

« Mais, d'autre part, chacun peut s'assurer sur lui-même du pouvoir que la volonté exerce sur l'iris, en fixant alternativement des objets éloignés et des objets rapprochés. La pupille dilatée ou moyenne quand on regarde au loin, se resserre aussitôt qu'on fixe un objet rapproché..... J'ai plusieurs fois observé sur des personnes qui fixaient un objet situé à plusieurs yards de distance, que l'approche d'une bougie près de l'œil, faisait instantanément contracter la pupille ; le pouvoir volontaire est subordonné au pouvoir involontaire ; ces deux pouvoirs sont donc différents. Mais par l'exercice, la volonté peut acquérir sur les mouvements de l'iris un pouvoir extraordinaire, fait bien connu du reste, pour d'autres muscles soustraits d'ordinaire à l'empire de la volonté. J'en ai vu trois cas remarquables ; le plus frappant est celui du Dr P. M. Roget, qui expose lui-même en ces termes son observation :

Obs. IX. — « Quand je fis connaître que je pouvais à volonté « contracter ou dilater ma pupille,.... j'excitai un grand étonnement. « C'est cependant la stricte vérité;..... l'effort que j'accomplis pour « mouvoir volontairement mon iris, effort dont j'ai parfaitement

« conscience, est le même que celui qui se produit dans l'accommoda-
« tion de l'œil pour les objets rapprochés;..... je dois cette faculté
« à l'habitude que j'ai contractée depuis mon enfance de modifier
« mon accommodation pour observer des phénomènes optiques.....
« L'effort que je fais pour contracter volontairement ma pupille,
« quand il n'y a devant moi aucun objet rapproché pour lequel
« j'accommode, est bientôt suivi d'un sentiment de fatigue et même
« de douleur, si je répète souvent l'effort, ou si je le fais durer trop
« longtemps. Cette fatigue est exclusivement limitée à l'œil sur lequel
« j'ai porté mon attention pendant l'expérience, quoique les mêmes
« modifications du pouvoir accommodatif et des dimensions pu-
« pillaires se produisent dans l'œil du côté opposé. »

Vallée admet que l'ouverture de la pupille est ordinairement réglée sur la quantité de lumière qui affecte la rétine, par une force dont nous n'avons pas conscience et qui maintient une sorte d'équilibre entre ces deux forces antagonistes, la gêne de la rétine et l'effort exercé sur l'iris. Mais avec un peu d'exercice on arrive à modifier volontairement les diamètres de la pupille; on peut la rétrécir notablement, mais rien ne prouve qu'on puisse la dilater directement. Pour expérimenter sur soi-même l'action de la volonté sur les mouvements de l'iris, Vallée conseille de placer au-devant de l'œil une longue règle et de viser successivement divers points de cette règle, de l'extrémité la plus éloignée vers celle qui est plus proche. Il a remarqué que pendant ces expériences il retenait sa respiration (1).

Cruveilhier (2) cite l'observation d'un jeune homme qui arrivait à modifier volontairement le diamètre de ses pupilles; il pouvait les resserrer en retenant sa respiration.

(1) Vallée. — *Théorie de l'œil.* Paris, 1844, page 326.

(2) Cruveilhier. — *Anatomie descriptive,* 2e édit. t. III, page 469.

Donders reconnaît deux sortes de mouvements de l'iris : des mouvements *réflexes* et des mouvements *volontaires* (1). Les mouvements réflexes sont ceux qui se produisent quand des rayons de lumière viennent frapper la rétine : ils sont *directs*, ceux qui se produisent dans la pupille de l'œil impressionné par la lumière; *consensuels ou sympathiques*, ceux qui surviennent dans l'œil du côté opposé. — Les mouvements volontaires sont les mouvements *accommodatifs*. Donders peut faire varier son accommodation tout en fixant invariablement le même point de l'espace; il s'est assuré que dans ces expériences, tout accroissement des efforts accommodatifs est accompagné d'un resserrement de la pupille. Ces expériences, dit-il, où la contraction pupillaire porte si pleinement le cachet d'un acte volontaire, sont tout à fait irréprochables, puisque l'on évite complétement toute variation dans l'intensité lumineuse. « Nous rétrécissons, à la vérité, notre pupille sans avoir conscience de la contraction de nos fibres musculaires; mais on peut en dire autant de n'importe quel mouvement volontaire. Celui qui élève le ton de sa voix ignore que les cordes vocales sont amenées, par la contraction musculaire, à un état de tension plus considérable; il atteint son but sans connaître les moyens par lesquels ils parvient. Il en est de même pour l'augmentation de l'accommodation dans la vision de près et pour la contraction pupillaire qui accompagne cet acte. Que cette constriction pupillaire soit un mouvement associé, cela ne lui enlève pas le caractère d'ordre volontaire, car il n'existe peut-être pas un seul muscle qui puisse se contracter isolément. »

(1) Donders. — *Op. cit.* page 572.

Telles sont les principales opinions émises sur la nature intime des modifications pupillaires. Remarquons que tous ces auteurs donnent comme type des mouvements volontaires ceux qui se produisent pendant l'effort d'accommodation, tandis que pour les autres ils ne leur supposent cette qualité que par analogie (Fontana), ou bien leur refusent ce caractère pour les décrire comme des mouvements soustraits à l'influence de la volonté (Travers, Vallée, Donders).

Je pense que *tous les mouvements de la pupille sont soustraits à l'empire de notre volonté,* que ce ne sont que des réflexes prenant naissance dans des impressions sensitives dont nous sommes aussi impuissants à retenir qu'à provoquer la réaction excito-motrice.

Je rappellerai d'abord que l'iris ne se meut pas sous l'influence de la lumière qui tombe à sa surface; fait déjà signalé depuis très-longtemps, puisque Haller en parle, et que Fontana, d'expériences entreprises pour le démontrer, en arrive à cette conclusion : que l'iris ne se met en mouvement que sous l'influence seule de la lumière qui frappe la rétine. On peut du reste vérifier facilement ce fait : au moyen d'une lentille, on projette sur l'iris d'un sujet un faisceau de la lumière provenant d'une lampe placée latéralement; tant que ce faisceau tombe seulement sur l'iris, la pupille ne bouge pas, mais elle se rétrécit aussitôt que les rayons de lumière arrivent à la rétine à travers l'orifice pupillaire. F. Ribes, Béclard, Longet, croient aussi à l'insensibilité de l'iris à la lumière.

Une expérience de Brown-Séquard (1) semble en contradiction avec cette vérité universellement acceptée.

(1) Brown-Séquard. — *Comptes rendus de l'Académie des science,* t. XXV.

Sur des yeux d'anguilles et de grenouilles, enlevés du crâne, et dont le nerf optique était coupé, ce physiologiste a obtenu des alternatives de contraction et de dilatation pupillaire, en exposant ces yeux à la lumière et les mettant ensuite dans l'obscurité : il a pu produire ainsi de cinquante à cent dilatations et resserrements de la même pupille dans l'espace d'une heure. L'iris paraît donc jouir d'une sensibilité à la lumière indépendante de celle de la rétine; telle est la conclusion tirée aussi par Cl. Bernard de nombreuses expériences qu'il a faites pour vérifier cette assertion. Je dois m'empresser de faire remarquer que ces physiologistes n'ont obtenu ces résultats qu'en expérimentant sur des yeux de poissons et de batraciens, mais qu'ils n'ont jamais rien remarqué de semblable sur l'iris de l'homme et des mammifères.

L'iris de l'homme et des mammifères est inexcitable à la lumière; sa contraction ne survient qu'à l'occasion d'une impression lumineuse faite sur la rétine. Nous avons là tous les caractères d'un acte réflexe : d'une part impression sensitive, excitation d'un nerf de sensibilité; puis un temps de réflexion, et d'autre part une réaction de motricité qui se traduit par le resserrement de la pupille. J'ai déjà signalé (page 108) l'intervalle de temps qui s'écoule entre l'excitation rétinienne et la contraction de la pupille. Herbert Mayo (2) le premier a montré l'enchaînement qui existe entre ces phénomènes, et que le réflexe prend son origine dans le cerveau. Sur des pigeons il a démontré, le nerf optique étant coupé, que l'excitation du bout central de ce nerf amenait le rétrécissement de la pupille; que ce phénomène ne se pro-

(1) Herbert-Mayo. — *Anatomical and physiological Commentaries*, n° II, London 1823.

duisait plus lorsque le nerf oculo-moteur commun était coupé; mais que ces phénomènes se produisaient, que le nerf trijumeau fût intact ou sectionné. J'aurai l'occasion dans le chapitre suivant de physiologie expérimentale, de parler de ces expériences, et d'étudier les caractères du réflexe et les points du cerveau dans lesquels il prend son origine; je n'y insisterai pas davantage pour le moment.

La contraction réflexe de la pupille persiste encore un peu de temps après la mort. Les expériences de Harless (1) et de Budge (2) démontrent que, après la mort, la pupille se resserre sous l'influence prolongée de la lumière aussi longtemps que l'irritabilité subsiste. Donders et de Ruyter laissent exposée à la lumière une des pupilles d'un chien mort d'hémorrhagie; l'autre œil est fermé : au bout d'une heure, la pupille de l'œil ouvert était plus petite que celle de l'œil fermé. Ils laissent alors cet œil découvert, et le lendemain les deux pupilles étaient égales. Ils ont fait des expériences de même ordre sur des grenouilles auxquelles ils enlevaient le maxillaire supérieur avec les deux yeux, les mêmes phénomènes se sont produits. H. Müller a obtenu des résultats analogues (3).

Voilà donc un point parfaitement établi, savoir : que la contraction pupillaire qui survient dans un œil impressionné par la lumière est un mouvement réflexe dont l'arc sensible est constitué par la rétine et le nerf optique, et la partie motrice par le nerf de la troisième

(1) Harless. — *Die Muskelirritabilitæt*, in *Denkschrift der Münschen Acad.* t. V, 1850.

(2) Budge. — *Comptes-rendus de l'Académie des Sciences*, t. XXXV, p 561.

(3) H. Müller. — *Würzburger Abhandlungen*, livre X. p. 50.

paire. Il ne saurait être douteux que la contraction consensuelle qui survient dans l'œil du côté opposé ne soit un phénomène de même ordre : c'est un mouvement *réflexe sympathique*, tandis que l'autre est un mouvement *réflexe direct*. Il s'explique très-bien par les dispositions anatomiques de l'appareil d'innervation de l'œil. En effet, les fibres qui constituent chaque nerf optique se divisent au niveau du chiasma; le plus grand nombre traverse la ligne médiane et va concourir à la formation de la bandelette optique du côté opposé, tandis qu'un certain nombre de fibres ne subissent pas l'entrecroisement et vont à la bandelette optique du côté qui leur correspond. Toutes les fois qu'un nerf optique ou qu'une rétine seront impressionnés, l'excitation se propagera à la fois par les deux bandelettes optiques, pour arriver au cerveau dans les deux appareils récepteurs des vibrations optiques. Si chacun d'eux est en rapport avec un appareil excito-moteur, et nous savons qu'il en est ainsi, on conçoit que des mouvements réflexes se produiront dans les deux iris, pour une excitation d'un seul des nerfs optiques. Pour expliquer ce phénomène, on pourrait encore invoquer les anastomoses qui existent entre les divers centres cérébraux, tubercules quadrijumeaux et noyaux des moteurs communs.

La contraction consensuelle de l'iris n'est pas un phénomène exceptionnel dans l'ordre des réflexes; la physiologie nous fournit de nombreux exemples de mouvements réflexes survenus dans les deux membres postérieurs, même dans les quatre membres, alors que l'excitation n'a porté que sur un seul nerf sensible.

Tout le monde sait que si l'on coupe transversalement la moelle épinière sur une grenouille, un peu en arrière de l'origine des nerfs brachiaux, on produira des mouvements dans l'un des membres postérieurs de l'animal, toutes les fois qu'on pressera un des doigts de ce membre entre les mors d'une pince. L'excitation des extrémités digitales d'un des membres postérieurs est-elle plus forte, non-seulement les mouvements provoqués dans ce membre seront plus violents, mais le membre postérieur du côté opposé entrera lui-même en contraction, et le mouvement qu'il exécutera sera plus ou moins semblable à celui qui se produit dans le membre directement excité, et il aura lieu presque au même moment. Si la section de la moelle porte près du bec du calamus, les mouvements produits par l'excitation de l'extrémité d'une des pattes, pourront se manifester non-seulement dans les deux membres postérieurs, mais encore, si l'excitation est suffisamment forte, dans les deux membres antérieurs.

L'extension des mouvements réflexes aux membres des deux côtés du corps, dépend de l'intensité de l'excitation. Il est probable que cette condition intervient également dans la production du resserrement sympathique de la pupille; car la sensibilité de la rétine pour la lumière est telle, qu'une faible modification de l'éclairage impressionne néanmoins très-vivement cette membrane; et c'est sans doute, parce qu'après la mort, cette sensibilité exquise est presque réduite à néant, que nous voyons, sur l'homme et les animaux qui viennent de mourir, persister les mouvements réflexes directs de la pupille, mais non les mouvements consensuels.

La contraction sympathique de la pupille s'observe dans les yeux amaurotiques où la contraction directe fait défaut. Nous verrons dans le chapitre de sémiologie la nécessité de rechercher ces deux ordres de phénomènes. Ainsi, quand un malade a un œil sain et l'autre complétement perdu par amaurose, on peut constater, qu'en éclairant le fond de l'œil amaurotique, il ne survient aucune modification de la pupille, ni de ce côté, ni du côté de l'œil sain; au contraire, vient-on à éclairer l'œil sain, aussitôt la pupille se contracte directement dans cet œil et sympathiquement dans l'œil amaurotique.

Nous pouvons dès à présent prévoir que, toutes les fois que les mouvements consensuels seront abolis, ce qui se traduira ordinairement par de l'inégalité des pupilles, la cause n'en sera pas dans une lésion de la rétine, du nerf optique, ou des autres récepteurs des impressions sensorielles, mais bien dans l'excitation ou la paralysie des nerfs moteurs de l'iris.

Il me reste encore à démontrer que les mouvements accommodatifs de la pupille, que Donders regarde comme volontaires, sont des mouvements absolument identiques aux précédents, et par conséquent d'ordre réflexe. La tâche me sera d'autant plus facile, que j'ai déjà démontré, à la page 84 de ce travail, que les efforts d'accommodation n'ont aucune influence sur le resserrement de la pupille, et que le rétrécissement qui se manifeste pendant l'accommodation de près, dépend de la différence d'éclairage existant entre cet objet rapproché et l'éclairage des autres objets situés au loin, pour lesquels l'œil était précédemment accommodé. Si dans ce cas, les mouvements pupillaires sont encore déterminés par l'impression lumineuse faite sur la rétine, il est évident qu'ils doivent être de même ordre que les mouvements directs et consensuels : ce sont donc des phénomènes réflexes.

La dilatation qu'on peut produire volontairement en retenant sa respiration n'est évidemment pas un mouvement volontaire. Ce n'est pas sur la pupille que porte l'effort de la volonté; c'est encore là un phénomène réflexe, dont plus tard j'aurai l'occasion de montrer le mécanisme.

CHAPITRE III

NATURE DES MOUVEMENTS DE L'IRIS

Je me propose d'étudier dans ce chapitre la nature des mouvements de l'iris, c'est-à-dire, les agents du resserrement et de la dilatation pupillaire. Nous venons de voir la nature intime des mouvements d'adaptation de la pupille, nous avons appris que ce sont des actes réflexes, reconnaissant tous pour cause unique l'impression de la lumière sur la rétine; mais par quels moyens s'effectuent ces modifications. Quand on pince l'extrémité digitale d'une grenouille et que des mouvements surviennent dans le membre excité, on sait, et la voie parcourue par le réflexe, et les agents du mouvement produit, parce que nous possédons une connaissance exacte de l'anatomie de cette région.

Au contraire, pour l'iris, nos connaissances anatomiques sont encore trop imparfaites, pour qu'ici l'anatomie puisse guider sûrement et efficacement le physiologiste; de plus, trop de causes peuvent faire varier la pupille, pour qu'une théorie basée sur un seul ordre de phénomènes, puisse expliquer toutes les modifications que cet orifice peut présenter. Aussi, les théories les plus disparates, ont-elles eu cours dans la science, renversées toutes les fois qu'un physiologiste arrivait à produire des mouvements dans l'iris, par une influence autre que celles mises en jeu par ses prédécesseurs. Il existe donc à peu près autant de théories différentes, qu'il y a eu d'auteurs à étudier cette question. Elles présentent toutes quelques points de contact ; aussi dans l'intérêt de la clarté et pour mieux faire saisir les points par où elles s'opposent, je les réunirai en quatre groupes, ne décrivant dans chacun, que celles qui ont été le plus en faveur. Je montrerai ensuite qu'une théorie basée sur un seul ordre de phénomènes est trop exclusive, et ne saurait rendre compte de tous les faits, et j'exposerai l'explication qui me paraît la plus plausible.

L'anatomie nous enseigne que dans la composition du tissu irien, il entre des fibres musculaires, des nerfs, et des vaisseaux artériels et veineux. Selon que les théories attribuent à l'un ou à l'autre de ces éléments une influence prépondérante sur les mouvements de la pupille, on peut les faire rentrer dans l'une des quatre classes suivantes :

1o Théories qui supposent que ces mouvements sont de nature musculaire, et admettent deux muscles antagonistes, innervés par des nerfs spéciaux ;

2o Théories qui n'admettent qu'un seul ordre de fibres, les fibres sphinctériennes produisant la constriction de la pupille ;

3o Théories qui expliquent les mouvements de l'iris par des modifications survenues dans les vaisseaux ;

4o Théories mixtes, admettant à la fois plusieurs influences dans la production de ces phénomènes.

Dans l'exposé de ces théories, je ne rapporterai que les

points les plus importants, et je ne citerai que les expériences les plus démonstratives. J'aurai soin d'indiquer très-exactement les passages des divers mémoires et traités, où les opinions des auteurs et leurs expériences sont rapportées, afin qu'on puisse toujours remonter à la source, si on a besoin de renseignements.

Plutôt que d'essayer de faire rentrer dans ce cadre, les expériences propres à nous enseigner l'action sur la pupille des diverses régions du cerveau, de la moelle et des nerfs crâniens, sympathiques et rachidiens, je préfère n'exposer ici que celles qui sont indispensables à l'intelligence des diverses théories, afin de les rapprocher toutes dans un même chapitre, de les comparer, et des résultats obtenus par les expérimentateurs, de pouvoir déduire des conclusions, qui seront d'une utilité évidente, pour l'étude de la sémiologie des modifications pupillaires.

§ 1er — *Théories admettant l'existence de deux muscles antagonistes.*

L'existence dans l'iris de deux ordres de fibres musculaires, les unes disposées circulairement autour de la pupille, les autres rayonnant du centre à la périphérie, est une des premières explications qui aient été proposées pour rendre compte des alternatives de dilatation et de resserrement de la pupille. C'est encore la théorie qui aujourd'hui est presque universellement admise.

Avicenne, le premier, puis Ruysch, Boerhave, Winslow, Whytt, soupçonnèrent que le tissu de l'iris était de nature musculaire; mais ils n'en donnent aucune preuve directe, on ne sait même si ce sont les fibres musculaires qu'ils ont aperçues, ou si ce ne sont pas plutôt les faisceaux vasculaires ; du reste ils ne sont pas d'accord sur; la disposition des faiceaux qu'ils décrivent.

Porterfield, prétend que l'iris est formé de deux lames, l'antérieure composée de fibres circulaires; la postérieure de fibres rayonnées ; cependant il ajoute : « Tous les anatomistes pensent que l'iris est pourvu de fibres circulaires, quoique je n'imagine pas qu'on puisse les démontrer autrement que par la raison et l'analogie. »

Telle est aussi l'opinion de Ruysch, Whytt, Hunter, etc... Tous ont vu et décrit des fibres rayonnantes, mais personne n'a démontré les fibres circulaires. Zinn nie également l'existence des fibres sphinctériennes : « nunquam, autem, neque in oculis humanis, neque in oculis bubulis vidi fibras orbiculares, sive anteriorem sive posteriorem faciem iridis examinavarim, quales Ruischius delineavit et descripsit, etsi ille dubius de illis loquatur, fassus illas fibras orbiculares non tam luculenter conspici posse, quin oculis mentis in auxilium sint vocandi; et alibi moneat, se tantum circulum minorem prœditum esse existimare fibris orbicularibus. » Après cette déclaration, Zinn avoue cependant qu'il est tenté d'admettre ces deux ordres de fibres, pour expliquer les alternatives de resserrement et de dilatation de la pupille.

Duvernay n'admet pas davantage les fibres circulaires, il dit simplement qu'il faut croire que la nature peut avoir, pour exécuter des mouvements particuliers, des moyens dont nous n'avons encore aucune idée.

Il faut arriver à J. P Maunoir pour trouver une démonstration de l'existence des deux ordres de fibres musculaires. Sur des iris macérés dans l'eau pour en détacher le pigment, Maunoir a reconnu au microscope l'existence de fibres rayonnées, *muscle rayonnant* ou *dilatateur de la pupille*, et de fibres musculaires lisses, concentriques au bord pupillaire, muscle *orbiculaire*, ou *sphincter* de l'iris (1). Maunoir est donc le premier auteur qui ait péremptoirement démontré l'existence dans l'iris d'un muscle constricteur et d'un muscle dilatateur, apportant ainsi une base à la théorie soutenue par les auteurs que je viens de citer.

Les recherches de Valentin, Kölliker, etc..., n'ont fait que confirmer la découverte de Maunoir. Valentin (2) considère les fibres propres de l'iris entremêlées de tissu cellulaire comme ressemblant à des fibres musculaires non striées, qui seraient les unes longitudinales, les autres circulaires. Huschke, dit que les fibres musculaires de l'iris sont lisses et plus blanches que les fibres du tissu cellulaire qu'elles accompagnent; qu'elles forment des plexus et se disposent en faisceaux, les uns rayonnés, les autres circulaires.

Les observations de Weber, de Hueck, de Krohn (3), démontrent aussi l'existence de deux muscles à fibres lisses, l'un circulaire, l'autre rayonné.

La nature musculaire des fibres de l'iris est tellement bien établie, que je pourrais me dispenser de citer l'opinion de J. Arnold (4), qui attribuait les mouvements de l'iris à la présence d'un *tissu spécial*, (tissu cellulaire contractile) qu'il compare à celui qu'on trouve dans le scrotum et qui formerait un bourrelet près de l'ouverture pupillaire, tandis qu'il serait plus mince dans la partie

(1) J. P. Mannoir. — *Mémoires sur l'organisation de l'iris*. Genève, 1812 p. 7.
(2) G. Valentin. — *Repertorium*, 1837, page 247.
(3) Krohn. — *Müller's Archiv*. 1837, p. 380.
(4) F. Arnold. — *Physiologie*, t. I. p. 646.

externe. Cette opinion erronée a cependant été partagée par Krause, et par Henle qui ne voit dans l'iris de l'homme et des mammifères, que des vaisseaux, des nerfs, des cellules pigmentaires épaisses et des faisceaux de petites fibrilles lisses, exactement semblables à des faisceaux de tissu cellulaire.

Tandis que le microscope d'une part, démontrait la nature musculaire et l'existence des deux ordres de fibres de l'iris; les expériences de Fowler, de J. Reinhold, celles de Nysten et de Longet démontraient, d'autre part, que comme un muscle, l'iris se contracte, et que la pupille se resserre sous l'influence de l'électricité, soit sur l'animal vivant, soit même après la mort. Les expériences de Longet (1), remontent à 1839, elles ont été faites immédiatement après la mort sur des yeux de chevaux et de bœufs; les extrémités des rhéophores ont été appliquées directement sur l'iris.

On a voulu aussi démontrer que les deux ordres de fibres musculaires se contractent isolément sous l'influence du courant électrique. E. H. Weber (2) prétend que toutes les fois qu'il applique les rhéophores au niveau du biseau kérato-sclérotical, il obtient la dilatation de la pupille, tandis qu'il fait rétrécir cet orifice en appliquant les rhéophores près du centre de la cornée; il suppose que dans le premier cas, l'excitation porte plus particulièrement sur le dilatateur, et dans le second cas, sur le sphincter de l'iris. J'ai répété plusieurs fois ces expériences, immédiatement après la mort, et dans

(1) Longet. — *Traité de physiologie*. 3e édit., 1873, t. II. p. 864.

(2) E. H. Weber. — *Dissertatio de motu iridis*, 1821. *Summam doctrinæ de de motu iridis continens*, 1851.

tous les cas, quand le courant avait une intensité suffisante pour arriver jusqu'à l'iris,j'ai obtenu le resserrement de la pupille.

L'expérience de Kölliker est plus concluante (1). Il galvanise l'iris après avoir enlevé la bandelette circulaire qui entoure la pupille; dans ce cas il obtient la dilatation au lieu du rétrécissement qui survenait pendant l'état d'intégrité du sphincter. Par conséquent les fibres radiées aussi sont contractiles, et elles dilatent la pupille quand les fibres circulaires sont détruites.

Voilà donc la théorie des deux muscles antagonistes bien établie; deux muscles président aux modifications pupillaires; ils sont en opposition continuelle, et suivant que c'est l'action du dilatateur ou du sphincter qui prédomine, la pupille s'élargit ou se resserre. Cette théorie va encore trouver un nouvel argument en sa faveur quand elle aura démontré que chacun d'eux puise son innervation à des sources différentes.

Herbert-Mayo(2) avait montré que les mouvements de rétrécissement sont dus à la troisième paire, et qu'après la section de ce nerf, la pupille reste dilatée, tandis qu'en excitant le bout périphérique de ce nerf coupé dans le crâne, on détermine la constriction du sphincter. Cette découverte a été confirmée par les recherches de Budge, Nühn, Vulpian et Longet.

Depuis les expériences de Pourfour du Petit (3), faites

(1) Koelliker. — *Démonstration expérimentale de l'existence d'un dilatateur de la pupille :* in *Zeitschrift für Wissenschaftliche Zoologie*, 1854, t. VI; et in *Annales d'oculistique*. t, XXXV.

(2) Herbert-Mayo. — *Anatomical and physiological commentaries*, n° II London, 1823.

(3) Pourfour du Petit. — *Mémoire dans lequel il est démontré que les nerfs intercostaux fournissent des rameaux qui portent des esprits dans les yeux. (mém. de l'Acad. des sciences de Paris*, 1727.)

en 1712, on savait que la section du cordon cervical du sympathique produit le resserrement de la pupille; mais lorsque Biffi (1) eut montré qu'après la section du cordon cervical, on peut faire reparaître la dilatation de la pupille en galvanisant le bout supérieur de ce nerf, on fut amené à reconnaître que le muscle rayonné était innervé par le sympathique.

La théorie des deux muscles antagonistes est dès lors complète. Les fibres circulaires animées par le moteur commun rétrécissent la pupille; les fibres radiées, innervées par le grand sympathique amènent sa dilatation.De cette disposition il résulte que les deux ordres de fibres sont dans un état d'antagonisme constant; et que lorsqu'aucune d'elles ne l'emporte sur l'autre, la pupille est moyennement resserrée, état qu'on peut considérer comme l'état d'équilibre physiologique de ces forces antagonistes.

C'est ainsi qu'on peut formuler la théorie qui aujourd'hui a cours dans la science et qui est universellement admise. Elle a pour elle le mérite de la simplicité; elle rend compte de tous les phénomènes physiologiques et du plus grand nombre des phénomènes pathologiques : dilatation de la pupille consécutive aux paralysies de la troisième paire; rétrécissement de la pupille dans les cas de blessure du sympathique au cou, ou de compression de ce nerf par des tumeurs. Mais il y a des faits qu'elle est impuissante à expliquer; il se produit dans l'iris des mouvements en dehors de toute influence nerveuse; elle est donc passible de quelques objections assez graves.

(1) Biffi. — *Annali universali di medicina*, 1844.

Si tous les mouvements de l'iris étaient exclusivement musculaires, comment rendrait-on compte de l'expérience suivante? On coupe le moteur commun, le sphincter est paralysé, la pupille se dilate; on électrise le sympathique, la dilatation augmente. Rien que de très-simple jusqu'ici. On pourrait croire que les mouvements de constriction sont abolis, il n'en est rien, car si on sectionne le sympathique, si on instille de l'ésérine, il se produira un resserrement considérable de la pupille, qui deviendra punctiforme quand on suspend l'animal par les pattes de derrière. Il est bien évident que ce n'est pas le sphincter qui s'est contracté, puisque la section de la troisième paire a déterminé sa paralysie. Il existe donc d'autres agents de dilatation et de rétrécissement que les deux muscles de l'iris.

§ 2. — *Théories n'admettant que l'existence d'un seul muscle, le sphincter pupillaire.*

Au moment où la théorie des deux muscles antagonistes était en pleine faveur, au moment même où l'expérience de Biffi venait montrer qu'en galvanisant le bout supérieur du sympathique coupé à la région cervicale, on dilate la pupille; Hall, en 1844, venait mettre en doute l'existence du muscle dilatateur et proposait une théorie nouvelle.

J'ai déjà dit que Porterfield, Ruysch, Whytt, Hunter, Zinn, etc., n'avaient trouvé dans l'iris que des fibres musculaires disposées circulairement; mais comme ces auteurs sont amenés par analogie, à admettre l'existence de fibres dilatatrices, j'ai cru devoir les citer dans le paragraphe précédent.

Hall (1) ne considère comme *fibres musculaires* que celles qui sont disposées concentriquement au pourtour de la pupille, et il nie résolument l'existence d'un muscle dilatateur. Pour refuser le caractère de fibres musculaires à celles qu'on aperçoit rayonnant sur la face antérieure de l'iris, cet auteur s'appuie sur ce que ces fibres n'ont nullement l'apparence de fibres musculaires; qu'elles manquent chez certains animaux, comme les oiseaux, bien que chez ces derniers, la pupille ait le pouvoir de se dilater; sur ce qu'elles affectent une répartition très-irrégulière, bien que les diverses portions de l'iris jouissent d'un même degré d'activité, et que cet orifice en se dilatant conserve sa forme circulaire; sur ce qu'enfin, dans l'hypothèse de leur nature musculaire, on devrait les trouver plus courtes et plus saillantes, lors de la dilatation de la pupille, ce qu'on ne constate pas. Celles-là seules sont musculaires qui forment autour de la pupille un anneau étroit, composé de filaments concentriques; ce sont elles qui en se contractant déterminent le resserrement de cet orifice. La dilatation résulte de la cessation d'action des fibres sphinctériennes, et aussi de l'élasticité du tissu irien. Comme argument à l'appui de sa théorie, il invoque les phénomènes qui surviennent dans l'iris, à la suite de l'instillation dans l'œil d'une goutte de solution d'atropine. On ne comprendrait pas, dit-il, que la belladone paralysât exclusivement les fibres circulaires, et ne portât pas son action sur les fibres qui dilatent cet orifice, si celles-ci étaient de même nature.

Sa théorie a trouvé des partisans; son opinion, sauf

(1) Hall. — *The Edinburgh medical and surgical Journal*, Juli 1844 : extraits dans *Archives générales de médecine*. 4e série. t. V. page 493.

quelques modifications, a été adoptée par Rouget, Letheby, (1) Barrel de Pontevès (2), Rogow et Gruenhagen, etc... Ces auteurs nient l'existence de fibres radiées antagonistes du sphincter et expliquent la dilatation pupillaire sans faire intervenir la contraction d'un muscle dilatateur.

Ch. Rouget (3) constate que l'iris des oiseaux ne renferme que des fibres musculaires *sphinctériennes*, et fait remarquer que ce seul ordre de fibres est bien suffisant pour expliquer toutes les modifications pupillaires, si l'état de repos de l'iris est la dilatation; or, à la suite d'inhalations prolongées de chloroforme, et chez les jeunes animaux dont les paupières ne sont pas encore ouvertes, on trouve que les pupilles sont effectivement très-dilatées. Sur le cadavre, il est vrai, elles le sont moyennement, mais cela peut tenir à l'action directe de la lumière sur l'iris comme l'a montré Brown-Séquard (4). Rouget et Brown-Séquard admettent aussi que les variations de la pupille sont influencées par des phénomènes vasculaires : dans le § 4, j'exposerai la nouvelle théorie de Rouget.

Rogow (5) et Gruenhagen (6) admettent toujours l'action des fibres sphinctériennes, mais ils font jouer un grand rôle à l'élasticité du tissu de l'iris. Le resserrement serait dû en partie à une diminution de l'élasticité de ce tissu, sous l'influence de l'excitation de la cin-

(1) Letheby. — *Ophthalmic hospital reports* 1859-60, vol. II, 18-20.

(2) Barrel de Pontevès. — *Thèse de Paris*, 1864. p. 69, 74.

(3) Ch. Rouget. — *Comptes-rendus de la Société de Biologie*, nov. 1855.

(4) Brown-Séquart. — Mémoire couronné par l'Institut en 1847 et publié in *Journal de physiol.* de Brown-Séquard, 1859, t. II, p, 281 et 451.

(5) Rogow. — *Zeitschrift f. ration. medicin*, 1867, Bd. XXVII, H. 1.

(6) Gruenhagen. — *Ibid.* 1866-67.

quième paire; grâce à cette diminution d'élasticité, les vaisseaux se dilatent et la tension intra-oculaire est accrue. Lorsque l'élasticité revient à son état normal, les vaisseaux se vident, la tension intra-oculaire diminue, et la pupille se dilate.

Dans un mémoire récent (1), Gruenhagen a cherché à expliquer le mode d'action de l'appareil musculaire de l'iris. Il n'existe pas seulement que des fibres circulaires situées au pourtour de la pupille, on trouve encore des fibres radiées; mais celles-ci font suite aux premières, elles les croisent et vont s'insérer sur la lame de Brusch; aussi ne sont-elles nullement dilatatrices; elles agissent à la manière d'une cravate que l'on croise en 8 de chiffre après l'avoir enroulée autour du cou : en tirant sur les deux bouts, on détermine le resserrement de tout le système.

A la théorie de Hall et à toutes celles qui n'admettent comme agent de la constriction pupillaire que la contraction du sphincter, et que l'élasticité de l'iris comme agent de la dilatation, on peut opposer deux objections capitales : c'est qu'il y a des mouvements qu'on ne peut mettre sur le compte de l'élasticité de l'iris; c'est qu'en outre l'existence des fibres radiées est aujourd'hui mise hors de doute.

§ 3. — *Théories expliquant les mouvements de l'iris par des phénomènes vasculaires.*

Prenant en considération le grand nombre de vaisseaux artériels et veineux qui entrent dans la composition de l'iris, Fabrice d'Acquapendente (2) assimile cette

(1) Gruenhagen. — *Archiv. f. microskop. Anatomie*, t. IX, 2e fasc. 1873.

(2) Fabrice d'Aacquapendente. — *Opera omnia ; De oculo*. Leyde 1738, t. III. p. 230.

membrane à un organe érectile, et compare les mouvements de l'iris aux phénomènes de turgescence que présentent ces tissus. Pour lui, le resserrement et la dilatation de la pupille, sont dûs *exclusivement* à des phénomènes de turgescence et d'anémie des vaisseaux iriens.

Méry (1), Sœmmering, Ferrein, adoptent cette opinion. Haller (2) prétend que les mouvements de l'iris sont dûs à une turgescence vitale. Bichat assimile l'iris à un tissu fongueux et érectile.

Mais, si les mouvements de l'iris résultent d'un afflux sanguin, comment expliquer le rétrécissement pupillaire qui est en rapport avec l'arrivée de la lumière sur la rétine? Portal tente d'en donner l'explication (3) : la lumière qui arrive au fond de l'œil, dit-il, chasse le sang des vaisseaux rétiniens et le fait passer dans ceux de l'iris, d'où congestion de cette membrane, et par suite, resserrement de la pupille. C'est là une supposition que rien ne justifie.

Grimelli (4), partisan de l'action vasculaire sur les modifications de la pupille, donne une preuve expérimentale de l'influence de la réplétion des vaisseaux sur le diamètre de l'orifice irien. En 1840, en injectant de l'huile colorée dans l'artère ophthalmique, sur des cadavres d'enfants, il a déterminé le rétrécissement de la pupille.

Caddi (5), en 1846, reprend ces expériences et arrive aux mêmes résultats que Grimelli. Caddi et Ch. Rouget

(1) Méry. — *Mémoires de l'Acad. des sciences.* 1704, p. 261.

(2) Haller. — *Elementa physiologiæ*, t. V. 378.

(3) Portal. — *Cours d'Anat. médicale* Paris 1804, t. IV. p. 423.

(4) Grimelli. — *Memorie della med. contemp.*, 1840.

(5) Caddi. — *Gazette médicale de Paris*, 1846.

ont vu la pupille se rétrécir d'un tiers ou de moitié, sous l'influence d'une injection poussée par l'artère ophthalmique. Il est vrai que Brown-Séquard (1) et Whytt n'ont pas obtenu un rétrécissement bien sensible; cela tient sans aucun doute à ce qu'ils ne sont pas mis dans les mêmes conditions d'expérience. L'injection de l'artère ophthalmique est très-difficile sur le chien. De plus, si on injecte de l'eau, sans lier les veines, on n'obtient pas de résultat, à cause de la trop grande fluidité du liquide employé : si le liquide est poussé avec trop de force, la tension intra-oculaire augmente et la cornée se ternit. On obtient toujours des résultats très-nets en injectant de l'huile ou, comme l'a fait Rouget, de la matière coagulable des injections cadavériques (Debouzy) (2)

Guarini se rattache à la théorie vasculaire des mouvements de l'iris. Pour lui ces mouvements ne sont pas comparables aux phénomènes de l'érection, car ils sont plus vifs et cessent plus rapidement; l'érection, dit-il, ne peut produire des mouvements vifs comme l'éclair. Cependant on est bien obligé d'admettre que les vaisseaux ont une grande influence sur la contraction de l'iris; car, d'après lui, en galvanisant le nerf moteur oculaire commun, on ne produit jamais un rétrécissement aussi considérable que celui qu'on observe, durant la vie, sous l'influence de la lumière. Cette assertion a été réfutée par Brown-Séquard qui a montré que sur l'animal décapité, on peut obtenir par l'application sur l'iris de divers stimulants, un rétrécissement aussi marqué que chez l'animal vivant.

(1) Brown-Séquard. — In *Annales d'Oculistique*, t. VI.

(2) Debouzy. — *Considérations sur les mouvements de l'iris* th. de Paris 1875 page 22.

Bérard (1) fait à la théorie vasculaire une objection qui ne manque pas de justesse. Si la dilatation de la pupille était purement passive, cette dilatation devrait être bornée à une limite invariable. Or, le mouvement de dilatation présente une foule de degrés et s'accomplit souvent d'une manière très-rapide; on ne saurait donc, d'après Bérard, établir ici aucune analogie avec ce qui se passe dans les tissus érectiles.

Cependant il existe bien certainement des modifications de la pupille dans lesquelles interviennent des phénomènes vasculaires, et les partisans de cette théorie ne manquent pas de les opposer à ceux qui ne veulent voir dans le resserrement et la dilatation de la pupille que le résultat de la contraction de deux muscles antagonistes.

J'ai déjà cité la contraction de l'iris qu'on détermine en poussant par l'artère ophthalmique une injection d'huile colorée ou de matière à injection (Grimelli, Caddi, Rouget, etc.)

Brown-Séquard, le premier, observa que si l'on suspend un animal par les pattes de derrière, on obtient un rétrécissement pupillaire comparable à celui qui se produit par l'ablation du ganglion cervical supérieur (2). Il est évident qu'ici le rétrécissement n'est dû qu'à l'afflux sanguin. Je puis rapprocher de ce fait les observations signalées dans la thèse de M. Debouzy (3). En se plaçant la tête en bas, sur un plan incliné de 30 centi-

(1) Bérard. — *Dictionnaire de médecine* en 30 vol. 2e édit., art. Œil, t. XXI page 357.

(2) Brown-Séquard. — *Expérience prouvant qu'un simple afflux de sang à la tête peut être suivi d'effets comparables à ceux de la section du grand sympathique au cou.* In *comptes-rendus, Acad. des sciences*, t. XXXVIII.

(3) Debouzy. — *Loc. cit.* p. 53.

mètres environ, il a obtenu un rétrécissement pupillaire évident, quoique peu considérable. Il a noté aussi le rétrécissement de l'ouverture palpébrale dû sans doute à l'enfoncement de l'œil dans l'orbite. Cette expérience a été répétée un grand nombre de fois sur lui et sur d'autres personnes, elle a toujours donné les mêmes résultats; pour réussir, elle doit durer au moins un quart-d'heure.

Quand on fait la paracentèse de l'œil, immédiatement la pupille se rétrécit. Le rétrécissement ne peut s'expliquer que par l'afflux sanguin consécutif à l'abaissement de la tension intra-oculaire; car, si on fait la ponction après la mort, ou sur une tête décapitée, le rétrécissement ne se produit pas. Aussi concluante est l'expérience de Schœlcher (1); on prend une seringue de Pravaz, et on injecte de l'eau dans l'œil d'un animal vivant ou fraîchement sacrifié. A peine la pression intra-oculaire augmente-t-elle, que la pupille se dilate; ses vaisseaux peuvent être assez comprimés pour que l'iris disparaisse presque complétement.

La dilatation pupillaire dans le glaucome est encore un phénomène de même ordre. La pupille est dilatée, parce que la tension intra-oculaire est augmentée; les vaisseaux de l'iris sont comprimés, affaissés, voilà pourquoi cette membrane se dilate. On a voulu expliquer la mydriase chez les glaucomateux, par une compression des fibres ciliaires de la troisième paire : il n'en est rien; avant que la paralysie ne survienne, on devrait observer, dans les premiers temps de la maladie, une période d'irritation de ces filets déterminant la contrac-

(1) H. Schœlcher. — *Experimental Beitrage zur Kentniss der Irisbewegung*. Dorpat 1869, 15.

tion de la pupille : on sait qu'on n'observe rien d'analogue. Et ce qui prouve que cette mydriase est due à l'affaissement des vaisseaux iriens par suite de l'augmentation de la tension intra-oculaire, c'est ce que, si on pratique la ponction de l'œil, on voit la pupille reprendre son état normal au même moment, pour se dilater de nouveau à mesure que la tension se reproduira.

Un fait encore inexplicable avec les théories qui n'admettent pas l'action de la turgescence vasculaire dans la production du resserrement pupillaire, est le suivant : on coupe la troisième paire; le sphincter est paralysé, la pupille se dilate, elle ne varie plus sous l'influence de la lumière, et cependant par d'autres moyens on peut la faire resserrer. Qu'on instille de l'ésérine, qu'on ponctionne la chambre antérieure, surtout qu'on sectionne le cordon cervical du grand sympathique, immédiatement la pupille se resserre. Ce fait a frappé tous les observateurs, surtout Cl. Bernard; mais personne n'a pu donner une explication acceptable, sans admettre la turgescence des vaisseaux. On a dit qu'il y avait un petit sphincter en avant du premier, son existence est très-contestable, et on ne comprendrait pas trop que la section d'un nerf fît contracter un muscle. On ne saurait dire que, dans cette expérience, la pupille se contracte après la section du sympathique, parce que cette section paralyse le dilatateur et rend l'iris à son élasticité propre, car il faudrait admettre que l'iris est en repos quand la pupille est resserrée. Or, nous savons que l'état de repos de l'iris correspond à sa dilatation. En effet, la pupille est dilatée, quand aucune lumière ne vient exciter notre rétine, quand dans un milieu obscur notre œil ne fait aucun effort d'accommodation ; la pupille est dilatée à la naissance et chez les animaux dont les paupières ne sont pas encore ouvertes; la pupille est dilatée après la mort. L'explication de ces phénomènes deviendra très-facile, si on admet l'influence des modifications vasculaires; car la section du sympathique paralyse les vaso-moteurs et les vaisseaux se dilatent. Si on admet que la réplétion des vaisseaux iriens détermine le resserrement de la pupille, on a une explication satisfaisante de la constriction qui suit la section du sympathique quand le sphinter est paralysé.

Dans un mémoire récent, Mosso vient d'apporter en faveur de la théorie vasculaire des mouvements de l'iris une série de recherches du plus grand intérêt. Ce travail n'a pas encore été traduit, ni même analysé dans notre langue, aussi je ne craindrai pas de rapporter ici dans tous leurs détails, des expériences faites sous la direction d'un savant tel que Ludwig (1).

Dans ses expériences sur la circulation artificielle dans les organes séparés du tronc, Mosso avait vu que toutes les substances mélangées dans le sang, qui font resserrer les vaisseaux, dilatent la pupille, et que tous ceux qui relâchent les parois des vaisseaux la font rétrécir (2). Il lui vint à l'esprit de rechercher si dans l'iris les vaisseaux n'affectaient pas une disposition telle que leur état de turgescence ou de vacuité pût avoir quelque influence sur le diamètre de la pupille. Il constate, comme J. Arnold, que les parois des vaisseaux iriens, surtout chez l'homme, ont une épaisseur de fibres

(1) A. Mosso. — *Sui movimenti idraulici dell' iride et sull' azione dei mezzi che servono a dilatare od a restringere la pupilla.* Torino, 1875.

(2) A. Mosso. — *Von einigen neuen Eigenschaften der Gefaesswand*, in *Berichte der K. saechs. Gesellschaft der Wissenschaften Math. phys. Classe* 1874, p. 305.

lisses qui n'est nullement en rapport avec leur faible lumière, et que les vaisseaux iriens prennent tous naissance dans le grand cercle artériel de l'iris et qu'ils rayonnent serrés les uns contre les autres, comme les rayons d'une roue, vers le bord pupillaire où ils se replient en anse et retournent à la périphérie, après toutefois s'être anastomosés en arcades. Une semblable disposition devait produire dans l'iris des mouvements purement mécaniques, toutes les fois qu'on remplirait ou qu'on vidrait les vaisseaux. Des expériences vont du reste le démontrer.

Il choisit un lapin dont le bord pupillaire est bien visible, il lui instille dans les deux yeux quelques gouttes d'atropine pour dilater les pupilles; puis mettant à nu les carotides, il le fait périr d'hémorrhagie, en les sectionnant à leur partie moyenne. L'animal mort, il introduit un robinet dans l'extrémité périphérique de chaque artère, et avec un fil métallique il étreint toutes les autres parties du cou, de manière à oblitérer tous les vaisseaux, sauf les carotides. Alors, il détache la tête, en faisant la section du cou au-dessous de la ligature, et bouche soigneusement les orifices des artères vertébrales et de l'espace médullaire. Sur les paupières fermées il place plusieurs doubles de papier imbibés d'une solution de chlorure de sodium au 1/200, et le maintient en place avec un bandage élastique; de cette manière, la tête peut se conserver pendant trois ou quatre jours dans un laboratoire, et les cornées conservent leur transparence. Au bout de ce temps, on peut être sûr d'expérimenter sur des vaisseaux privés de la propriété de réagir, l'iris est bien mort, et on n'a que des phénomènes hydrauliques, purement mécaniques, quand on augmente ou diminue la quantité de sang qu'ils contiennent; aucune contraction vitale de ces vaisseaux ou du sphincter ne viendra dénaturer les résultats de l'expérience.

Voici le résultat d'nne des nombreuses expériences qu'il a faites à Leipsig dans le laboratoire de Ludwig.

Le 11 décembre, il prépare un lapin blanc comme il vient d'être indiqué. Le 12 décembre, les deux pupilles ont 7 mill. de diamètre. Il injecte dans les carotides une solution de chlorure de sodium au 1/2 pour % teintée en bleu par l'indigo, et sous la pression de 30 millim. de mercure. Du côté droit, l'iris se colore en bleu et la pupille se rétrécit jusqu'à 4,5 de diamètre, la sclérotique est bleue, la pression intra-oculaire augmentée; exophthalmie. Du côté gauche, la pupille n'est pas colorée, la pupille a 7 mill., la tension n'est pas changée.

Cette expérience montre clairement, qu'après la mort, par le moyen d'une injection, par un procédé d'hydraulique, on peut rétrécir la pupille en remplissant de liquide les vaisseaux de l'iris. Du côté où l'expérience n'a pas réussi, c'est qu'il y avait des obstacles, tenant à la coagulation du sang ou à d'autres causes, qui ont empêché la réussite complète de l'injection.

Pour mieux démontrer ce fait, il a imaginé l'appareil suivant : il construit un iris artificiel. Sur une plaque de liége on trace deux cercles concentriques; l'externe a 10 cent. de rayon, l'autre 3 seulement. Un tube de caoutchouc long d'un mètre, large de 2 ou 3 millim. de de diamètre, est replié en autant d'anses qu'on peut en faire tenir dans l'espèce de couronne comprise entre les deux cercles; les deux extrémités du tube arrivent donc à se rencontrer. Pour tenir à leur place toutes ces flexuosités, on pique des épingles sur la plaque et on fixe surtout les anses qui sont à la périphérie, afin quelles ne puissent dépasser le cercle extérieur; au contraire, elles sont libres de se déplacer du côté du bord pupillaire. On met une des extrémités du tube en rapport avec une seringue pleine d'eau, on remplit de liquide cet iris artificiel, et on ferme l'extrémité opposée du tube. On peut s'assurer que le cercle interne se rétrécit quand on remplit d'eau toutes les sinuosités du tube, et qu'il se dilate quand on laisse écouler le liquide.

Après ces notions de mécanique sur le jeu des vaisseaux iriens, Mosso se demande si, à l'état naturel, quand la pupille se dilate, les vaisseaux se resserrent, si pareillement, quand elle se rétrécit, les vaisseaux se dilatent.

Cl. Bernard a montré que la section du sympathique cervical fait dilater les vaisseaux de la tête, comme on peut s'en assurer en examinant les vaisseaux de l'oreille du lapin. Salkowscki et Donders ont noté de plus, que la pupille se dilate dans ce cas, et que l'irritation du sympathique la fait contracter.

Dans les fortes émotions morales qui s'accompagnent toujours de resserrement des vaisseaux, on sait combien est grande la dilatation de la pupille; c'est là, avec la pâleur de la face et l'écartement des paupières, un des traits caractéristiques de l'épouvante et de la terreur.

Mosso a imaginé un appareil spécial, le *plétismographe* qui permet de mesurer la valeur absolue des différences qui surviennent dans la quantité du sang contenu dans les extrémités du corps (1), et il a démon-

(1) A. Mosso. — *Philadelphia medical Times*, February 20, 1875, 330; *Sopra un nuovo methodo per scrivere i movimenti dei vasi sanguigni nell' uomo*, Accad. delle Scienze di Torino, nov. 1875.

tré que toutes les excitations, toutes les émotions morales s'accompagnent d'une contraction des vaisseaux, d'où on peut inférer quelles s'accompagnent aussi d'une dilatation de la pupille. On peut étudier, sur soi-même, les variations de la pupille dans ces conditions, à l'aide d'une carte tenue tout près de l'œil et percée d'un tout petit orifice qui forme ainsi au fond de l'œil un cercle de diffusion dont le diamètre varie avec la pupille (Voyez plus haut, pages 24 et 103). A l'aide de cet artifice qui permet de voir les mouvements de l'iris bien amplifiés, Mosso n'a pu réussir à constater sur lui-même les variations qui sont en rapport avec les battements du cœur; mais la science possède des observations de Himly, de Völkers et de Hensen qui ne laissent aucun doute sur la concordance des mouvements pupillaires avec le rhythme du pouls.

En se servant de la carte percée pour se rendre compte des mouvements de l'iris, et du plétismographe pour connaître en même temps l'état de replétion des vaisseaux sanguins, on voit que la dilatation pupillaire suit exactement la déplétion vasculaire; ainsi dans les fortes inspirations, elle se dilate, et la diminution de volume du bras indique un retrait des vaisseaux. La dilatation pupillaire, à chaque inspiration, a été signalée par Kussmaul (1) et par Coccius (2).

La dilatation de la pupille qu'on observe dans l'asphyxie et dans l'arrêt des mouvements cardiaques, doit être attribuée à la constriction vasculaire produite par

(1) Kussmaul. — *Untersuchungen über den Einflus welchen die Bluttroemung auf die Bewegungen der Iris und anderer Theile des Kopfes ausübt.* Würzburg, 1855. 28.

(2) A. Coccius. — *Opthalmometric und Spannungmessung a kranken Auge.* Leipsig, 1872, 41.

l'acide carbonique. Les mêmes causes agissent dans la syncope, quand la pâleur envahit toute la surface cutanée, et que le cœur se ralentit; aussi la pupille se dilate-t-elle. Les mêmes phénomènes s'observent encore dans les convulsions, la compression des carotides (Kussmaul), dans les hémorrhagies graves, sous l'influence du froid, dans l'effort de vomissement; or dans ces cas on peut démontrer une contraction de vaisseaux.

Quant à l'action mydriatique de la belladone, les expériences de Mosso prouvent qu'elle concorde avec son influence sur le rétrécissement des vaisseaux. Dans ses expériences sur l'inflammation, chez des lapins, Coccius a vu que l'atropine faisait disparaître tous les vaisseaux et réseaux visibles, à mesure que la pupille se dilatait.

La *constriction des vaisseaux* s'accompagne donc toujours de *dilatation pupillaire;* voyons si leur *dilatation* coïncide toujours aussi avec le *rétrécissement de la pupille.*

Dans les affections inflammatoires du globe oculaire qui coïncident toujours avec la dilatation vasculaire et l'apparition de nouveaux vaisseaux, on trouve toujours de la constriction pupillaire. L'application locale de l'atropine est donc très-utile puisqu'elle fait resserrer les vaisseaux.

Un fait connu des anciens et sur lequel insiste Fontana (1), c'est que la pupille est rétrécie pendant le sommeil et qu'elle se dilate aussitôt qu'on se réveille. Voilà un fait qui semble paradoxal, que la pupille se rétrécisse quand notre œil est dans les ténèbres, pour se dilater quand la lumière arrive. C'était inexplicable avec la théorie du sphincter, qui devrait se relâcher pendant le

(1) Fontana. — *Dei moti dell' iride.* Lucca, 1765. p. 39.

sommeil comme les autres muscles. Mosso a montré que pendant le sommeil et sous l'influence des anesthésiques, les vaisseaux se dilatent à la périphérie du corps ; et que c'est l'abaissement de la pression sanguine et le ralentissement de la circulation, qui sont les causes du sommeil. L'iris et les membranes de l'œil participent aussi à cette dilatation vasculaire, et voilà pourquoi la pupille se rétrécit.

Or, pendant le sommeil, il arrive souvent que le plétismographe accuse un resserrement des vaisseaux dans l'avant-bras; on voit en même temps la pupille se dilater. Il faut attribuer ces phénomènes à l'influence des rêves. Les songes peuvent avoir assez de vivacité pour faire contracter les vaisseaux, dilater la pupille, accélérer les battements du cœur et rendre haletante la respiration, nous faire sourire et parler, sans qu'au réveil, nous soyons capables de nous rappeler les faits qui, pendant le sommeil, ont frappé notre imagination.

Le sommeil artificiel présente exactement le même enchaînement de phénomènes; tous les médicaments qui font dormir ont une action sur les vaisseaux qu'ils dilatent, amenant ainsi un ralentissement dans la circulation cérébrale, dont l'activité est indispensable à la veille; tous aussi rétrécissent la pupille; qu'il suffise de citer le chloral, le chloroforme, l'éther, les alcooliques, la morphine, l'apomorphine, la nicotine, etc.....

Mosso a montré que le système vasculaire présente une très-grande sensibilité, et qu'il réagit en se contractant, à l'occasion de la moindre excitation d'une partie sensible. Le rapport qui existe entre le degré de dilatation des vaisseaux et le degré de resserrement de l'iris explique les faits signalés par Foà et Schiff (1) dans un mémoire où ils considèrent la pupille comme le meilleur réactif de la sensibilité. Le même moyen avait déjà été indiqué par Vulpian pour reconnaître la transmission des impressions de sensibilité dans la moelle (2).

On a fait à la théorie que je viens d'exposer un assez grand nombre d'objections que je dois rapporter ici. On a d'abord opposé des observations nombreuses, entre autres celle de Wagner sur une femme décapitée (3); en galvanisant alternativement la troisième paire et le cordon cervical du grand sympathique, cet auteur a obtenu jusqu'à six fois de suite le rétrécissement et la dilatation de la pupille. C'est en vain qu'on objecterait que ces faits ne se produisent qu'aussitôt après la décollation, et qu'il peut encore rester dans l'iris du sang en suffisante quantité pour expliquer ce phénomène. Je pense que cette expérience, répétée un grand nombre de fois sur les animaux, prouve sans réplique que le rétrécissement qui survient dans ce cas, est dû à la contraction du sphincter et nullement à l'afflux sanguin. L'influence de la galvanisation du sympathique est moins évidente, car, surtout après la mort par hémorrhagie, la pupille est très-dilatée, elle reprend d'elle-même cet état de dilatation aussitôt qu'on cesse de galvaniser la troisième paire, et l'électrisation du sympathique n'augmente presque pas son diamètre.

M. Magnan a fait connaître le résultat d'observations faites sur des chiens pendant les convulsions épileptiformes produites par l'injection intra-veineuse d'essence

(1) Foà et M. Schiff.—*La pupilla come estesiometro. e l'Imparziale*, 1874, 617.

(2) Vulpian.— Art. MOELLE in *Dict. encyclop. des sciences médicales*, p. 457.

(3) Wagner. — *Journal de physiologie* de Brown-Séquard. 1860.

d'absinthe. Il a vu l'iris se dilater au début de l'attaque convulsive, au moment où les vaisseaux de la face, ceux du cerveau et ceux du fond de l'œil sont congestionnés. Ne serait-il pas bien extraordinaire, qu'au milieu de la congestion de tous les vaisseaux de la tête, ceux de l'iris seuls fûssent anémiés? Je sais bien qu'on pourrait répondre qu'on observe quelquefois la déplétion des vaisseaux de l'iris coïncidant avec l'hyperhémie du fond de l'œil; cela se voit dans le glaucome, et dans toutes les affections où la tension intra-oculaire est accrue; le sang qui revient des veines de l'iris trouve à s'écouler facilement par le canal de Schlemm et les veines sous-conjonctivales pour passer dans la faciale, tandis que le sang du fond de l'œil revient par la veine centrale dans l'ophthalmique et les sinus crâniens. On pourrait aussi contester l'existence de l'hypérémie cérébrale au début de l'attaque, car cette assertion de M. Magnan est en opposition avec les idées généralement admises (Brown-Séquard, Vulpian).

Voici une observation qui semble prouver que la pupille peut se resserrer et se dilater sans que le calibre des vaisseaux de l'iris soit modifié. Sur des rats albinos curarisés, Waller (1) produit une exophthalmie artificielle et dispose sous le champ du microscope l'œil ainsi préparé. A ce moment, il fait tomber dans l'œil quelques gouttes d'atropine, et voit les vaisseaux de l'iris qui étaient droits devenir flexueux; mais leur calibre ne varie en aucune façon. M. Vulpian a répété cette expérience, et en a rapporté les détails dans son cours de 1873. Cette expérience tendrait donc à prouver que l'atropine n'a d'action que sur les fibres musculaires de

(1) Waller. — *Comptes-rendus de l'Acad. des sciences.* 1856.

l'iris et qu'elle est inactive sur les vaisseaux. Je pense qu'on doit l'admettre sous toutes réserves, car elle est contraire à tout ce que nous savons sur l'action de l'atropin. Cette observation fût-elle parfaitement exacte on n'en pourrait du reste tirer d'autre conclnsion que celle-ci : que la dilatation vasculaire n'est pas l'unique cause du resserrement de la pupille, puisque cet orifice peut se contracter sans que les vaisseaux soient distendus par le sang.

Arlt (1), étudiant le temps nécessaire à la production des mouvements de l'iris, quand on excite ses nerfs, a constaté que la dilatation pupillaire déterminée par la galvanisation du grand sympathique chez le lapin, commence bien avant le resserrement des vaisseaux. D'où on peut conclure : que si la dilatation de la pupille précède la constriction vasculaire, il est peu probable que la turgescence ait une influence quelconque sur le rétrécissement pupillaire.

En résumé, on peut dire : que les faits cités par Grimelli, Brown-Séquard, Rouget, Coccius, Debouzy, Chrétien (2), prouvent que la congestion des vaisseaux de l'iris a pour conséquence forcée le resserrement de la pupille, mais ne prouvent nullement que la réplétion du système vasculaire irien soit indispensable à la production de ce phénomène. On doit ajouter que les observations de Arlt et de Waller prouvent que dans la contration normale de l'iris, la dilatation des vaisseaux n'existe pas, et conséquemment, qu'elle ne saurait dans ces cas être considérée comme l'une de ses causes productrices.

(1) Arlt. — *Archiv für Opthalm.* t. XV, p. 291.

(2) Chrétien. — *La Choroïde et l'iris*, thèse d'agrég, 1876. p, 99.

Nous arrivons donc à la même conclusion que pour les deux théories précédentes, c'est que chacune d'elles explique un certain nombre de faits, mais qu'il y en a plusieurs dont l'interprétation leur échappe ; chaque théorie est trop exclusive. Arrivons donc à notre quatrième groupe, et voyons les théories qui admettent l'action de plusieurs agents dans la production des mouvements de l'iris.

§ 4. — *Théories admettant l'influence de plusieurs agents dans la production des modifications pupillaires.*

Ch. Rouget (1), pour expliquer les mouvements de resserrement et de dilatation de l'iris, admet à la fois, un sphincter dont la contraction amène le rétrécissement de la pupille, et dont la cessation d'action, permet à l'élasticité du tissu propre de l'iris, de revenir à son état de repos qui est la dilatation. De plus, la turgescence et la déplétion des vaisseaux de l'iris concourent à la production des mêmes phénomènes, quand le sympathique est en action, quand, après l'avoir coupé, on galvanise son bout supérieur, on détermine le resserrement des parois des vaisseaux, et c'est pour cela que la pupille est dilatée : quand on cesse de l'électriser, quand l'action du sympathique est anéantie, il y a paralysie vaso-motrice, les vaisseaux se dilatent et la pupille se resserre. M. Rouget a apporté quelques modifications à sa théorie première; l'opinion qu'il professe aujourd'hui se trouve clairement exprimée dans une note qu'il a communiquée à M. Chrétien (2); elle peut se résumer ainsi :

(1) Ch. Rouget. — *Comptes-rendus de la Société de Biologie*, nov. 1855.

(2) Ch. Rouget. — Voyez in Chrétien, *la Choroïde et l'Iris*, th. d'agrég. 1876, note inédite communiquée par M. Rouget pages 91 et suiv.

L'excitation de la lumière sur la rétine, l'excitation électrique du tronc de la troisième paire et de l'iris tout entier, l'absorption par la cornée de l'ésérine, de la strychnine, de la nicotine, les convulsions de l'agonie, de l'asphyxie, etc., toutes les conditions propres à mettre en jeu l'activité des muscles iriens, sont accompagnées de resserrement de la pupille.

Au contraire, dans l'obcurité, chez les amaurotiques, à la suite de l'absorption de l'atropine par la cornée, ce qui paralyse l'accommodation, dans la syncope, immédiatement après la mort chez les animaux tués par le chloroforme, dans tous les cas où le défaut d'excitation des muscles iriens existe, on trouve la dilatation de la pupille.

Quand on instille de l'atropine, cette substance agit aussi bien sur les fibres musculaires que sur les fibres radiées, car elles sont de même nature. Si dans ce cas la dilatation de la pupille coïncide avec la paralysie complète de deux muscles de l'iris, ne peut-il en être de même dans tous les cas?

Les fibres radiées qu'on trouve à la face postérieure de l'iris servent à établir la continuité du sac irio-choroïdien de la limite postérieure de la région ciliaire au bord pupillaire. L'action physiologique la fève de Calabar qui accommode l'œil pour la vision de près et rétrécit la pupille, celle de la belladone qui paralyse les muscles iriens et ciliaires, supprime l'accommodation et dilate la pupille, constituent une démonstration incontestable (dit Rouget), de la synergie de tous les appareils irio-choroïdiens.

L'excitation des muscles de l'iris par l'électricité détermine un resserrement extrêmement lent qui contraste avec la vivacité de la contraction normale et réflexe de la pupille, qui chez les mammifères, où ces muscles sont à fibres lisses, est à peu près aussi rapide que chez les oiseaux, où ils sont striés.

Chez les mammifères et chez l'homme, le système veineux de l'iris, quand il est injecté, forme une couche continue, sans interstices. Cette structure rapprochée du fait de Grimelli autorise à penser qu'à l'état normal la distension du système vasculaire de l'iris concourt avec l'action musculaire au resserrement de la pupille, masque et compense la lenteur d'action des fibres lisses: et que l'effet inverse, l'expulsion du sang par la contraction des tuniques vasculaires, concourt à la dilatation de la pupille. — « La contraction pupillaire qui accompagne, à la suite de la section du cordon cervical du grand sympathique, la distension paralytique de tout le système vasculaire céphalique du côté correspondant, et la dilatation qui succède à la galvanisation du bout périphérique du cordon cervical, et se produit en même temps que la contraction des vaisseaux, ne viennent-elles pas fortement à l'appui de cette manière de voir? En ajoutant surtout que la galvanisation du sympathique cervical peut, en agissant sur le ganglion ophthalmique et par suite sur ceux des nerfs ciliaires de l'iris qui émanent des cellules du ganglion, déterminer dans les muscles iriens, une paralysie d'arrêt, dont le mécanisme est le même que celui des contractions provenant de la présence d'entozoaires dans le tube digestif, ou de l'excitation douloureuse d'un nerf sensitif, qui produisent la dilatation de la pupille de la même façon qu'en agissant sur le cœur, elles diminuent l'énergie de ses contractions, ou peuvent même, si elles sont suffisamment énergiques, le paralyser complétement, l'arrêter en diastole et produire la syncope. »

Parmi les théories mixtes je pourrais rappeler la théorie de Gruenhagen et Rogow, dont j'ai déjà dit quelques mots (voyez page 132). Ces auteurs admettent dans la production du resserrement de la pupille, l'action du sphincter, et l'action de l'élasticité du tissu de l'iris, élasticité qui dépendrait beaucoup du degré de replétion des vaisseaux, lequel phénomène serait sous la dépendance de la cinquième paire.

Après avoir passé en revue toutes les théories qui ont vu le jour, sommes-nous en mesure de nous rendre compte de la nature des mouvements de l'iris ? Je ne le pense pas : il reste encore bien des points obscurs : il faudrait avant tout posséder une connaissance exacte de l'anatomie de cette membrane. Quoi qu'il en soit, je crois que la théorie de Rouget, est celle qui explique le plus grand nombre de phénomènes, je crois aussi que les objections qu'on lui a faites auraient besoin d'être examinées de nouveau, avant de leur accorder une entière confiance. L'expérience de Waller est tellement contraire à tout ce que nous savons, qu'il ne serait pas impossible que ce physiologiste ait été induit en erreur.

Cl. Bernard s'appuyant sur des expériences faites pour reconnître le point d'origine dans la moelle des vaso-moteurs de la tête est arrivé à cette conclusion que les rameaux sympathiques destinés au muscle radié de l'iris naissent des deux premières paires dorsales, et que les vaso-moteurs de la *tête* passent dans le cordon sympathique, par la troisième paire dorsale; il en tire des arguments pour prouver que la dilatation pupillaire ne saurait être un phénomène d'excitation vaso-motrice.

On peut objecter avec M. Debouzy (1), que quand on sectionne le filet ascendant du grand sympathique sur le côté de la colonne vertébrale, entre la deuxième et la troisième côte, on ne doit pas dire avec Cl. Bernard, « qu'on obtient tous les phénomènes vasculaires calorifiques du côté de la *tête*, mais qu'on n'obtient aucun effet du côté des yeux. » Il faut dire qu'on obtient des phénomènes calorifiques du côté de la *face*, et non pas du côté de la tête, car Cl. Bernard n'a pas pris la température des autres parties, notamment du cerveau. Or les vaisseaux du globe oculaire ne sont pas tributaires, comme ceux de la face, de la carotide externe, mais bien du système de la carotide interne: qu'y aurait-il donc d'étonnant que les deux artères aient un centre vaso-moteur différent. On ne peut conclure de l'expérience de Cl. Bernard, autre chose que ceci, savoir : que le centre vaso-moteur de la carotide externe est situé au niveau du point d'émergence de la troisième racine dorsale; tandis que tous les filets sympathiques, destinés à l'œil émergent au-dessus et viennent des deux premières paires dorsales. Ce point est peut-être le centre vaso-moteur de la carotide interne, et il y a lieu de rechercher, si après la section des deux premières paires dorsales, en même temps que les phénomènes oculo-pupillaires apparaissent, il survient des modifications calorifiques, dans le département de la carotide interne, et notamment dans le cerveau. C'est ce qu'a fait M. Debouzy, dans une série d'expériences entreprises dans le laboratoire de M. Vulpian avec l'assistance de M. Bochefontaine. Il a pu constater avec un appareil

(1) Debouzy. — *Considérations sur les mouvements de l'iris*, thèse de Paris, 1875, p. 43.

thermo-électrique, que la température est un peu plus élevée du côté du cerveau correspondant à celui où les deux premiers nerfs dorsaux ont été coupés et où l'on peut observer les phénomènes oculo-pupillaires.

Je crois donc que la contraction pupillaire est, dans un certain nombre de cas, déterminée par un réflexe qui prend son origine dans une impression lumineuse sur la rétine; et que la dilatation qui lui succède est due en grande partie à l'élasticité du tissu propre de l'iris.

Dans presque tous les cas de rétrécissement pupillaire on trouve que les vaisseaux de l'iris sont dilatés. La contraction du sphincter et la dilatation des vaisseaux sont presque toujours associées dans la production du resserrement de l'orifice irien ; mais il faut savoir que chacun de ces deux phénomènes peut *à lui seul* rétrécir la pupille.

La dilatation pupillaire ne peut guère être attribuée à l'action du dilatateur; ce muscle serait trop faible, si même il existe, pour contrebalancer l'influence du sphincter. La dilatation est-elle un phénomène purement passif? L'iris se dilate-t-il seulement en vertu de son élasticité, quand il n'est plus sollicité à s'étendre vers le centre de la pupille, par la contraction des fibres circulaires, ou par la distension des vaisseaux ?

Il y aurait encore bien des expériences à faire pour résoudre cette question, il faudrait étudier l'action produite sur la pupille, chez l'animal vivant, en électrisant alternativement l'oculaire commun et le grand sympathique, et ces deux nerfs à la fois.

Mosso à fait l'expérience suivante, pour savoir si la dilatation pupillaire produite par le retrait des vaisseaux pourrait être vaincue par une contraction des fibres circulaires (1). Il a renoncé à galvaniser la troisième paire, à cause des hémorrhagies trop abondantes qu'on ne saurait éviter en ouvrant le crâne et en mettant à nu le tronc de ce nerf, hémorrhagies si abondantes, qu'elles ne permettent plus d'avoir confiance dans les résultats qu'on obtient. Il chercha donc à mettre en jeu la contractilité du sphincter à l'aide d'une vive impression lumineuse sur la rétine, et ce, pendant l'électrisation du symphatique. L'expérience est conduite de la manière suivante.

Sur la table de Czermak on fixe un lapin, on prépare le sympathique cervical, qu'on fixe convenablement entre deux électrodes, on porte alors l'animal dans une chambre obscure. L'œil correspondant au côté où le sympathique est apprêté, est faiblement éclairé par une bougie, et on l'observe, à la distance d'environ 3 mètres, à l'aide d'une lunette d'approche. Devant l'œil, on dispose une lentille qui concentre le faisceau lumineux d'une lampe, ou mieux des rayons solaires, toujours dirigés vers l'œil par un héliostat. Devant la lampe ou devant l'ouverture pratiquée à la fenêtre, un aide tient un écran de manière à soumettre l'œil, à volonté, à une vive lumière ou à une semi-obscurité. L'irritation du sympathique est faite par l'appareil électrique de Dubois-Reymond ; un commutateur placé tout près de la lunette d'approche permet d'ouvrir ou de fermer le courant au moment voulu; un second aide tient les yeux du lapin ouverts avec les doigts.

En irritant le sympathique, quand la lumière est faible, on obtient une dilatation considérable. Si en ce moment on fait arriver dans l'œil, le pinceau lumineux, la pupille se rétrécit immédiatement, pour se dilater de nouveau,

(1) Mosso. — *Loc. cit.*, page 22.

aussitôt que disparaît la lumière, si toutefois on continue à exciter le sympathique.

Mosso a recommencé l'expérience : avec l'excitation lumineuse, la pupille se rétrécit ; si on augmente l'irritation du sympathique, elle se dilate un peu, pour se dilater bien davantage quand la lumière est supprimée. Avec les plus fortes excitations du sympathique, l'influence de la lumière devient plus faible; mais jamais on n'arrive à faire disparaître complètement son action sur le resserrement de la pupille.

Quoiqu'il soit probable que dans bien des cas la dilatation pupillaire est un *phénomène passif*, dû à l'élasticité du tissu de l'iris, cette expérience montre qu'on ne saurait se refuser à admettre que, dans certains cas, la dilatation pupillaire est *active*; soit que les parois vasculaires se resserrent activement, soit que les quelques fibres radiées qu'on y rencontre puissent en se contractant produire ce résultat.

CHAPITRE IV

DE L'INFLUENCE DE CERTAINES RÉGIONS DU SYSTÈME NERVEUX SUR L'ÉTAT DE LA PUPILLE

Les chapitres précédents nous ont appris les modifications pupillaires qui surviennent dans l'exercice normal de la vision; ils nous ont montré que l'iris s'adapte dans le but de concourir à la netteté de l'image qui se peint sur la rétine. Nous avons vu que la cause de ces mouvements se trouve presque toujours dans l'excitation produite par la lumière sur l'épanouissement du nerf optique. Cherchant à nous rendre compte de la nature de ces phénomènes, l'expérience de Herbert-Mayo nous a fait reconnaître qu'ils étaient dus à un réflexe prenant naissance dans l'excitation du nerf optique, et se traduisant par une réaction motrice qui parcourt la troisième paire; à l'occasion de ce fait, nous avons vu que des excitations mécaniques, soit du nerf sensoriel, soit de l'oculo-moteur commun produisaient exactement les mêmes phénomènes; preuve évidente que l'irritation de certaines régions du système nerveux peut retentir sur la pupille.

L'étude de l'action que la réplétion ou la turgescence du système vasculaire de l'iris peut exercer sur le diamètre de la pupille, nous a fait reconnaître également que certaines conditions physiologiques, comme l'expiration prolongée, l'effort, le sommeil, qui amènent le ralentissement de la circulation et la stase sanguine, rétrécissent la pupille, tandis que les conditions opposées, anémie, syncope, frayeur, produisent des effets contraires. A ce sujet les expériences de Cl. Bernard, celles de MM. Vulpian, Debouzy, Mosso, nous ont fait reconnaître que les causes qui agissent sur les nerfs qui président à l'état de dilatation ou de resserrement des vaisseaux, principalement le sympathique, retentissent également sur la pupille.

On aurait une idée bien incomplète de l'action que le système nerveux, peut exercer sur l'état de l'iris si on ne connaissait que les résultats fournis par l'excitation ou la destruction du nerf optique, du moteur commun, du sympathique et des tubercules quadrijumeaux. Une foule d'expériences montre que des excitations portées sur d'autres nerfs et sur d'autres parties de l'axe cérébro-spinal retentissent sur la pupille. Il est vrai, que ces excitations sont artificielles, et même pour quelques-unes d'entres-elles, il est certain qu'à l'état normal on n'observe jamais rien d'analogue ; leur étude n'en a pas moins un intérêt capital pour nous. Car, ces conditions tout à fait en dehors du jeu régulier de l'appareil, ces moyens que crée l'expérimentateur, la maladie pourra souvent les reproduire avec une grande fidélité, irritant ici un nerf, par une production néoplasique, là, supprimant l'action de ce nerf qu'une tumeur comprime, et déchirant les tissus par des hémorrhagies.

Il est donc indispensable de connaître quelles modifications surviennent du côté de l'orifice pupillaire, quand chaque nerf, chaque région du cerveau ou de la moelle, vient à être excitée, ou à être détruite. Sans cela, comment aborder la sémiologie de la pupille ; comment rattacher a telle ou telle cause normale ou pathologique les changements survenus dans l'orifice irien ?

Tous les nerfs qui se rendent à l'iris viennent des nerfs ciliaires, ceux-ci du ganglion ophthalmique, plus deux ou trois filets du nasal, branche de la cinquième paire. Au ganglion ophthalmique aboutissent trois ordres de filets : un rameau gros et court fourni par l'oblique inférieur vient de la troisième paire; un autre long et grêle vient de l'ophthalmique par l'intermédiaire du nasal, le dernier vient du sympathique par le plexus caverneux. Voyons d'abord l'action de ces trois branches, nous étudierons ensuite l'influence du nerf optique, des tubercules quadrijumeaux, des couches optiques, de la moelle, des nerfs périphériques, etc.

§ 1er. — *Action du nerf moteur oculaire commun sur la pupille.*

L'action de ce nerf sur la pupille a été vue pour la

première fois, en 1823, par Herbert-Mayo (1). Ce physiologiste expérimentait sur des pigeons qui n'ont que deux racines afférentes au ganglion ophthalmique ; l'une motrice vient de la troisième paire, l'autre sensitive vient de la cinquième. Il voulait démontrer que le trijumeau ne prenait aucune part aux mouvements de l'iris, par la branche qu'il envoie au ganglion ophthalmique ; et que ceux-ci ne sont influencés que par l'autre branche, c'est-à-dire celle qui vient du moteur commun. Voici en quels termes il rend compte de son expérience :

« La section de la troisième paire, faite dans le crâne sur un pigeon vivant, produit la dilatation de la pupille, qui ne se contracte plus malgré une forte lumière;

« La section de la cinquième paire d'un côté, faite dans la cavité du crâne sur un pigeon vivant, ne produisit aucun changement dans les mouvements alternattfs de l'iris;

« Si l'on pince la troisième paire dans la cavité du crâne d'un pigeon vivant ou immédiatement après la décapitation, les pupilles se contractent chaque fois qu'on touche cette troisième paire;

« Si l'on pince la cinquième paire sur un pigeon mourant, il ne se produit rien de remarquable dans la pupille;

« Si l'on coupe les nerfs optiques dans la cavité du crâne d'un pigeon, immédiatement après sa décapitation et si l'on pince la portion du nerf qui tient au cerveau, des contractions ont lieu dans la pupille;

« La section de la cinquième paire n'apporte aucune modification dans l'expérience précédente. — Au con-

(1) Herbert-Mayo. — *Journal de physiol. expériment.*, t. III. p. 348. — *Anatomical and Physiological Commentaries*, London 1823.

traire, après la section de la troisième paire, l'irritation du nerf optique intact ou divisé n'a plus d'effet sur la pupille;

« On peut conclure de ces faits que le nerf moteur oculaire commun est celui qui préside aux mouvements de dilatation ou de resserrement de l'iris; que, dans la variation habituelle du diamètre de la pupille, l'impression est envoyée au cerveau par le nerf optique, à la suite de quoi, le moteur oculaire commun est affecté de telle façon qu'il produit ou la dilatation ou la contraction de la pupille. »

Longet a répété les expériences de Herbert-Mayo, sur des chiens et des lapins; il résulte de ses recherches que c'est bien par le moteur commun que sont transmis à l'iris les mouvements provoqués par une excitation du nerf optique (1); mais il a constaté de plus, que les deux iris se meuvent à la suite de l'excitation d'un seul nerf optique sur un chien. Il coupe du côté droit le nerf moteur commun et le nerf optique; il pince à plusieurs reprises l'extrémité centrale de celui-ci et n'observe aucune contraction dans la pupille droite, mais celle du côté gauche continue à se mouvoir à chaque excitation parce que la troisième paire est intacte de ce côté.

Cl. Bernard (2) dit que « l'excitation sur le lapin du nerf oculo-moteur commun dans le crâne, avant son entrée dans le ganglion ophthalmique, ne produit pas de contraction de la pupille. Si au contraire on excite les filets cilaires, qui du ganglion se rendent à l'iris, on fait contracter la pupille; aussi a-t-on dit que la troisième paire acquérait

(1) Longet. — *Traité de physiologie.* t. II, 523.

(2) Cl. Bernard. — *Leçons sur la physiologie et la pathologie du système nerveux,* t. II, leç. IX p. 210.

dans le ganglion ophthalmique la faculté de faire contracter la pupille. » Longet a constaté le même phénomène cependant dans certains cas, il a vu comme Fowler, Reinhold, Nysten, etc., sur des animaux récemment décapités, l'iris se contracter sous l'action directe d'une pile électrique.

Une expérience récente de Nühn, faite sur une suppliciée, montre que chez l'homme, la pupille ne se contracte plus dès que la troisième paire est sectionnée (1).

Nous sommes en droit de conclure de tout ce qui précède : que l'excitation de la troisième paire produit la contraction de l'iris, et que sa section, ou sa paralysie déterminent la dilatation de cet orifice. Les faits pathologiques viennent confirmer ces conclusions. En effet, dans les cas de paralysie de la troisième paire, tous les observateurs ont noté, indépendamment du ptosis, du strabisme externe, de la diplopie croisée, et de l'impossibilité des mouvements d'adduction, la *dilatation et l'immobilité de la pupille.* Il existe cependant dans la science, des cas de paralysie de la troisième paire, où l'on a consigné la conservation des mouvements de l'iris, et la constriction pupillaire. Il ne faudrait pas en conclure, que dans ces cas, c'est la branche venue du trijumeau qui sert à animer le muscle. Pourfour du Petit (2), explique ces faits en disant, que dans ces cas, le nerf oculo-moteur externe fournit au ganglion ophthalmique le rameau moteur qui lui vient ordinairement de la troisième paire. Longet a vu une fois une racine motrice qui allait bien manifestement de la sixième paire au ganglion ophthalmique (3). Grant, de New-York, a cité des cas semblables;

(1) Nuhn. — in Henle und Pfeuffer, *Zeitschrift,* Bd, III, s. 129.

(2) Pourfour du Petit. — *Loc. cit.*

(3) Longet. — *Traité de physiologie,* t. II, p. 525.

une fois, il a été conduit a rechercher cette disposition anatomique pour un cas de paralysie de la troisième paire avec conservation des mouvements pupillaires. Le malade ayant succombé à une autre affection, il a trouvé à l'autopsie, un rameau nerveux qui se rendait de la sixième paire au ganglion ophthalmique.

Avant de terminer ce qui a trait à l'influence du moteur oculaire commun, je dois mentionner la remarque suivante de Cl. Bernard (1), c'est que la destruction de la troisième paire, tout en produisant la dilatation permanente de la pupille, ne fait pas perdre à cette ouverture le pouvoir de se dilater encore ou de se rétrécir sous certaines influences. Ainsi : « la section du sympathique au cou détruit toujours cette dilatation, et la galvanisation du nerf l'élargit davantage (Biffi); l'action de la belladone peut encore la dilater. Il n'y a donc pas à proprement parler paralysie complète, c'est-à-dire perte du mouvement.» J'ai déjà signalé ce fait (v. page 138), et j'en ai donné l'explication.

J. Müller a remarqué que l'iris entre en jeu toutes les fois que la troisième paire fait exécuter un mouvement au muscle droit interne, tandis que l'iris ne bouge pas lorsque c'est le droit externe qui se contracte, « la pupille se rétrécit dès qu'on ferme l'un des yeux, et qu'on tourne l'autre au-dedans, tandis qu'elle s'agrandit lorsque, dans les mêmes conditions, c'est en dehors qu'on tourne le globe oculaire (2). » Faut-il en conclure, avec J. Müller, que la connexion qui existe entre la racine motrice du ganglion ophthalmique et le nerf moteur oculaire com-

(1) Cl. Bernard.— *Loc, cit.* page 209.

(2) J. Muller. — *Physiol. du syst. nerveux*, Paris, 1840, t. I, p. 307, trad. Jourdan.

mun est la cause qui nous permet de mouvoir volontairement l'iris par sympathie, c'est-à-dire qui fait que cette membrane se contracte d'elle-même aussitôt que la volonté agit sur la division du moteur oculaire commun destinée au muscle droit interne? Longet ne le pense pas, car, dit-il, on serait en droit de se demander pourquoi ce mouvement sympathique de l'iris s'exercerait plutôt lors de la contraction du muscle droit interne, que durant celle des autres muscles oculaires animés par la même paire nerveuse. En étudiant l'influence de l'orientation des axes visuels sur le diamètre de la pupille, j'ai développé les raisons qui me portent également à croire que le rétrécissement pupillaire qu'on observe dans ces cas, est un phénomène indépendant de l'orientation des axes optiques et par conséquent de la contraction des muscles droits internes (v. page 102).

§ 2. — *Action du trijumeau sur la pupille.*

Fodera, Ch. Bell, Herbert-Mayo ont étudié les troubles de sensibilité et de nutrition qui surviennent dans le globe de l'œil après la section intra-cranienne de la cinquième paire. Dans une observation très-remarquable de lésion du trijumeau gauche chez l'homme, ce dernier auteur signale l'immobilité de la pupille et du globe oculaire du côté correspondant, ainsi que l'inflammation et l'ulcération de la cornée (1). En 1824, Magendie fait des remarques analogues sur le lapin; après la section intra-cranienne de la cinquième paire d'un côté, le globe de l'œil reste fixe, la pupille fortement contractée et immobile, puis la cornée s'enflamme et se détruit (2).

(1) Herbert-Mayo. — In *Journal de physiol. expérimentale* 1823, t. III, p. 356.
(2) Magendie. — In *Journal de phys. expérim.* 1824, t. IV, p. 177.

Longet a répété ces expériences (1), il a toujours vu la pupille se rétrécir et rester immobile, chez le lapin; au contraire, chez le chat et le chien elle se dilate; *mais l'immobilité ainsi que la constriction de la pupille n'ont été que temporaires.* Dans presque toutes les observations de Cl. Bernard, on trouve notées : 1o aussitôt après la section du nerf, une contraction très-forte de la pupille correspondante; 2o quelque temps après, un quart-d'heure ou une demi-heure, une dilatation de la pupille, qui reste cependant toujours un peu plus resserrée que celle du côté sain; elle conserve alors une certaine mobilité et se contracte sous l'influence de la lumière.

Laissons de côté les troubles qui surviennent dans la nutrition de l'œil, et bornons-nous à l'étude des phénomènes qui se rattachent directement à notre sujet, c'est-à-dire la constriction pupillaire et la dilatation vasculaire dans les membranes de l'œil qu'on ne saurait empêcher, comme l'a montré Schiff, par le procédé de Snellen.

La cinquième paire coupée, la pupille se rétrécit. Par quel mécanisme s'opère cette constriction? Une expérience de Cl. Bernard va nous l'apprendre. On coupe ou on arrache le moteur oculaire commun droit d'un lapin; il se produit aussitôt une dilatation permanente de la pupille du côté correspondant. Le lendemain, on coupe ou on arrache le trijumeau; aussitôt la pupille se resserre, absolument comme cela serait arrivé si le nerf de la troisième paire eût été intact. L'action réflexe qui fait contracter la pupille ne passe évidemment pas par le moteur commun; une autre expérience, beaucoup plus complexe de Cl. Bernard, va nous montrer que ce n'est

(1) Longet. — *Traité de physiologie*, t. III, p. 461.

pas non plus par le nerf pathétique ni par le moteur externe (1).

Sur un jeune lapin, Cl. Bernard ouvre le crâne, enlève les bords antérieurs du cerveau et divise les deux nerfs optiques. L'animal est alors complétement aveugle, ses pupilles sont dilatées. Il coupe le nerf de la troisième paire du côté gauche, la pupille demeure immobile; il coupe le nerf pathétique, puis le moteur oculaire externe; la pupille ne subit aucun changement. Après toutes ces mutilations, l'œil de l'animal est complétement immobile, sa conjonctive et sa cornée ont conservé leur sensibilité. A ce moment, on pince la branche ophthalmique gauche. Aussitôt l'animal crie, et la pupille se contracte considérablement. Du côté droit, où les nerfs moteurs de l'œil n'ont pas été coupés, il pince de même la cinquième paire, ce qui donne lieu à une constriction énergique de la pupille droite. La présence ou l'absence des nerfs moteurs de l'œil ne change donc rien au phénomène; la chaîne réflexe ne peut être formée que par le seul nerf moteur de l'iris qui, dans l'expérience, est demeuré intact, c'est-à-dire par le grand sympathique.

Ce fait est à rapprocher d'une autre expérience de Cl. Bernard, qui prouve que chez le même animal, l'excitation du moteur oculaire commun ne modifie en rien le diamètre de la pupille. Chez le lapin, c'est le sympathique qui semble présider à la constriction pupillaire.

Le moteur commun étant coupé, la section de trijumeau fait resserrer la pupille comme le ferait celle du sympathique. Il est permis de supposer que c'est par le même mécanisme; or, nous avons vu, à la page 139,

(1) Cl. Bernard. — *Loc. Cit.*, t. II, page 208.

qu'une seule explication était possible de ce phénomène ; c'est que la section de ce nerf, au cou, paralyse les vaso-moteurs qu'il renferme, d'où turgescence des vaisseaux de l'iris et rétrécissement de la pupille. On se trouve amené à supposer que le trijumeau aussi renferme des vaso-moteurs, et que c'est par suite de leur paralysie que la pupille se resserre en même temps que les vaisseaux se dilatent (Schiff).

Ce n'est pas là une simple hypothèse; car les travaux des anatomistes et des physiologistes montrent qu'il en est réellement ainsi et que la cinquième paire renferme des filets vaso-moteurs. En effet, Arnold (1), Weber, Fœsebeck, Valentin, etc., décrivent de nombreux filets entre le tronc du trijumeau, son ganglion et ses trois branches d'une part, et le plexus carotidien d'autre part, ou pour préciser davantage avec la lame nerveuse externe de ce plexus, que quelques auteurs appellent ganglion carotidien. Bock (2), M. Sappey (3), pensent que ces filets sympathiques accompagnent seulement la branche ophthalmique et ne pénètrent ni dans le nerf maxillaire supérieur ni dans l'inférieur. En outre de ces filets carotidiens, le trijumeau renferme encore des filets vaso-moteurs qui lui viennent du bulbe, comme l'a démontré Schiff (4); de là, l'existence admise par Budge d'un autre centre cilio-spinal, le centre bulbaire (5).

Il est donc tout naturel que la section du trijumeau produise des effets comparables à ceux qu'on obtient en

(1) Arnold. — *Iconog. nerv. cap.*

(2) Bock. — Meissen, 1817.

(3) Sappey. — *Anatomie descriptive, Névrologie*, p. 485 et 488.

(4) Schiff. — *Untersüchungen für Physiol. der Nervensyst*, Francfurt am M. 1855.

(5) Budge. — *Compendium de physiologie*, p. 472.

coupant le sympathique cervical. Donders et Brondgeest ont remarqué de plus, que la constriction qu'on obtient du côté où on détruit la 5e paire est toujours plus considérable que celle qui survient du côté opposé, où l'on sectionne le sympathique.

A la suite de l'excitation faible du trijumeau on a signalé le resserrement de la pupille; c'est à ce nerf que l'iris et le globe de l'œil tout entier doivent leur sensibilité; toutes les fois que cette sensibilité est mise en jeu, la pupille se resserre. On peut en observer la preuve en touchant la conjonctive et la cornée, en introduisant dans l'œil un corps étranger; l'impression douloureuse qui en est la conséquence, retentit sur la pupille et se traduit par une contraction de cet organe. La contraction pupillaire est alors un réflexe de l'excitation de la cinquième paire. Quelle voie parcourt la réaction motrice transformée? Nous savons par l'expérience de Cl. Bernard, sur le lapin dont tous les nerfs ont été sectionnés, quelle ne peut être transmise ni par la troisième paire, ni par un autre des nerfs moteurs de l'œil.

L'explication de ce fait est très-difficile : il est certain que l'irritation du tronc de la cinquième paire, et celle de la branche ophthalmique de Willis déterminent le resserrement de la pupille. D'autre part, les expériences de Longet, de Cl. Bernard, celles entreprises par Donders et Brondgeest montrent que la section du trijumeau détermine aussi le resserrement de la pupille. Voilà donc deux causes opposées qui amènent des effets identiques. Donders admet (1) que « l'irritation de la cinquième paire, portant, soit sur son tronc, soit sur ses rameaux,

(1) Donders. — *Accomodation and refraction of the eye*, édit. de New-Sydenham Society, London, 1864, p. 581.

agit sur le ganglion ciliaire pour y augmenter l'action des fibres de l'oculo-moteur, ou pour y diminuer celle du grand sympathique. On pourrait objecter que la contraction pupillaire ainsi produite ne fait pas défaut, lorsque le nerf de la troisième paire et le grand sympathique sont divisés; mais ce fait perd sa valeur quand on se rappelle que, longtemps après la section dont nous parlons, le ganglion ciliaire et le système nerveux intra-oculaire restent normaux, ce qui, pour ce dernier, résulte déjà de cette circonstance que l'action de l'atropine ou de la fève de Calabar en instillations n'en est pas altérée. — Mais si l'action réflexe du trijumeau sur le ganglion opthalmique persiste, il faut qu'elle puisse avoir lieu sans être réfléchie dans les organes centraux; ceci ne présente aucune difficulté, car si, dans l'irritation d'un nerf, le changement de l'état électro-moteur se propage dans les deux sens, nous pouvons parfaitement comprendre l'influence directe d'une excitation, sans qu'il soit besoin d'admettre, dans le trijumeau, des fibres dont la fonction normale serait une transmission centrifuge vers le ganglion. Mais si de pareilles fibres existent en réalité (et leur présence dans le nerf lacrymal est hors de doute), on pourrait encore expliquer la contraction de la pupille qu'on observe dans l'irritation des fibres nerveuses périphériques, par la réflexion de cette irritation sur les fibres à conductibilité centrifuge dans le ganglion de Gasser. Dans l'irritation de la cornée où se répandent les nerfs ciliaires, on peut admettre que la réflexion se fait comme dans la sécrétion de la salive, où M. Cl. Bernard a démontré l'axe réflexe s'opérant dans le ganglion sous-maxillaire. »

Je pense qu'il est possible de donner du rétrécissement pupillaire qui survient dans l'irritation du tronc et des extrémités périphériques de la cinquième paire, une explication plus en harmonie avec ce que nous verrons exister à propos de l'influence du grand sympathique et de la moelle.

Les expériences de Schiff, de Snellen et d'autres physiologistes, démontrent que l'excitation du bout central du nerf cervico-auriculaire antérieur, faite sur un lapin, provoque une dilatation considérable de tous les vaisseaux de l'oreille du côté correspondant, et par conséquent une vive congestion de cette région. De même, l'irritation de la conjonctive amène la rougeur de cette membrane et la dilatation de ses vaisseaux; une irritation portant sur un des points de la face innervés par le trijumeau, une névralgie faciale, détermine la congestion du côté correspondant de la face et de la conjonctive. Il s'agit dans tous ces cas de dilatations réflexes des vaisseaux, prenant naissance à l'extrémité des parties périphériques et donnant lieu dans le bulbe à une excitation réflexe des vaso-dilatateurs contenus dans le même tronc nerveux. Il est même remarquable que l'excitation des éléments sensibles du trijumeau donne toujours lieu à des dilatations réflexes; tandis que par l'excitation des autres nerfs en graduant la force et la nature de l'excitant, on arrive à produire soit des dilatations réflexes soit des constrictions réflexes des vaisseaux.

Maintenant que j'ai démontré l'existence et le mécanisme de la dilatation vasculaire réflexe qui se produit dans les régions innervées par le trijumeau et en particulier dans les membranes de l'œil, quand on excite cette paire crânienne sensitive, il me suffira de rappeler la coïncidence déjà développée (v. page 144), entre la dilatation des vaisseaux et la constriction pupillaire, pour expliquer la nature du resserrement de la pupille qu'on observe dans les cas d'irritation de la cinquième paire.

Je n'ai pas à parler des synestésies qui se produisent dans les autres branches du trijumeau quand les éléments sensitifs de la cinquième paire sont excités dans l'appareil de la vision, ni des actions réflexes qu'elles déterminent alors; comme, par exemple, lorsque l'impression sur l'œil d'une lumière éclatante comme celle du soleil, produit une sensation de chatouillement dans les fosses nasales, bientôt suivie d'éternuement.

§ 3. — *Action du grand sympathique sur la pupille.*

L'action du grand sympathique sur les mouvements de la pupille a été signalée pour la première fois par Pourfour du Petit en 1823 (1). Il a démontré que l'opinion de Vieussens, de Willis et des anatomistes qui faisaient naître ce nerf de la cinquième et de la sixième paires crâniennes, pour de là descendre dans le thorax, était erronée, puisque ce nerf porte *les esprits dans les yeux*. Cet observateur a vu, qu'après la section d'un des cordons sympathiques cervicaux sur des chiens, la pupille se *resserrait* du côté correspondant, et que l'œil devenait chassieux, terne, et s'atrophait au point que l'animal ne pouvait plus voir.

Dupuy, d'Alfort, en 1816, ayant enlevé les ganglions cervicaux supérieurs du sympathique, sur des chevaux,

(1) Pourfour du Petit. — *Mémoire dans lequel il est démontré que les nerfs intercostaux fournissent des rameaux qui portent les esprits dans les yeux*, in *Mémoires de l'Acad. des Sciences*, Paris, 1827.

signale indépendamment du resserrement de la pupille, l'injection conjonctivale et l'augmentation de température dans les oreilles et les autres parties de la tête qui se couvrent de sueur (1).

En 1841, Longet répète l'expérience de Pourfour du Petit et résèque sur un chien la portion cervicale gauche. du grand sympathique, la pupille se rétrécit aussitôt, pendant quelques jours la conjonctive est injectée, la cornée un peu opaline, l'œil couvert de chassie. L'œil est plus petit, les paupières se rapprochent. Il conserve cet animal trois mois et demi; tout ce temps l'iris conserve sa couleur, et la pupille continue à se mouvoir.

La même expérience a été répétée par Breschet, Reid et beaucoup d'autres observateurs, elle a toujours donné les mêmes résultats, sans ajouter rien de nouveau à ce qui avait été vu par Pourfour du Petit. Mais Biffi, en 1845, la complète, pour ainsi dire, de la manière suivante : après avoir sectionné le sympathique cervical et produit ainsi le resserrement de la pupille, il galvanise le bout supérieur ou périphérique du nerf et voit la pupille se dilater (3).

Ces expériences répétées un très-grand nombre de fois par Cl. Bernard, Budge et Waller, Brown-Séquard, Longet, Vulpian, Schiff, etc., ont toujours donné des résultats identiques, elles nous enseignent : que la section du grand sympathique au cou fait rétrécir la pupille, tandis que son excitation la fait dilater. L'expli-

(1) Dupuy. — *Obs. et expér. sur l'enlèvement des ganglions gutturaux des nerfs trisplanchniques sur des chevaux* (*Journal* de Corvisart et Leroux, 1816, t. XXXVII, p. 340.

(2) Biffi. — *Annali universali di medicina*, 1845.

cation de ces mouvements, je l'ai déjà dit, a donné lieu à plusieurs interprétations différentes.

Depuis l'expérience de Pourfour du Petit on admet dans l'iris l'existence de fibres circulaires et de fibres radiées; ces dernières innervées par le sympathique, dilatent la pupille. Ce nerf étant sectionné, les fibres dilatatrices sont paralysées et la pupille se resserre parce que le sphincter continue à se contracter sous l'influence de la troisième paire; de la même manière que la paralysie des muscles extenseurs qui ouvrent la main laisse celle-ci fermée, par suite de l'influence dès lors seule agissante des muscles fléchisseurs (Budge et Waller) (1).

Cette explication est rejetée par Rouget et par tous les observateurs qui n'admettent pas dans l'iris l'existence des fibres radiées. J'ai déjà exposé les raisons qui m'empêchent d'admettre que le sympathique agisse, dans l'observation de Biffi, en excitant un muscle antagoniste du sphincter; ces fibres sont trop peu nombreuses pour lutter efficacement contre les fibres circulaires; la galvanisation de l'iris intact, fait toujours resserrer la pupille; enfin l'expérience de Mosso, nous montre que pendant les plus fortes excitations du sympathique, la pupille continue à se resserrer sous l'influence de la lumière. On ne comprendrait pas qu'une excitation relativement faible portée sur le sphincter, pût triompher de la résistance de son antagoniste quand il est au maximum de son activité.

Je crois avec Rouget, Mosso, etc..., qu'il faut expliquer de la manière suivante, les modifications pupillaires qui surviennent quand on sectionne ou quand on galvanise

(1) Budge et Waller. — *Comptes-rendus de l'Acad. des Sciences*, 6 oct. 1851.

le sympathique cervical. En sectionnant ce nerf au cou, on paralyse les vaso-moteurs, on amène la dilatation paralytique de tous les vaisseaux du côté correspondant de la tête. Les expériences le démontrent, car dans toutes, on voit notées l'injection de la conjonctive, la dilatation des vaisseaux de la face, de l'oreille, de la muqueuse linguale, l'exagération de la secrétion sudorale, et l'élévation de la température du côté où la section a été faite. Or, nous savons que toutes les fois que les vaisseaux de l'iris sont gorgés de sang (ou de toute autre substance, comme dans les expériences de Grimelli), la pupille se contracte. La galvanisation du bout supérieur fait disparaître tous ces phénomènes, en rétablissant l'influence vaso-motrice; les vaisseaux reviennent à leur calibre normal, ils se resserrent, par conséquent la pupille doit se dilater. Donders qui se refuse à admettre que les modifications de la pupille dépendent de l'état des vaisseaux, a conclu d'expériences faites avec Kuyper que l'irritation du sympathique détermine le resserrement des vaisseaux de l'iris, même lorsque ceux-ci ont été dilatés par l'instillation de la digitaline ou par l'évacuation de l'humeur aqueuse (2).

A ceci, on pourrait objecter : que la dilatation et la constriction pupillaires, dans les cas d'irritation ou de paralysie du sympathique cervical, ne sauraient être mises sur le compte de l'innervation vaso-motrice, parce qu'il existe beaucoup d'observations de lésions du sympathique cervical chez l'homme où les phénomènes oculo-pupillaires sont notés, sans qu'on ait remarqué aucun signe

(1) Kuyper. — *Onderzoekingen over de kunstmatige verwijding van den oogappel.* Dissert. inaugurale, 1859.

de stase et de dilatation vasculaire du côté de la tête. A cela, Eulenburg et P. Guttmann répondent : que les fibres oculaires du sympathique cervical occupent la périphérie du cordon nerveux, tandis que les fibres vasculaires en occupent le centre, si bien que lorsqu'une tumeur vient à comprimer ce nerf, les fibres extérieures sont détruites avant les fibres centrales. Vulpian fournit une explication qui a le grand avantage de ne pas reposer sur une hypothèse. Si les troubles vasculaires ne sont pas signalés, c'est que, dans bien des cas, les observateurs n'ont pas songé à les rechercher; on les trouve notés dans quelques observations (Panas, Rendu, etc.) Au reste, ils sont de leur nature beaucoup plus éphémères que les phénomènes oculo-pupillaires, ce qu'on pourrait expliquer, je crois, en disant que pour les vaisseaux de la face, le plus grand nombre des vaso-moteurs viennent non pas du sympathique, mais du trijumeau; on conçoit donc que les nerfs vasculaires de la cinquième paire qui naissent du bulbe suppléent à ceux qui sont détruits par la solution de continuité du sympathique.

Faisons remarquer, en outre, que beaucoup de myosis, dans le cas de tumeur du cou, ne reconnaissent pas pour cause la paralysie du sympathique, mais bien la compression de la veine jugulaire interne, déterminant une congestion qui donne lieu au resserrement de la pupille, comme l'a démontré Kussmaul.

Je rappellerai une dernière explication, que j'ai déjà développée à la page 153, pour expliquer comment on ne saurait méconnaître que les modifications pupillaires qui se produisent dans les cas de section du sympathique cervical, ne soient des phénomènes de paralysie vaso-motrice, bien qu'en même temps que les phénomènes oculo-pupillaires on n'observe pas de dilatation des vaisseaux de la face. C'est que les vaso-moteurs de la face, qui accompagnent les branches de la carotide externe, passent par la troisième branche dorsale, tandis que les fibres oculaires, comme Cl. Bernard l'a démontré, passent par les racines des deux premières dorsales, et doivent être rattachées au système vaso-moteur de la carotide interne (Debouzy). On sait que Donders et van der Beke Callenfels ont démontré que le système vasculaire de la pie-mère est sous la dépendance du nerf sympathique cervical (1). On comprend donc, qu'une blessure qui n'intéressera que ces deux premières racines en respectant la troisième, ne produise seulement que la dilatation des vaisseaux de l'iris et des membranes de l'œil (d'où le rétrécissement de la pupille, que nous voyons), en même temps que la dilatation des autres branches (cérébrales) de la carotide interne (dont nous ne pouvons constater l'état); et qu'elle ne doit amener aucune modification dans le diamètre des vaisseaux de la face dont le centre d'innervation est situé plus bas.

Maintenant, qu'il est bien établi que les modifications déterminées par la section du sympathique sont des effets de dilatation vasculaire, je dois ajouter que ces modifications pupillaires ne se montrent que du côté où ce nerf est intéressé. Je dois ajouter en outre, que Budge et A. Waller ont essayé de démontrer que toutes les fibres sympathiques que le cordon cervical fournit à l'iris passent par le ganglion de Gasser (1). En effet, disent ces observateurs, si l'on pratique la section intra-crânienne de cette paire nerveuse, en des points de plus en plus

(1) Donders et van der Beke Callenfels. — *Nederlandsch Lancet*, t. IV, p. 689.

rapprochés de l'œil, on découvre que jusqu'à la partie antérieure du ganglion de Gasser, (1) le sympathique conserve toujours son action sur la pupille; mais quand la section a dépassé cette dernière limite, toute action du sympathique sur cet orifice est perdue. Ce fait paraîtra assez probable, si on le rapproche de la remarque faite par Donders et Brondgeest, que la section du trijumeau détermine toujours une constriction beaucoup plus prononcée que celle qu'on obtient en sectionnant au cou le cordon sympathique du côté opposé. S'il en est ainsi, n'est-ce pas parce qu'en coupant le trijumeau, on divise à la fois toutes les fibres vaso-motrices qu'il reçoit du sympathique et celles qui lui viennent du bulbe ? Mais alors, quel serait donc le rôle de la racine sympathique que le ganglion ophthalmique tire du sinus caverneux et qui est connue sous le nom de racine supérieure moyenne ? Elle doit avoir des effets analogues sur les vaisseaux, et c'est parce que toutes les fibres du sympathique ne passent pas par la cinquième paire, qu'après la section du trijumeau en avant du ganglion de Gasser, on fait rétrécir davantage la pupille en sectionnant le cordon cervical, ou qu'on la fait se dilater un peu en galvanisant son extrémité supérieure. (Donders).

Budge et Waller ont découvert un autre fait intéressant, c'est que le sympathique n'est que l'organe de transmission à la pupille des excitations d'une portion de la moelle qu'ils appellent *centre cilio-spinal.* Je parlerai de ces recherches à propos de l'influence de la moelle sur la pupille. Qu'il me suffise de dire que beaucoup de physiologistes pensent que ce cordon n'est qu'un organe de

(1) Budge et A. Waller. — *Comptes rendus de l'Acad. des Sciences de Paris,* 20 oct. 1851.

transmission, tandis que d'autres, Liégeois, Vulpian, etc., croient que les ganglions placés sur son trajet ont une action spéciale. Ils s'appuient sur cette expérience de M. Vulpian : sur une grenouille, il détruit tout le système nerveux cérébro-spinal, la pupille se rétrécit, il arrache le ganglion cervical supérieur, la pupille se rétrécit davantage. Le ganglion, quoique privé de ses connexions avec les organes centraux, avait donc par lui-même une certaine influence sur la pupille.

§. 4. — *Action des nerfs ciliaires sur la pupille.*

Les nerfs ciliaires ne sont en somme que les terminaisons des trois branches afférentes du ganglion ophthalmique, moteur commun, trijumeau et sympathique ; je passerai rapidement sur leur action, d'autant plus que les expériences font défaut sur ce sujet. On ne trouve que dans les *Leçons sur la physiologie du système nerveux* de Cl. Bernard les détails d'expériences ayant pour but d'étudier les effets de la section de ces filets nerveux. « Sur un chien, ayant d'abord coupé seulement les filets ciliaires, situés sur le côté externe du nerf optique, j'ai vu la pupille paralysée seulement en dehors, de sorte que la pupille se contractant après, sous l'influence de la lumière, elle se resserrait partout, excepté en dehors, ce qui lui donnait alors une forme allongée transversalement..... Après avoir coupé les nerfs ciliaires tout autour du nerf optique, la pupille était largement dilatée et immobile. » En outre la cornée devint complétement insensible.

Cl. Bernard a fait la même expérience sur le lapin, il a noté aussi l'insensibilité de la cornée, mais la pupille se resserrait à mesure qu'il coupait les filets nerveux ; quand ils furent tous sectionnés, le lapin avait la pupille rétrécie, tandis qu'après la même opération le chien avait de la mydriase. J'ai déjà signalé la même différence entre ces animaux dans les résultats fournis par la section de la cinquième paire.

On ne connaît que très-peu le mode d'action du ganglion ophthalmique; tout ce que nous savons, c'est que le moteur oculaire commun acquiert dans son passage à travers ce ganglion, une partie de son action motrice sur l'iris. F. Arnold pensait que l'excitation lumineuse produite sur la rétine était transmise de cet organe au ganglion ciliaire par un nerf spécial, et que là, prenait naissance le réflexe qui fait contracter la pupille. L'expérience de H. Mayo montre que cette impression suit le nerf optique et que c'est seulement dans l'encéphale qu'elle est réfléchie sur le moteur commun.

§ 5. — *Action de la moelle épinière sur la pupille.*

Budge et Waller reconnurent, en 1851, que les deux nerfs sympathiques cervicaux n'avaient d'autre action sur la pupille que celle qu'ils empruntent à la moelle. Cherchant à établir le foyer central de ce centre moteur du sympathique sur l'iris, il furent amenés à reconnaître que l'action sur la pupille persiste tant qu'on n'a pas atteint la première branche dorsale qui relie à la moelle le ganglion cervical inférieur. Sur un lapin, ils dénudèrent la moelle spinale, depuis la partie inférieure de la région dorsale jusqu'à la partie supérieure du cou; la galvanisation de la moelle vers la partie moyenne donna lieu à la dilatation des pupilles. La portion qui possède cette propriété, a une certaine étendue, elle s'étendrait de la sixième vertèbre cervicale jusqu'à la troisième dorsale inclusivement. Ils donnent à toute cette étendue le nom de *région cilio-spinale* (1). Au delà de cette région, la galvanisation de la moelle ne produit plus rien sur les pupilles; cette excitation agit d'autant plus, qu'on se rapproche davantage de la partie moyenne ; le *maximum* d'effet s'observe au niveau de l'articulation des deuxième et troisième dorsales.

D'après Brown-Séquard, la zone cilio-spinale s'étendrait inférieurement jusqu'à la neuvième ou dixième vertèbre dorsale. Salkowsky (2) pense que les nerfs sympathiques de l'iris naissent avec les vaso-moteurs de l'oreille (lapin), au-dessus de l'atlas, et probablement de la moelle allongée. Knoll localise ce centre beaucoup plus haut, dans les tubercules quadrijumeaux antérieurs. Il se base sur ce que leur excitation élargit la pupille des deux côtés et surtout du côté excité, tant que le sympathique cervical est intact, et que cet effet ne se produit plus dès que le sympathique cervical est coupé. J'ai déjà dit que Cl. Bernard faisait provenir les nerfs sympathiques destinés à l'œil, des racines antérieures des deux premières paires dorsales, tandis que les vaso-moteurs de la tête qui en sont indépendants viendraient de la troisième paire dorsale.

Budge et Waller ont reconnu que, lorsque la moelle est intacte, la galvanisation d'un seul côté de cet organe, au niveau de la région cilio-spinale, détermine une dilatation de l'iris des deux yeux. Si l'on divise longitudinalement cette région en deux moitiés latérales et qu'on les isole l'une de l'autre avec une lame de verre, l'irritation galvanique d'un côté produit seulement la dilatation de la pupille du côté correspondant.

M. Chauveau (3), a cherché a déterminer quelles par-

(1) Budge et Waller. — *Comptes-rendus de l'Acad. des sciences de Paris*, 1851.
(2) Salkowsky. — *Zeitschrift für ration. Medicin.*, 1867, p. 167.
(3) Chauveau. — *Comptes-rendus de l'Acad. des sciences*, 1861, p. 582. et *Journal de physiologie* de Brown-Séquard, 1861.

ties de la région cilio-spinale déterminaient les modifications pupillaires; et il a reconnu que cet effet ne se produit, quand on emploie des courants galvaniques faibles, que lorsque les électrodes sont mis en contact avec les faisceaux postérieurs de la moelle, ou avec les racines postérieures naissant de la région cilio-spinale; on obtiendrait encore les mêmes résultats, lorsque cette région est isolée du reste de la moelle par deux sections transversales. Cette expérience est très-propre à nous montrer la nature du phénomène; en effet, si en électrisant les racines postérieures, dans la région cilio-spinale on produit les mêmes modifications pupillaires qu'en électrisant le cordon cervical ou les racines antérieures, n'est-ce pas qu'il s'agit là d'un réflexe des racines postérieures sur les racines antérieures? Notons en passant, que cette expérience prouve que le sympathique renferme des fibres centripètes, qui ne sont autres que les fibres des rameaux communicants qui suivent les racines postérieures. On peut rapprocher ce fait de l'observation de Augustus Waller (1), qui ayant sectionné tous les nerfs rachidiens d'une grenouille à leur sortie du canal vertébral, nota la conservation des branches communicantes au milieu des fibres altérées des nerfs rachidiens, et en conclut que ces fibres respectées, avaient leur centre non dans la moelle, mais dans le ganglion dont la section les avait séparées. Waller a peut-être conclu de la partie au tout, mais il est incontestable que certaines fibres communicantes avaient conservé leur structure normale, celles précisément qui sont centripètes, et jouent dans le système ganglionnaire le rôle de conducteurs sensitifs et

(1) A. Waller. — *Ext. de l'institut*, n° 955. — et in *Annales des sciences natur.*, 3e serie, vol. XVI, 1851.

vont à la moelle par les racines postérieures. (F. Franck (1).

M. Chauveau a vu, comme tous les physiologistes, que l'excitation d'un seul côté de la moelle, ou d'une seule racine postérieure détermine une dilatation des deux pupilles. Il a reconnu qu'avec des courants faibles, ce phénomène ne se produisait bien nettement que lorsqu'il électrisait une racine postérieure, ou un faisceau postérieur de la zone cilio-spinale, et même très-rapproché de la région de la deuxième dorsale.

Pour démontrer la localisation et l'indépendance de ce *centre cilio-spinal*, Budge et Waller, on fait l'expérience suivante : sur des animaux, ils pratiquent des hémisections tranversales de la moelle, en se rapprochant de plus en plus de son extrémité supérieure : ils arrivent ainsi à sectionner la moelle au niveau de l'articulation de la deuxième et de la troisième vertèbre dorsales, ils excitent successivement les deux tronçons. La galvanisation du tronçon postérieur reste sans action sur l'iris, tandis que l'excitation du tronçon antérieur dilate encore les pupilles. La section faite plus haut, on ne produit plus de modifications pupillaires, ce qui semble indiquer que toute partie séparée du centre de cette région perd son influence sur les pupilles, tandis qu'au contraire toute partie en connexion avec ce centre, continue d'exercer son action.

L'existence du centre cilio-spinal indiqué par Budge et A. Waller, a été admise par tous les physiologistes, cependant sa réalité, à titre d'appareil spécial, semble très-discutable à M. Vulpian (2). « Il y a pour les fibres

(1) J. Franck. — *Anatomie et physiologie des nerfs vasculaires de la tête*, thèse de Paris 1875, p. 13

(2) Vulpian. — In *Dict. encyclop. des sciences médicales*, 1874, art. MOELLE, p. 581.

sympathiques iridiennes, un foyer d'origine plus ou moins restreint, comme il y en a un pour chacun des nerfs, ou si l'on veut, pour chaque groupe de fibres nerveuses servant à une action déterminée quelconque. Mais on ne voit rien pour les fibres de l'iris, qui ressemble au centre respiratoire du bulbe : ce dernier centre est véritablement chargé d'exciter les mouvements respiratoires, de les grouper en mouvements d'ensemble, réguliers, coordonnés, et, sans lui, ces mouvements ne sont plus possibles..... Il n'y a rien de semblable pour l'iris, et l'on ne voit réellement pas quelle signification peut avoir le non de *centre cilio-spinal* donné à la région d'où naissent les nerfs de l'iris, sinon que l'on désigne ainsi le point de la moelle épinière où se trouvent les origines de ces nerfs. Et, je le répète, si l'on entre dans cette voie, on peut trouver des centres bien nombreux dans la moelle épinière, puisque chaque nerf a son foyer d'origine, et que pour chaque mouvement quel qu'il soit, il y a sans doute un certain nombre de foyers d'origine reliés ensemble par des moyens anatomiques de communication. »

Et ce qui prouve bien que ce centre n'existe pas, au moins tel qu'on le décrit, c'est que l'irritation d'un point quelconque de la longueur de la moelle donne toujours lieu à une dilatation plus ou moins prononcée des pupilles, pourvu toutefois que cette irritation porte sur une des parties sensibles ou excito-motrices de l'axe spinal. Il y a plus, on peut irriter une branche sensitive quelconque, l'excitation transmise à la moelle retentit également sur les pupilles, qui se dilatent (Cl. Bernard).

Tout ce qui précède nous montre que l'excitation de la moelle fait dilater la pupille, et que l'action médullaire peut s'exercer soit directement en irritant ses parties excito-motrices, soit indirectement par une action réflexe transmise à ces mêmes parties, à la suite de l'irritation d'une partie sensitive quelconque, centrale ou périphérique. Examinons maintenant, en quoi consiste cette action spinale. Tout d'abord une expérience de Budge et Waller va nous montrer que cette influence médullaire est transmise à l'iris par le cordon cervical du sympathique; en effet, si avec ces expérimentateurs on galvanise le grand sympathique cervical non divisé, mais simplement isolé des parties voisines, on verra constamment survenir la dilatation pupillaire, tant qu'on agira sur le premier ganglion, ou sur le cordon entier jusqu'au dernier ganglion, tandis qu'au dessous on n'obtiendra plus aucun résultat en excitant les diverses branches du sympathique, si ce n'est la branche originelle qui le relie à la moelle. Ce nerf coupé, la galvanisation de la moelle n'a plus d'influence sur la pupille.

L'action de la moelle consiste-t-elle en une action directe sur les éléments contractiles de l'iris; ou bien, les modifications pupillaires qui surviennent, sont elles dues à des variations qu'elle produirait dans l'état des vaisseaux? Si, comme le pense Cl. Bernard, les filets oculaires émergeaient de la moelle par les deux premières paires dorsales. tandis que les filets vasculaires de la tête sortiraient avec la troisième, il est évident que la question serait tranchée. On aurait deux nerfs spéciaux venant chacun d'une région particulière de l'axe spinal et se rendant isolément, (quoique accolés dans un même tronc) à deux ordres d'éléments anatomiques. Force serait alors d'admettre que les nerfs sympathiques iriens, et la moelle d'où ils proviennent dilatent la pupille en excitant les fibres radiées de l'iris. Mais, le problème est loin d'être aussi simple. J'ai déjà dit que les expériences de Cl. Bernard prouvent seulement que la section des deux premières paires dorsales, qui amène le resserrement de la pupille, ne produit pas en même temps la dilatation paralytique des vaisseaux de la *face* et ne prouve rien pour ceux de la *tête*; qu'au contraire, les expériences de Donders, de Kuyper et de Debouzy montrent que cette section s'accompagne de modifications dans la circulation de la pie-mère et d'élévation de la température du cerveau. Voyons donc si ce que nous savons de l'action de la moelle sur les vaisseaux pourra nous enseigner son influence sur la pupille.

Schiff (1), l'un des premiers a émis l'opinion que tous les nerfs vaso-moteurs, au lieu de s'arrêter dans la moelle à différentes hauteurs, remontent jusqu'au bulbe qui serait ainsi le foyer central de tous ces nerfs, a l'exception toutefois de ceux de l'abdomen. Owsyannikow (2), ayant mis l'une des carotides en communication avec un hémodynamomètre, pratique des sections transversales en avant et en arrière du bulbe et arrive à donner comme limites extrêmes à ce *centre vaso-moteur unique*, 1 millimètre en arrière des tubercules quadrijumeaux, et 4 ou 5 millimètres en avant du bec du calamus, c'est-à-dire un intervalle de 4 millimètres. Ces théories ont été renversés par M. Vulpian qui a montré que les nerfs vasculaires ont leurs vrais foyers dans la moelle, comme tous les autres nerfs sensitifs et moteurs, et que c'est la

(1) Schiff. — *Lehrbuch der Physiologie*, p. 323, 1858.

(2) Owsyannikow. — *Die tonischen reflectorishen Centren der Gefaessnerven*. in *Arbeiten aus der physiol. Anstalt zu Leipsig*, 1871.

moelle, qui pour tous ces nerfs (vasculaires et autres), est le vrai centre des réactions réflexes.

L'expérimentation établit que les fibres vaso-motrices sortent de la moelle en suivant les racines antérieures; que la section de ces racines détermine la dilatation paralytique des vaisseaux où elles se rendent, tandis que l'excitation de leur bout périphérique les rétablit dans leur calibre normal; elle établit en outre que l'excitation du bout central des racines postérieures détermine des réactions réflexes dans les vaisseaux. Les actions vaso-motrices sont donc les unes *directes*, les autres *réflexes.*

L'influence *directe* de la moelle épinière sur les vaso-moteurs ne présente aucune difficulté d'interprétation. C'est grâce à elle que les vaisseaux sont tenus constamment dans un certain degré de constriction; la moelle étant sectionnée, les vaso-moteurs sont paralysés et on observe la dilatation des vaisseaux et l'élévation de température des parties où se rendent tous les nerfs vasculaires qui naissent du tronçon séparé du reste de l'axe spinal.

Mais les actions vaso-motrices *réflexes* dont la moelle peut être le centre sont d'une interprétation beaucoup plus complexe; car les excitations portant sur les extrémités périphériques des nerfs sensitifs peuvent produire par voie réflexe soit une contraction des vaisseaux de la partie excitée, soit une dilatation de ces vaisseaux (Vulpian).

Je dois même dire, que par les moyens expérimentaux dont nous disposons, on obtient beaucoup plus souvent des dilatations réflexes des vaisseaux que des constrictions réflexes. C'est ainsi que l'électrisation du nerf tibial antérieur, chez le lapin, d'après Loven (1), détermine une dilatation considérable de l'artère saphène, dans toute sa longueur; que l'excitation du nerf dépresseur détermine une dilatation considérable de tous les vaisseaux de la cavité abdominale. J'ai déjà dit que l'excitation des rameaux de la cinquième paire détermine toujours des dilatations réflexes des vaisseaux correspondants (Schiff, Snellen).

Les cas de constriction vasculaire réflexe ne manquent pas non plus. Brown-Séquard et Tholozan ont constaté qu'à la suite de l'immersion d'une main dans l'eau froide, l'autre main subit un abaissement de température, il y a donc constriction réflexe de la main qui n'est pas soumise à l'action directe du froid.

Mosso (2) a repris cette expérience, et l'a rendue beaucoup plus concluante; au lieu de mesurer l'abaissement de température, ce qui est toujours une opération délicate et sujette à des causes d'erreur multiples, il enregistre avec le *plétismographe* la diminution de volume qui survient dans un des bras, par suite de la constriction réflexe des vaisseaux, quand il touche seulement avec un morceau de glace, l'autre main restée libre à l'air. Il a pu reconnaître que, dans ces conditions, le bras enfermé dans le plétismographe diminue de huit centimètres cubes toutes les fois qu'on touche avec de la glace la face dorsale de l'autre main. Il a également essayé de mesurer s'il y avait une différence dans l'intensité réflexe produite des deux côtés du corps; pour

(1) Loven. — *Ueber die Erweiterung von Arterien in Folge einer Nervenerregung, in Arbeiten aus der physiol. Antalt zu Leipsig*, p. 1, 1866.

(2) A. Mosso *Sopra un nuovo methodo per scrivere i movimenti dei vasi sanguigni nell'uomo*, Torino, 1875. p. 32-47.

cela il place chaque bras dans un plétismographe, et plonge alternativement le pied gauche et le pied droit, pendant une seconde, dans de l'eau à zéro ou à 4 degrés. Il n'a pas obtenu jusqu'ici de résultats constants. Sur des sujets, il a trouvé que la contraction vasculaire était plus considérable dans l'avant-bras du côté correspondant au pied qui plongeait dans l'eau, tandis que chez d'autres sujets, elle était plus forte dans l'avant-bras du côté opposé.

Dans d'autres expériences, Mosso plaçait dans deux appareils enregistreurs les deux avants-bras du sujet en expérience, et faisait passer dans l'un d'eux un courant électrique faible, fourni par la bobine à glissement de Dubois-Reymond. Il a toujours vu dans ces cas survenir la constriction vasculaire du côté où passait le courant et du côté opposé; de plus, la courbe tracée pour ce dernier, correspondait très-régulièrement aux variations de celui qui était directement influencé par le courant électrique.

Une hémisection (Brown-Séquard), une simple piqûre (Vulpian), faite à la partie moyenne de la région dorsale de la moelle, détermine dans le membre inférieur du côté correspondant, une dilatation vasculaire, due soit à la paralysie directe, soit à l'excitation directe ou réflexe des nerfs vaso-dilatateurs de ce côté; tandis que dans le membre inférieur du côté opposé, on note le refroidissement et la constriction des vaisseaux. Il s'agit dans ce dernier cas, pour Brown-Séquard, d'un effet réflexe dû à l'excitation déterminée par la section d'une moitié de la moelle sur l'axe cérébro-spinal, et principalement sur les parties supérieures de la moelle épinière et de la moelle allongée. Pour M. Vulpian, les effets résultent en grande partie d'une inégale répartition du courant sanguin à la bifurcation de l'aorte, et peut-être aussi d'une tendance à un balancement fonctionnel entre les deux moitiés de la moelle, tel que si l'une de ses moitiés est dans un état d'irritation ou de dépression, l'autre moitié présente l'état opposé. Si de même, une lésion unilatérale de la moelle détermine la dilatation des vaisseaux de toute une moitié du corps dans la partie située en arrière de la lésion, une modification inverse se produira dans l'autre moité de la moelle, et les vaisseaux de la moitié du corps en rapport par ses nerfs avec cette moitié, se dilateront.

L'excitation d'un nerf sensitif peut déterminer des réactions vasculaires plus ou moins généralisées et indépendantes des modifications des contractions du cœur. Owsjannikow et Tschiriew ont montré que la galvanisation du bout central du sciatique coupé provoquait chez le chien une dilatation des vaisseaux des deux oreilles. M. Vulpian a repris cette expérience, et il a vu qu'elle déterminait en même temps une constriction des vaisseaux de la langue, et que l'action exercée sur presque tous les vaisseaux devait être un resserrement, puisqu'en mettant une des carotides de l'animal en communication avec un hémodynamomètre, on voyait la colonne s'élever chaque fois qu'on électrisait le bout central du sciatique.

Il semble qu'il y ait beaucoup de variations dans les résultats vaso-moteurs obtenus par l'irritation des nerfs vasculaires, puisqu'on voit survenir tantôt la dilatation, tantôt la constriction. Cyon en a cherché la cause, et il lui avait semblé que l'excitation vaso-motrice réflexe déterminait toujours le resserrement des vaisseaux quand elle ne s'accompagnait d'aucune sensation, tandis qu'elle amenait la dilation toutes les fois qu'il y avait excitation de la sensibilité. Ses expériences ont été contredites par Heidenhain. L'observation montre que des excitations très-fortes amènent toujours la dilatation des vaisseaux, là où une excitation modérée, un courant galvanique faible, auraient amené leur resserrement. On peut aussi conclure avec M. Vulpian, que dans presque tous les cas, les phénomènes locaux qui se manifestent, là où a porté une irritation quelque peu vive, sont des effets vaso-dilatateurs; qu'au contraire « les phénomènes d'action vaso-motrice réflexe, qui se montrent à une distance plus ou moins grande de l'endroit primitivement irrité, sont presque tous des effets vaso-constricteurs. »

Nous sommes en mesure maintenant de comprendre l'action de la moelle épinière sur l'iris. Toutes les fois qu'une section portera au-dessus de l'origine des premières paires dorsales, les vaso-moteurs seront paralysés comme si on avait coupé le sympathique, les vaisseaux de la tête se dilateront et par conséquent la pupille se resserra. — Toutes les fois qu'il y aura une excitation des mêmes parties, ou des parties sensitives de la moelle épinière, ou plutôt d'un nerf périphérique ou d'une racine postérieure, on observera la contraction vaso-motrice directe ou réflexe des vaisseaux céphaliques, de ceux de l'iris en particulier, et la pupille se rétrécira; car les expériences de Mosso ne sauraient laisser aucun doute sur la relation qui existe entre ces deux phénomènes : dilatation ou constriction vasculaire d'une part, et resserrement et élargissement de la pupille d'autre part (v. page 145).

§ 6. — *Action des nerfs périphériques sur la pupille.*

Ce chapitre n'est en quelque sorte qu'un corollaire du précédent, où l'action des nerfs périphériques a été étudiée à l'occasion de l'excitation des racines postérieures de la moelle. Nous savons que l'irritation d'un nerf sensitif rachidien, un sciatique, par exemple, amène la dilatation des pupilles, par suite d'une action réflexe vaso-constrictive sur les vaisseaux de l'iris. Qu'il me suffise de citer quelques exemples et d'indiquer les principales circonstances dans lesquelles intervient cet ordre de phénomènes.

Tous les nerfs sensitifs du corps peuvent être le point de départ d'un réflexe qui retentisse sur la pupille. J'ai déjà étudié l'action de la cinquième paire, c'est le seul nerf dont l'excitation produise le rétrécissement de la pupille, tous les autres amènent sa dilatation.

L'action produite sur la pupille par l'irritation d'une partie du tégument ou d'un nerf sensible est très-facile à observer chez les animaux, les chiens, par exemple. Les mouvements de dilatation pupillaire se produisent encore chez les animaux empoisonnés par le curare, lorsqu'on entretient chez eux les mouvements du cœur à l'aide de la respiration artificielle. C'est même dans ces conditions qu'on peut le plus facilement observer ces mouvements de l'iris; sous l'influence de l'irritation d'un élément sensible, la dilatation de la pupille devient très-considérable. M. Vulpian a montré qu'on pouvait utiliser ces mouvements réflexes des iris « pour reconnaître si certaines lésions de la moelle épinière s'opposent ou non, à la transmission des excitations centripètes par cet organe. Une lésion (hémisection, section de certains cordons, par exemple), étant faite sur la moelle épinière d'un chien, on laisse reposer l'animal pendant une ou deux heures, puis on l'empoisonne par l'injection d'une certaine quantité de solution de curare sous la peau; lorsque la respiration spontanée est sur le point de cesser, on commence à pratiquer la respiration artificielle. Pour voir si la lésion, faite à la région dorsale, empêchera le passage des excitations faites sur les membres postérieurs, on pourra, soit presser entre les mors d'une pince l'un des orteils, soit mettre à découvert un des nerfs sciatiques et irriter ce nerf intact, ou si on le coupe, son bout central. Si les excitations conduites à la moelle lombaire peuvent encore traverser l'endroit de la moelle où siége la lésion, les pupilles se dilateront d'une façon non douteuse. Il y aura parfois avantage à substituer ce mode d'examen de la conductibilité de la moelle à celui qui consiste à tenter d'obtenir des manifestations de douleur, en excitant les membres postérieurs, où la queue, sur les mammifères non curarisés (1). » Le même moyen est mis en usage par Foà et Schiff (2).

Les nerfs centripètes de la vie organique, agissent d'une manière tout à fait identique ; l'irritation de ces filets transmise par la moelle et par le sympathique cervical retentit jusque sur la pupille qui se dilate. Le fait est connu depuis bien longtemps pour les nerfs intestinaux, on sait que la présence d'helminthes dans l'intestin, amène la dilatation des pupilles. M. Roque (1), a montré que l'irritation des nerfs viscéraux dans les cas

(1) Vulpian. — *Dict. encyclop. des sciences médicales*; Art. MOELLE p. 446, 1874.

(2) P. Foà et Schiff. — *La pupilla come estesiometro. Imparziale* 1874, p. 617.

(1) Roque. — *De l'inégalité des pupilles, dans les affections unilatérales des diverses régions du corps. Archives de physiologie*, 1871. p. 47.

d'inflammation de ces organes, amenait des effets analogues ; et même, que la pupille était dilatée surtout, peut-être même exclusivement, du côté correspondant au siége de la maladie.

Ne faut-il pas attribuer à la même influence, la dilatation pupillaire qu'on observe dans tous les cas d'irritation du nerf pneumogastrique. Les expériences des frères Cyon ont démontré que parmi les filets sensitifs du nerf vague il y en a qui amènent la dilatation des vaisseaux de l'abdomen, de telle sorte que la tension artérielle s'abaisse et qu'il en résulte une anémie relative des autres parties du corps ; c'est même ainsi qu'on explique certaines formes de syncope. N'est-il pas probable que toutes les fois que cette influence se fera sentir, les vaisseaux de l'iris se videront en partie du sang qu'ils contiennent et que la pupille se dilatera. C'est ainsi que je m'explique la dilatation pupillaire qui survient pendant l'acte du vomissement, et dans la nausée ; que cet état nauséeux soit provoqué, soit par une excitation directe des extrémités du nerf pneumogastrique dans la muqueuse de l'arrière bouche ou dans la muqueuse gastrique, soit par une excitation dans le bulbe de son noyau d'origine, directe, ou transmise par la moelle, à la suite de lésions des viscères abdominaux et principalement du foie, des reins, de l'utérus et de ses annexes, ou encore du péritoine, des testicules, de l'encéphale ou des yeux. Dans tous ces cas il y a des sensations particulières synestésiques, plus ou moins semblables à celles que produirait l'excitation directe de la muqueuse gastrique ; il y a cet état que le vulgaire appelle *mal de cœur* ; et l'excitation réflexe sur les vaisseaux se traduit par la pâleur de la face et la dilatation des pupilles.

§ 7. — *Action du nerf optique sur la pupille.*

Le nerf optique sert à transmettre à l'encéphale les impressions visuelles. Il est le premier élément de l'arc réflexe dont la réaction excito-motrice transmise par le moteur commun se manifeste par la contraction pupillaire. Lorsque les deux nerfs optiques sont coupés, les animaux sont complétement aveugles, on peut approcher de leurs yeux une lumière très-intense sans que le moindre rétrécissement survienne dans la pupille. Le pincement ou l'excitation du bout périphérique du nerf coupé reste sans action sur l'iris ; si au contraire, cette excitation porte sur le bout central, aussitôt surviendra une contraction des deux pupilles, à condition toutefois que les deux nerfs moteurs communs soient intacts, et en même temps l'animal éprouvera une sensation lumineuse; car ces nerfs, dépourvus de sensibilité générale aux excitants mécaniques, donnent toujours une sensation de lumière quand leur activité entre en jeu.

Il suffit donc qu'un seul nerf optique soit impressioné, soit par la lumière, soit par un moyen mécanique quelconque, pour que les deux iris se contractent. J'ai déjà signalé ces mouvements *directs* et *consensuels* des pupilles (Donders). Ils tiennent en grande partie, à ce que les fibres de chaque nerf optique, après le chiasma, se trouvent disséminées à la fois dans les deux bandelettes optiques, et par conséquent, à ce qu'une impression faite sur une seule rétine se trouve transmise aux tubercules quadrijumeaux des deux côtés, ils tiennent en outre à ce que l'excitation d'un seul de ces tubercules suffit, comme nous allons le voir, à mettre en mouvement les deux iris.

Ces deux ordres de mouvements, direct et consensuel,

expliquent un grand nombre de faits cliniques. Si un œil est amaurotique, sa rétine inexcitable ne perçoit plus l'impression lumineuse, la première partie de l'arc réflexe fait défaut, la pupille restera dilatée et immobile. Mais si l'autre œil est sain, aussitôt qu'on viendra à l'ouvrir, la lumière impressionnera sa rétine, et la pupille se rétrécira ; mais en même temps la pupille de l'œil amaurotique se contractera sympathiquement. Toutes les fois donc, que dans un œil, la contraction directe fait défaut, mais que la contraction consensuelle persiste, on peut conclure que cet œil est amaurotique.

§ 8. — *Action des tubercules quadrijumeaux sur la pupille.*

Les tubercules quadrijumeaux des mammifères, les tubercules bijumeaux ou lobes optiques des oiseaux, sont d'après la plupart des anatomistes les noyaux d'origine des nerfs optiques. Ils sont indispensables à l'exercice de la vision, soit qu'il perçoivent eux-mêmes les impressions lumineuses, soit qu'ils les transmettent à d'autres parties de l'encéphale.

Les expériences de Flourens (1), de Magendie (2), et de Longet (3), démontrent qu'après l'ablation des tubercules quadrijumeaux ou bijumeaux, selon les classes d'animaux, la vue est complètement abolie, et que les pupilles sont dilatées et immobiles.

D'expériences faites sur des mammifères et des pigeons auxquels il avait enlevé les hémisphères cérébraux,

(1) Flourens. — *Recherches expériment. sur les prop. et les fonctions du syst nerv.* Paris 1842, p. 14.

(2) Magendie. — *Leçons sur les fonctions du syst. nerv.* Paris. 1839, p. 242.

(3) Longet. — *Anat. et physiol du syst. nerv.* t. I p. 473.

Longet, conclut : « que les tubercules quadrijumeaux sont des centres de réflexion de l'effet centripète des nerfs optiques sur les nerfs moteurs qui président à la contraction de l'iris, et qu'en l'absence des hémisphères cérébraux, ces tubercules sont encore des foyers de perception pour les sensations visuelles, mais de perception incomplète, car il manque l'élaboration intellectuelle de ces sensations. »

Flourens (1), avait remarqué que l'irritation d'un tubercule excite la contraction de l'iris opposé seulement; plus tard il a reconnu, comme Longet (2), que cette irritation se manifeste aussi dans l'iris du même côté (3).

Dans ces derniers temps, Albini (4) a fait des expériences sur les rapports existant entre les mouvements de l'iris et la fonction visuelle ; il a obtenu des résultats qui sont en désaccord avec ce qu'on sait de l'action des tubercules quadrijumeaux. Il a cru remarquer que la destruction totale d'un lobe optique sur des pigeons détermine la cécité du côté opposé tandis qu'on noterait l'atrophie rapide des nerfs moteurs de l'œil du côté opéré.

Sur un pigeon, (10 janv. 1865) il met à nu le lobe optique droit; en l'irritant mécaniquement avec un stylet, on fait dilater les pupilles, plus à gauche qu'à droite. En cessant l'irritation, les pupilles se resserrent. Destruction du lobe optique; l'animal devient aveugle de l'œil gauche. — (13 janvier) Les pupilles se resserrent dans les deux yeux, sous l'action la lumière, mais faiblement ; elles

(1) Flourens. — Ouv. cité. édit. de 1824. 152.

(2) Longet. — Ouv. cité. 1841 t. I p. 473.

(3) Flourens. — Ouv. cité, 2e édit, 1842, p. 144.

(4) G. Albini. — *Rapporti fra i movimenti dell' iride e la funzione visiva* in *Il Morgagni*, Gennaio 1876, page 22 et 26.

restent dilatées, quoique la chambre où est l'animal soit bien éclairée.— (16 janvier). L'iris de l'œil gauche (œil aveugle) continue à se mouvoir sous l'influence de la lumière ; mais à droite où la vision est conservée, la pupille est immobile. — (15 février) Même état, vision à droite, cécité à gauche; mobilité de l'iris gauche, l'iris droit reste dilaté quoique l'œil soit placé en face de la lumière : cependant en examinant avec soin cet œil on note de petites oscillations dans la pupille quand on le couvre et le découvre avec la main. — (20 février) Mouvements plus sensibles de l'iris droit.— (25 février) Il tue l'animal, trouve le lobe cérébral droit plus petit que le gauche ; en découvrant les lobes optiques, on note que celui du côté gauche est bien développé, mais que le lobe optique droit est atrophié. Les nerfs moteurs de l'œil gauche sont blancs, normaux, ceux de l'œil droit sont atrophiés et jaunâtres; l'altération est surtout prononcée dans le moteur commun, puis dans le trochléateur et moins dans l'abducens. Pas de différence dans les deux nerfs optiques qui sont blancs et de même diamètre. Les yeux sont normaux ; il n'y a pas de dégénérescence atrophique dans la rétine de l'œil gauche qui depuis deux mois ne percevait plus les impressions lumineuses.

Je pense que ces expériences du professeur Albini, ont besoin d'être reprises ; il n'indique pas assez bien les caractères des mouvements qui se produisent dans l'œil aveugle ; ce doit être des mouvements consensuels, mais encore serait-il bon de le spécifier. Enfin, comme on note aussi quelques mouvements dans la pupille de l'œil du côté correspondant à la lésion, je crois qu'on ne serait pas autorisé à rejeter les expériences de Flourens et de Longet, et à refuser de croire avec tous les physiologistes, que les effets produits par un seul tubercule retentissent dans les deux yeux.

§ 9. — *Action du cerveau, du cervelet et des méninges sur la pupille.*

L'influence qu'exercent sur la pupille, les masses cérébrales, le cervelet, et les méninges, est une question extrêmement complexe. Les expérimentations entreprises pour résoudre cette question, ne donnent que des renseignements insuffisants, et souvent même trompeurs. C'est ainsi, que l'expérience de Longet vient de nous enseigner qu'en enlevant les hémisphères cérébraux d'un animal, on ne produit aucune modification dans les pupilles, tant qu'on n'a pas atteint les tubercules quadrijumaux. Il semble qu'on pourrait conclure de cette expérience que l'influence des masses corticales sur les mouvements de l'iris est nulle ou du moins inappréciable; et cependant ce serait une grave erreur. Nous allons voir que les diverses modifications de l'activité cérébrale influent sur l'état des pupilles. La pathologie nous montrera que diverses altérations de l'encéphale comptent au nombre de leurs symptômes certaines modifications pupillaires, qui deviennent dès lors un signe important de diagnostic. Qu'il suffise de dire que dans les cas de compression encéphalique, les pupilles se dilatent, et qu'elles se contractent dans les états congestifs ou inflammatoires de cet organe.

Le *cervelet* paraît avoir sur la motilité de l'iris une influence assez grande puisqu'on trouve notées des modifications du diamètre de la pupille dans plus de la moitié des cas; on trouve presque toujours consignés des troubles oculo-pupillaires dans les cas d'hémorrhagie. On a cherché à expliquer ce phénomène par une irritation transmise aux parties voisines, tubercules quadrijumeaux, origines des nerfs moteurs de l'œil. On pourrait aussi invoquer les modifications qui se produisent dans la circulation de cet organe et qui doivent retentir sur le reste de l'encéphale. Je crois que ces explications valent mieux que celles de MM. Ollivier et Leven (1) qui à propos du strabisme s'expriment ainsi : « Le strabisme est sous la dépendance de la lésion cérébelleuse; les muscles qui meuvent le globe oculaire sont innervés par le cervelet, comme les autres muscles du corps..... les seuls phénomènes qui relèvent directement de la lésion cérébelleuse, sont le strabisme, la dilatation des pupilles, la contraction pupillaire, etc..... »

L'action des *méninges* est également assez complexe; en effet, une inflammation de ces membranes vasculaires pourra agir de plusieurs manières sur les mouvements de l'iris. Tantôt ce sera une irritation qui se fera sentir, soit sur le nerf de la troisième paire, soit sur les branches ou le tronc de la cinquième, soit sur les tubercules quadrijumeaux, la protubérance, etc., tantôt ce sera une inflammation qui se propagera au nerf optique; d'autres fois ce seront des effets portant directement sur la circulation des membranes de l'œil, et de l'iris en particulier, par suite des troubles vasculaires qui surviennent toujours dans le voisinage des régions enflammées, ou par suite de l'obstacle que des exsudats apporteront à la circulation en retour. On comprend toute l'influence que doivent avoir, sur l'iris, ces modifications dans la circulation des méninges, quand on songe que

(1) Aug. Ollivier et Leven. — In *Archives générales de médecine*. 1863.

l'artère carotide interne fournit à la fois à la pie-mère et au globe de l'œil, et que les nerfs vasculaires de ces branches artérielles viennent d'un même centre vaso-moteur.

Quand on veut étudier l'influence du *cerveau* sur la pupille, il faut évidemment tenir grand compte de la participation possible des noyaux d'origine des nerfs de la troisième et de la cinquième paire, et des tubercules quadrijumeaux, à l'altération ou aux modifications survenues dans la substance cérébrale. On expliquerait ainsi les divers états de la pupille par des actions tout à fait comparables à celles que produit l'expérimentateur, suivant qu'il excite ou coupe tel nerf ou tel point des centres nerveux. S'il est incontestable que c'est bien ainsi que se passent les choses, dans certaines circonstances, notamment dans le cas de tumeurs de la base, je pense néanmoins que les phénomènes pupillaires en rapport avec les actions cérébrales reconnaissent presque toujours une toute autre influence; je veux parler de la relation qui existe constamment entre la circulation oculaire et la circulation encéphalique : de telle sorte, que la question se trouve réduite à ces termes : déterminer l'influence que les diverses modalités de l'activité cérébrale exercent sur la circulation en général, et sur la circulation de l'encéphale et de l'iris en particulier.

C'est un fait bien connu, qu'une congestion cérébrale, s'accompagne d'injection des vaisseaux de la face, de rougeur des conjonctives, d'un état brillant du globe oculaire, et aussi de rétrécissement pupillaire ; tandis que dans la syncope ou dans le simple état d'ischémie cérébrale, on observe au contraire la pâleur de la face et de la conjonctive, l'apparence terne du regard et la dilatation de la pupille. Faut-il rappeler que dans le sommeil, comme le montrent les recherches de Gubler, Hammond, etc. les vaisseaux encéphaliques sont dilatés, comme ceux du globe de l'œil et de l'iris et que la pupille est rétrécie ; que les médicaments hypnotiques qui amènent la congestion cérébrale, dilatent en même temps les artérioles, d'où la rougeur de la face et la contraction de la pupille. Au contraire, dans l'attaque d'épilepsie où nous trouvons les pupilles si largement dilatées, les vaisseaux cérébraux sont anémiés. L'accès débute, dit M. Foville, par une excitation périphérique quelconque, émotion morale, aura sensitive ou musculaire ; cette excitation est transmise à la moelle allongée qui en vertu de son pouvoir réflexe, réagit sur les filets du grand sympathique qui accompagnent et innervent les tuniques contractiles des vaisseaux de la tête et du crâne ; ces vaisseaux se contractent, chassent le sang contenu dans leur intérieur, d'où la pâleur de la face, la perte subite de connaissance qui caractérisent le début de l'attaque.

Je pourrais multiplier ces exemples, mais je préfère montrer les modifications qui surviennent dans la circulation, à l'occasion de toute émotion morale, et de tout effort de l'activité cérébrale, Les expériences de A. Mosso sont très-démonstratives à cet égard (1). Dans un mémoire contenant l'exposé de sa méthode pour enregistrer l'état de la circulation dans les parties périphériques, au moyen du *plétismographe* qui permet de constater les moindres variations survenues dans le

(1) Ang. Mosso. — *Sopra un nuovo methodo par scrivere i movimenti dei vasi sanguigni nell' uomo.* Torini 1875. page 21,

volume de ces parties, Mosso consacre un chapitre entier à l'étude des mouvements des vaisseaux sanguins qui accompagnent les émotions et toute activité du cerveau. Il cite diverses observations faites sur lui et sur ses amis. La figure II représente un tracé obtenu sur lui; on y voit enregistrée une suspension de la respiration pendant quelques secondes, et une diminution notable de volume des deux avant-bras, à un certain moment. Ces phénomènes ont été produits par l'impression de respect et d'affection qu'éprouva Mosso, en voyant entrer dans le laboratoire son maître Ludwig (1). Sur les planches III et IV on voit aussi la contraction vasculaire se traduire dans les vaisseaux de l'avant bras par une diminution de volume au moment où il présente à deux de ses amis deux nombres inscrits sur une carte, et que ceux-ci multiplient mentalement l'un par l'autre. Le calcul fini, l'effort cérébral cessant, le volume des vaisseaux et du bras revient à son état normal. Sur un autre tracé, on voit survenir une contraction énergique des vaisseaux de l'avant bras, au moment où voyant Mosso manœuvrer un commutateur, le sujet en expérience s'imagine qu'il dirige sur son bras le courant électrique. D'autres planches montrent que d'adresser la parole au sujet, suffit pour amener une légère variation dans le volume des avant-bras.

Voilà des expériences qui montrent bien l'extrême sensibilité de l'appareil vasculaire aux émotions morales. Toutes les fois que l'activité du cerveau entre en jeu,

(1) Io devo ricordare chez era lontano da me ogni sentimento di soverchia timidità, et che in tale istante non avevo alcuna sensazione di ansia, conservandomi perfettamente tranquillo..... non potevo essere sotto l'influenza di altra emozione, tranne di quel rispetto profondissimo et di quell' affezione che si ravviva alla presenza di tanto maestro.

les artères se resserrent, par conséquent la pupille doit subir un certain degré de dilatation. Cette conclusion n'est pas une simple vue de l'esprit, l'observation des faits le démontre. Toutes les émotions morales vives font contracter les vaisseaux; d'où la pâleur de la face, et la dilatation de la pupille, lorsqu'on est sous l'impression de la crainte ou de la frayeur. N'ai-je pas déjà rapporté une observation bien ancienne de Fontana, qui montre qu'en suspendant un chat par les pattes de derrière au-dessus d'une lumière, la pupille loin de se resserrer, se dilate considérablement. Au reste, Mosso a eu soin dans une série d'expériences, de suivre les modifications pupillaires qui survenaient pendant que le plétismographe enregistrait l'état de la circulation. Pour cela il lui a suffi de regarder à travers un petit orifice fait à une carte tenue aussi près de l'œil que possible; il se forme aussi sur la rétine un cercle de diffusion qui varie avec les dimensions de la pupille. Il a reconnu que les diamètres de la pupille suivent exactement les oscillations des vaisseaux sanguins (1).

RÉSUMÉ

S'il me fallait résumer en quelques lignes les usages de la pupille, et la nature de ses mouvements, je dirais :

La pupille présente deux sortes de mouvements; les uns sont des phénomènes *actifs, fonctionnels*, que l'iris exécute dans le but de concourir à la perfection de la vision; les autres sont des mouvements *passifs*, harmoniques en

(1) A. Mosso. — *Sui movimenti idraulici dell' iride.* Torino, 1875. p. 13.

quelque sorte, que subit la pupille par suite de modifications survenues dans les milieux environnants pour se mettre en équilibre avec eux.

Les mouvements *actifs d'adaptation* reconnaissent tous pour cause une impression lumineuse faite sur la rétine, transmise par le nerf optique aux tubercules quadrijumaux dont elle met en jeu l'excito-motricité, et réfléchie par le nerf de la troisième paire au sphincter de l'iris qui se contracte. Ceux-là seuls sont actifs, et en rapport avec l'exercice de la vision. Suivant qu'ils se manifestent dans l'œil impressionné par la lumière ou dans l'œil du côté opposé, ils sont *directs* ou *consensuels*.

Les autres, mouvements, *passifs* ou *harmoniques*, qu'on pourrait encore appeler *vasculaires* présentent un tout autre caractère. Ils sont indépendants de la faculté visuelle. Toutes les conditions de la vision, éclairage, efforts d'accommodation, restant les mêmes, ils se montreront quand même; bien plus, on pourra les observer sur des yeux amaurotiques, sur des yeux d'animaux qu'on vient de sacrifier, toutes les fois que spontanément ou artificiellement, surviendront les causes nécessaires à leur production.

Tandis que la contraction de l'iris en rapport avec la vision est déterminée par la contraction du sphincter, et que sa dilatation est due à l'élasticité de son tissu propre; dans les mouvements passifs, au contraire, c'est l'état du système vasculaire irien qui règle l'état de la pupille. Toutes les fois que les vaisseaux sont dilatés, la pupille est resserrée, elle s'élargit quand les vaisseaux se contractent. C'est ainsi que dans la congestion du cerveau et des méninges, à la suite de la paralysie du sympathique cervical et de la cinquième paire ou bien à la suite de l'irritation des extrémités périphériques de cette paire nerveuse etc., il se produit une fluxion ou une dilatation paralytique dans les vaisseaux de l'iris et que la pupille se contracte; tandis que dans les cas d'irritation du sympathique, dans l'ischémie cérébrale épileptique, celle de la syncope, dans celle qui succède à une émotion morale vive, dans l'asphyxie, dans la frayeur, à la suite de l'excitation d'un nerf sensible etc., dans tous les cas où il se produit un resserrement des vaisseaux, on voit survenir la dilatation des pupilles.

TROISIÈME PARTIE

SÉMIOLOGIE

Les phénomènes pathologiques peuvent être étudiés sous deux points de vue différents : ou tels qu'ils se présentent à nous dans les maladies, réunis en groupes naturels et offrant un mode d'évolution spécial à chaque espèce morbide, ou isolément et avec leurs caractères propres, desquels on peut tirer des notions permettant de leur assigner leur place dans les cadres nosologiques et de diriger contre eux des moyens thérapeutiques rationnels. Ces phénomènes portent dans le premier cas, le nom de *symptômes*, dans le second celui de *signes*, et la branche de la pathologie qui s'occupe de leur étude se nomme *seméiologie*, ou plus correctement, selon M. Littré, *sémiologie*.

Il est bien rare, cependant, que les caractères propres à un signe soient assez nombreux et puissent assez varier pour lui constituer une valeur véritablement pathognomonique. Si par exemple, l'aspect seul des matières rendues par un sujet atteint de choléra peut permettre un diagnostic immédiat, ne serait-il pas le plus souvent téméraire, de compter sur les caractères des matières fécales pour rapporter à sa cause un phénomène aussi commun et aussi banal que la diarrhée? C'est pourquoi le clinicien, pour arriver à un diagnostic exact doit toujours s'appuyer, non sur un seul signe, mais sur un ensemble de symptômes, sur les antécédents, la notion de la cause, sur des éléments en un mot très-nombreux et très-divers, et ne peut-il compter sur la seule sémiologie.

Ces considérations me paraissent s'appliquer surtout à l'étude sémiologique de la pupille dont les changements de forme, de dimension, d'aspect, peuvent être symptômatiques de processus morbides si divers. Au moment d'aborder cette étude, deux méthodes, deux plans s'offrent à notre choix.

Le premier consisterait à décrire successivement chacune de ces modifications de l'ouverture pupillaire, et à lui rapporter les affections dans lesquelles on peut la rencontrer en classant ces dernières dans un certain ordre correspondant à des groupes cliniques bien déterminés. C'est ainsi, par exemple, que la mydriase pourrait être étudiée dans les conditions physiologiques, dans les maladies aigues et chroniques, dans les affections générales et locales, etc : on voit de combien de manières différentes ces divisions pourraient être conçues.

Cette méthode cependant, malgré sa simplicité, et sa valeur clinique réelles n'est pas exempte d'inconvénients. Ce qu'elle peut avoir de logique et satisfaisant pour l'esprit ne me paraît pas devoir compenser les répétitions fréquentes auxquelles elle oblige ; ne serait il pas fastidieux par exemple de voir revenir dans deux ou trois chapitres différents une affection comme la méningite tuberculeuse, dans laquelle la pupille, rétrécie au début se dilate au contraire dans une période plus avancée. Je pense d'ailleurs qu'un travail comme celui-ci est destiné, non à donner au lecteur un sens clinique que seule l'étude du malade pourra lui conférer, mais bien à lui fournir des indications précises et faciles à découvrir sur l'état de la pupille dans les différents cas pathologiques.

Le second plan est celui que je me propose de suivre : il consiste à étudier la pupille dans les différentes maladies divisées en groupes artificiels.

Dans un premier chapitre, j'étudierai les lésions locales de l'appareil oculaire; cette étude devra comprendre les malformations pupillaires congénitales, ainsi que celles qui résultent d'une lésion inflammatoire ou du traumatisme.

Un second chapitre sera consacré à l'étude des modifications pupillaires dans les maladies organiques du système nerveux central.

Je rechercherai ensuite l'influence du système nerveux périphérique sur les dimensions de la pupille : je montrerai comment se comporte l'iris quand le moteur commun, le grand sympathique, et les nerfs sensitifs crâniens et rachidiens viennent à être paralysés ou excités ; ce sera l'objet du troisième chapitre.

Le quatrième chapitre sera en quelque sorte la déduction des deux chapitres qui précèdent, j'étudierai l'état de la pupille dans les affections des viscères et dans les cas de lésions unilatérales du corps.

Dans un autre groupe de faits, je passerai en revue les névroses et les maladies mentales dont l'étude, à ce point de vue, me semble avoir été jusqu'ici négligée ; cinquième chapitre.

L'influence de la circulation locale de l'œil, et en particulier de l'iris sur l'ouverture pupillaire, nous est apparue en physiologie avec toute l'importance que les travaux modernes tendent à lui restituer. Il sera donc intéressant d'étudier les rapports de la pupille avec la circulation générale; aussi, le sixième chapitre sera-t-il consacré à l'étude des modifications pupillaires dans les affections de l'appareil cardio-vasculaire. Nous verrons la stase du sang dans le système afférent de la veine jugulaire interne amener le myosis, et l'irritation du grand sympathique dans l'anévrysme de la crosse aortique produire la dilatation.

Un septième chapitre comprendra l'étude de la pupille dans les maladies générales.

L'observation des effets des substances toxiques et médicamenteuses sur la pupille, servira de transition entre l'étude des cas pathologiques et celle des cas physiologiques. Dans ce chapitre, je ne reprendrai pas en détail l'action de chaque substance, mais je chercherai surtout à établir de quelle utilité peut être l'étude expérimentale de leur action sur la pupille, en vue d'instituer un traitement non-seulement dans les affections oculaires, mais encore dans bien des maladies générales.

Le neuvième chapitre comprendra l'étude de la pupille dans certains états physiologiques. Sous ce titre, je ferai rentrer les cas qui n'ont pas trouvé leur place dans les divisions précédentes. L'étude de la pupille pendant le sommeil, me paraît devoir trancher la question si controversée de l'état de l'encéphale pendant cette période de la vie quotidienne. Ses modifications dans les divers états de l'activité mentale, sous l'influence de la colère, de la frayeur, des sentiments pénibles ou voluptueux, pendant l'effort et pendant les altérations du rhythme de la respiration, constituent une étude très-attrayante.

Cette étude semiologique serait incomplète, si dans un dernier chapitre je n'étudiais l'état des pupilles pendant l'agonie et après la mort.

Avant d'aborder la description de la pupille dans les diverses maladies, je crois utile d'indiquer la manière de procéder à l'examen de la pupille :

1° Il ne suffit pas de noter les irrégularités de forme des orifices pupillaires, ou leur situation anormale; il serait bon d'indiquer plus exactement qu'on ne le fait d'habitude, les *dimensions de la pupille :* on se contente presque toujours de dire qu'elles sont resserrés, moyennes ou dilatées; ces renseignements sont insuffisants. Mieux vaudrait indiquer en millimètres leur diamètre approximatif; or, cette détermination peut être faite très-rapidement et avec une approximation bien suffisante, par la simple comparaison de l'orifice pupillaire avec une échelle des pupilles qu'on tient sur la paupière inférieure du sujet qu'on examine. De cette manière, on arriverait à saisir les plus petites variations du diamètre pupillaire chez les malades, pendant la durée de l'observation;

2° Il est indispensable de rechercher le degré de *mobilité* de l'iris. Pour cela, il suffira de fermer les paupières et de voir en les ouvrant, si les pupilles se resserrent. On pourrait approcher de l'œil du malade une bougie allumée, si la pièce où il est couché est un peu sombre. Il faudra de plus rechercher si les *mouvements directs et consensuels de la pupille* persistent dans chaque œil; car un œil pourrait être perdu, que sa pupille n'en continuerait pas moins à se mouvoir sympathiquement lorsque l'autre entrerait en mouvement;

3° Il ne faut pas oublier de parler dans les observations, du degré de *mobilité des muscles de l'œil*, et de signaler les moindres déviations oculaires;

4° Il est absolument indispensable de noter *l'acuité visuelle* du malade qu'on examine. On se contente de dire dans les observations que la vue est abolie, ou qu'elle est affaiblie, ces renseignements sont insuffisants. Il faut préciser davantage, d'autant plus que la détermination de l'acuité visuelle est de la plus grande simplicité, car il suffit, après correction de l'amétropie, de rechercher à quelle distance le malade peut lire un numéro des échelles de Snellen ou de Giraud-Teulon et de diviser le nombre obtenu, par celui du caractère qu'il peut distinguer;

5° Il serait bon aussi de noter l'*état de réfraction* des yeux, et l'*étendue du champ visuel*, et de rechercher, surtout dans les cas de maladies encéphaliques, s'il n'y a pas d'*hémiopie*.

Tous ces renseignements sont indispensables, et ils doivent figurer dans une bonne observation. Malheureusement on néglige presque toujours de les rechercher, ou tout au moins de les consigner dans les relations qu'on publie. De là vient l'embarras où je me suis trouvé, pour la rédaction de certains chapitres, notamment celui des modifications pupillaires dépendant de lésions encéphaliques. Il existe d'excellentes observations publiées par des hommes fort versés dans la connaissance des maladies nerveuses, tels que MM. Luys, Charcot, Hammond, etc... Tous les symptômes présentés par le malade et relatifs à l'affection nerveuse, sont décrits avec la plus grande exactitude et la plus grande minutie; mais de l'état de la pupille, de l'acuité visuelle, absolument rien; on se contente de dire que les pupilles sont dilatées ou immobiles, que le malade peut compter les doigts ou voir un crayon, à trente centimètres, et rien de plus. Autant de faits qui ne peuvent nous servir; et cependant, il serait du plus grand intérêt d'avoir une étude sémiologique complète des modifications pupillaires.

En effet, l'étude des altérations de la pupille, dans le cas de tumeurs ou de lésions en foyer du cerveau, permet dans bien des cas de préciser le siége de la lésion. Elle nous renseigne sur l'état de l'encéphale, dans une foule de cas physiologiques et pathologiques; car l'étude physiologique que nous avons entreprise, nous a montré la relation constante qui existe entre l'état de la pupille et l'état de la circulation en général et celle du cerveau en particulier; aussi, pour indiquer le rapport qui existe entre l'expression du regard et nos sentiments les plus intimes, si on a pu dire que l'œil est le miroir de l'âme, je crois qu'on pourrait dire avec plus de justesse, que la *pupille est le manomètre de la circulation cérébrale.*

CHAPITRE PREMIER.

DE LA PUPILLE DANS LES AFFECTIONS OCULAIRES

Dans presque toutes les affections du globe oculaire, la pupille présente certaines modifications importantes à constater, car l'état de l'iris et de son orifice permettent souvent à eux seuls d'établir un diagnostic. Les altérations qui peuvent survenir dans la pupille sont très-nombreuses et reconnaissent des causes très-variables; les unes sont congénitales, les autres acquises sont le fait d'un traumatisme ou d'une opération, d'autres sont la conséquence de lésions inflammatoires ou organiques du globe de l'œil.

Je pourrais passer successivement en revue toutes les maladies oculaires et décrire dans chacune d'elles l'état de la pupille. Une telle exposition serait longue et dénuée d'intérêt; il est bien préférable, à mon avis, d'étudier isolément chaque modification que peut présenter la pupille, et de rechercher ensuite dans quelles affections elle se rencontre. De cette manière on arrive à saisir entre diverses affections, des analogies et des différences qui seraient aisément passées inaperçues, si on les avait décrites dans leur ordre topographique.

Les diverses modifications que peut présenter l'orifice pupillaire sont très-nombreuses; je crois néanmoins pouvoir les réunir toutes en six groupes. Négligeant les diverses conditions étiologiques ou pathogéniques de ces altérations, qu'elles soient congénitales ou acquises, et ne m'attachant exclusivement qu'à leurs caractères extérieurs, je les diviserai ainsi :

1° Anomalies de nombre : absence ou multiplicité;

2° Anomalies de situation : congénitales, traumatiques, opératoires;

3° Anomalies de forme : malformations congénitales ou pathologiques;

4° Anomalies d'aspect du champ pupillaire;

5° Anomalies dans les mouvements : lenteur, hippus; résistance aux myotiques ou aux mydriatiques;

6° Anomalies dans les dimensions : mydriase, myosis, inégalité des pupilles.

§ 1er. — *Anomalies de nombre de la pupille.*

Sous ce titre je ferai rentrer tous les cas où la pupille fait défaut, et ceux où la membrane iris présente plusieurs orifices.

A. Absence de la pupille. — Je n'entends nullement parler ici des cas où l'orifice pupillaire est obstrué, soit par un épanchement dans la chambre antérieure, soit par des dépôts plastiques, comme cela se voit dans l'iritis ; je ne citerai que les cas où la pupille fait réellement défaut.

1° Dans l'*iridérémie complète* ou *aniridie* caractérisée par l'absence totale de l'iris, on conçoit qu'il n'y ait pas de pupille. L'œil a un aspect étrange, on voit le cristallin dans sa totalité, qui présente un aspect jaunâtre. En se plaçant dans certaines conditions, on peut apercevoir la coloration rougeâtre du fond de l'œil (cas de Beer). Cet état coïncide presque toujours avec d'autres anomalies entraînant la perte de la vue, telles que l'absence de la choroïde, des procès ciliaires, de la rétine, du cristallin. C'est une affection le plus souvent héréditaire, qui se transmet surtout aux individus du sexe masculin. Sur vingt-huit cas d'irédérémie, Foachon (1) a constaté quatorze fois la transmission héréditaire à plusieurs générations. Von Ammon (2) a observé aussi un cas de transmission d'une mère à sa fille. Cette affection s'observe dans les deux yeux le plus souvent, et les personnes qui en sont atteintes ne peuvent supporter la lumière; la

(1) Foachon. — *De l'absence congénitale et complète de l'iris.* th. de Strasbourg 1840.

(2) Von Ammon. — *Neue Beitraege zur Lehre von den angel. Fehlern der Iris*, in *Deuts. medecin. Zeitung*, 1852, II, n° 3.

cataracte existe presque toujours congénitalement, ou bien elle apparaît plus ou moins tard ; quand elle existe, elle n'abolit pas absolument toute perception lumineuse, parce qu'il reste encore autour de la lentille opacifiée la zonul transparente par où pénètre la lumière. — Il existe dans la science des cas d'iridérémie complète, où la vision était encore suffisamment bonne.

Obs. X. — Hulme, cite l'observation d'un homme chez lequel il existait avec une iridérémie complète, des opacités capsulaires dans les deux cristallins ; les globes oculaires étaient mobiles, et la vision assez bonne malgré cela, pour que le malade pût lire le n° 6 de l'échelle de Jæger et exercer la profession de marin. (*Medico-chirurgical transaction*, London, Vol. LIV.)

Obs. XI. — Cas d'iridérémie observé chez un adulte. (Dixon, *Diseases of the eye*, London, 2e édit. 1859, p. 400 et *Ophthalmic Hospital Reports*, I, p. 158.) Caroline P... 36 ans, vient à Ophth. Hospital au mois d'août 1857. Elle a évidemment eu des kératites, car ses cornées sont opaques et parcourues par des vaisseaux. Pas de rougeur scléroticale, pas d'intolérance à la lumière, pas de signes d'nne affection aiguë. Les paupières supérieures sont très-abaissées et donnent à la malade l'apparence d'une personne qui sommeille ; elle ne peut lire les caractères ordinaires, mais l'œil droit qui est moins trouble reconnait les grandes capitales. Faisant face au centre des cornées il y a une opacité siégeant évidemment dans le cristallin ; on ne peut apercevoir *ni le bord pupillaire, ni le tissu de l'iris*. Un examen très-minutieux fait reconnaitre que ce n'est pas l'opacité cornéenne qui empèche de voir l'iris, mais que *ces deux membranes manquent absolument.* L'examen à l'ophthalmoscope permet d'apercevoir le fond rouge de l'œil, entre les opacités cornéennes ; il montre aussi que les deux iris sont absents ; cependant Dixon, fait observer qu'au niveau du bord inférieur de la cornée gauche, on trouve une petite traînée noirâtre qui indique un rudiment d'iris.

Il semble étonnant qu'avec une opacité centrale et rayonnée du cristallin, qu'avec des cornées semblables et une absence complète d'iris, la malade puisse encore distinguer quelque chose ; mais son histoire antérieure est encore bien plus intéressante ; car elle assure qu'avant son inflammation de la cornée, qui ne date que de quelques années, sa vue était excellente, elle parait très-surprise que M. Dixon en puisse douter. Elle est allée à l'école à l'âge de 10 ans : elle s'est livrée aux études ordinaires et aux travaux d'aiguilles comme les autres jeunes filles, ses progrès ont même été assez rapides, pour qu'à l'âge de 16 ans elle soit entrée comme femme de chambre dans une famille noble, où elle est restée huit ou dix ans. Dans son enfance elle n'a jamais souffert, ni de la lumière du soleil ni des autres lumières, et a toujours vu avec la même perfection les objets distants ou rapprochés. Ses parents, de même que ses frères et ses sœurs jouissent d'une vue excellente.

En juin 1858, le sujet est encore en traitement ; une amélioration notable est survenue dans l'état des cornées. Les mouvements du globe de l'œil sont réguliers, et on n'observe aucun de ces troubles qui ordinairement sont le caractère de l'iridérémie.

L'iridérémie peut être *acquise*, tel est le cas du sujet de de Græfe (1), chez lequel ce chirurgien enleva la totalité de l'iris en faisant une opération. Le malade guérit sans déplacement du cristallin, et de Græfe constata alors que sa vision était encore assez bonne pour lui permettre de lire des numéros assez fins des échelles typographiques, et que son amplitude d'accommodation correspondait à celle qu'on trouve normalement chez les sujets de son âge.

2o L'*acorie* est l'imperforation de l'iris; c'est une malformation excessivement rare, puisqu'il existe un seul cas dans la science, celui observé par Demours (2). Il ne faudrait pas la confondre avec la persistance de la membrane pupillaire; dans l'acorie vraie, la structure de la partie qui obstrue la pupille est identique avec celle de l'iris.

(1) Von Græfe.— *Archiv für Ophthalmol.* Bd. VII.

(2) Demours. — *Précis théorique et pratique sur les maladies des yeux.* Paris, 1823.

3° La *persistance de la membrane pupillaire* dans son entier est très-rare chez les enfants; on conçoit que dans ces conditions la vue est impossible; l'enfant ne perçoit l'impression de la lumière que comme nous la pouvons percevoir à travers les paupières fermées. Cette anomalie disparaît presque toujours spontanément plus ou moins de temps après la naissance, aussi n'est-il pas indiqué d'intervenir. On répète que c'est pour un cas de ce genre que Cheselden a imaginé l'opération de la pupille artificielle. Ce dire n'est pas conforme à la vérité; les deux cas opérés par Cheselden, étaient des cas d'oblitération pupillaire consécutive à l'opération de la cataracte par abaissement (1). Il est au contraire assez fréquent d'observer chez les enfants et même chez l'adulte des fragments persistants de la membrane pupillaire, il faut prendre garde de ne pas les confondre avec des synéchies.

B. Multiplicité des pupilles. Polycorie. — On désigne ainsi l'existence de plusieurs petites ouvertures dans le tissu de l'iris. Cette affection peut être congénitale ou acquise, succédant à des traumatismes ou à des inflammations prolongées qui amènent des ruptures dans la membrane irienne.

1° La *polycorie congénitale* est due tantôt à des arrêts de développement de portions limitées du tissu propre de l'iris, tantôt à la persistance de fragments de la membrane pupillaire qui subdivisent ainsi la pupille en plusieurs parties. Très-rarement ces orifices sont arrondis, presque toujours ils se présentent sous forme de fentes ovales, allongées ou triangulaires. Une seule ouverture

(1) Wharton Jones. — *Ophthalmic medicin and surgery*. 1847, p, 296.

anormale séparée de la pupille ordinaire par une bandelette étroite, constitue *le coloboma à pont* de von Ammon. Szokalski a observé une petite fille chez laquelle une bande assez large divisait la pupille en deux moitiés, ce qui avait fait croire à une synéchie due à l'existence d'une iritis syphilitique pour laquelle on avait institué un traitement. Alf. de Græfe (1) a vu sur un jeune homme de dix-sept ans les deux iris percés de nombreuses ouvertures en partie masquées par une sorte de membrane placée derrière le diaphragme irien. On pouvait voir le fond de l'œil tout à fait normal en faisant l'examen ophthalmoscopique. L'ouverture anormale est parfois voisine du bord ciliaire, dans ce cas elle peut résulter d'une dialyse congénitale du bord périphérique de l'iris, *irido-diastasis* de von Ammon.

2o *Polycorie traumatique.* — Le plus souvent, l'ouverture anormale survient à la suite d'un coup violent sur l'œil, ou à la suite de l'excision du bord périphérique de l'iris avec le couteau, pendant l'opération de la kératotomie. On connaît la fragilité des moyens d'union qui fixent l'iris à ses insertions ciliaires; il suffit quelquefois d'une chute ou d'un coup porté sur l'œil, même sans beaucoup de violence, pour que ces adhérences se détruisent. On donne le nom d'*irido-dialyse* ou de *corédialyse traumatique* au détachement du bord externe de l'iris à ses insertions ciliaires. Ce genre de lésions est plus fréquent que la rupture de l'iris dans sa continuité. Ces diverses blessures peuvent s'accompagner de ruptures des membranes de l'œil, mais dans presque tous les cas, on n'observe pas cette complication. Après le

(1) Von Græfe. — *Archiv für Ophthalmologie*, 1865, Bd. XI, I, p. 209.

déchirement de l'iris ou après son décollement, il se produit presque toujours un épanchement de sang qui remplit toute la chambre antérieure, mais qui se résorbe en général sans causer d'accidents. On observe alors que le bord pupillaire correspondant à la solution de continuité est paralysé. Le plus souvent, la présence de cette pupille anormale ne cause aucun trouble dans l'exercice de la vision : mais quand le sujet présente des anomalies de réfraction, l'existence de la polycorie peut donner lieu à de la *polyopie monoculaire.*

Obs. XII. — *Corédialysis traumatique à la suite de l'explosion d'un pétard près de l'œil.* — Elisa B. âgée de 21 ans, était assise dans son jardin, le 5 novembre 1861, quand un pétard lancé par dessus le mur, éclata à quelques pouces seulement de son œil droit. Elle éprouve aussitôt une très-vive douleur, et ne voit plus du tout de cet œil. Le lendemain elle va consulter M. Lawson. L'œil est douloureux et enflammé, la chambre antérieure remplie de sang ne permet pas de rien distinguer. Sangsues à la tempe ; compresses d'eau froide en permanence sur l'œil. Huit jours après, (14 nov.) le sang est assez résorbé pour permettre de constater que le bord ciliaire de l'iris est détaché à sa partie inféro-interne. L'humeur aqueuse est encore un peu tintée par le sang ; on ne peut constater la transparence du cristallin. Trois mois après l'accident, la malade peut lire le n° 1 de l'échelle de Jæger. L'iris est tellement détaché à son bord ciliaire, qu'il s'est fait là une seconde pupille, à travers laquelle on voit très-bien le fond de l'œil. Cependant la vision est simple avec cet œil. (Lawson. *Injuries of the Eye,* London, 1867).

Obs. XIII. — *Corédialysis traumatique.* T. W., 45 ans, entre à l'Ophthalmic Hospital, le 23 mai 1865, ayant une demi heure avant, reçu dans l'œil le bouchon d'une bouteille de Soda-Water. Hémorrhagie dans la chambre antérieure recouvrant à peu près le tiers inférieur de l'iris jusqu'au niveau du bord pupillaire. Au bord supérieur de la circonférence externe, l'iris est détaché de ses insertions ciliaires dans une étendue de quatre lignes environ. Le bord pupillaire correspondant est paralysé. Sangsues à la tempe; compresses d'eau froide;

frictions belladonées. Le 26 mai, le sang est résorbé, la portion de l'iris détachée, est flasque et tremblante. Toute la partie inférieure du bord pupillaire se meut régulièrement, mais la demi circonférence supéro-interne est paralysée. (Lawson. *loc. cit.*, p. 122).

Obs. XIV. — *Déchirure de l'iris près de son bord pupillaire, sans lésion des membranes extérieures de l'œil, par les éclats d'une balle qui frappe l'œil après avoir touché la cible.* (Lawson, *loc. cit.* p. 123.) Wm. P., âgé de 41 ans, marqueur dans un tir au fusil, vient réclamer les soins de M. Critchett, le 23 mai 1875, après avoir été blessé dans les circonstances suivantes. Onze jours auparavant il était engagé comme marqueur pendant un exercice à feu, quand un éclat de balle, pénétrant dans le mantelet où il se tenait, le frappa à l'œil gauche. Il sentit bien qu'il était blessé, mais il ne bougea pas jusqu'à ce que le feu eût cessé, quoique, dit-il, il fut devenu tout à fait aveugle de cet œil, (probablement à cause de l'hémorrhagie dans la chambre antérieure). L'examen de son œil fait reconnaître les particularités suivantes : sur la face extérieure de la cornée il y a une légère inégalité de la surface épéthéliale, mais il n'y a aucune opacité, ni rien qui indique le point qui a reçu le coup. Toutes les membranes d'enveloppe de l'œil sont saines et rien ne fait supposer qu'elles aient été déchirées. Cependant en regardant avec soin on aperçoit deux pupilles, l'une immédiatement au-dessus de l'autre ; la supérieure séparée de l'inférieure par un petit pont d'iris ; la pupille supérieure est de tous côtés entourée par le tissu de l'iris, elle n'empiète pas sur les insertions ciliaires de cette membrane. Ses bords sont irrégulièrement déchiquetés. A l'ophthalmoscope on peut examiner le fond de l'œil par l'une ou l'autre pupille, quoique les milieux soient un peu troubles. Le bord supérieur de l'ancienne pupille est paralysé mais son bord inférieur a conservé ses mouvements. Le bord interne de l'iris a perdu sa forme circulaire. Le sujet peut lire le n° 18 de l'échelle de Jæger.

3° *Polycorie spontanée.* — A la suite d'inflammations prolongées de l'iris qui ont amené l'oblitération de l'orifice pupillaire et des adhérences du bord libre au cristallin, on a quelquefois observé que le tissu propre de l'iris en s'atrophiant laissait des intervalles libres entre les fibres du dilatateur. Certains malades ont recouvré la vision, au moins en partie, à la suite de ces *ruptures spontanées*, lorsque les parties profondes de l'œil n'étaient pas trop profondément altérées. (Wecker, Ch. Abadie).

§ 2. — *Anomalies de situation.*

Nous savons que la pupille n'est pas située exactement au centre de l'iris, mais qu'elle se rapproche le plus souvent de son bord supéro-interne. Ce déplacement peut être poussé si loin qu'il constitue une véritable anomalie, la *corectopie*; d'autrefois la pupille est située vers le bord supérieur ou le bord externe de l'iris. Cette disposition n'a aucune influence fâcheuse sur la vision, à moins d'être poussée à l'extrême; elle détermine alors une déviation du globe de l'œil, un strabisme convergent ou divergent, suivant les cas, afin de permettre aux axes visuels de se rencontrer sur l'objet fixé.

A. Corectopie congénitale. — Cette malformation se rapporte à une irrégularité survenue dans le développement de l'iris; une des parties de cette membrane s'étant accrue aux dépens de la partie opposée. Elle existe symétriquement sur les deux yeux, et se rencontre ordinairement chez plusieurs personnes d'une même famille (Meyer). Quelquefois, le déplacement est tel, que la pupille n'est seulement séparée du bord ciliaire que par une mince bandelette du tissu iridien; dans ces cas, sa forme est toujours plus ou moins altérée, *dyscorie*, se rapprochant soit de la forme ovalaire, soit de la forme lancéolée. Indépendamment d'un strabisme plus ou moins prononcé, on rencontre presque toujours sur ces yeux un déplacement du cristallin, en rapport avec la situation anormale de la pupille (1).

B. Déplacements pathologiques. — Toutes les fois qu'il se produit un enclavement d'une portion de l'iris voisine de son bord libre, la pupille se trouve déplacée de ce côté, par suite de la rétraction qui s'opère dans la partie herniée de cette membrane. Ces *enclavements* sont fréquents à la suite *d'abcès de la cornée* s'ouvrant à l'extérieur et dans la chambre antérieure; c'est une terminaison presque inévitable de la kératite ulcéreuse grave.

C. Déplacements traumatiques ou opératoires. — Des enclavements de l'iris, amenant consécutivement le déplacement de la pupille, s'observent très souvent à la suite de blessures de la cornée avec issue de l'iris et de l'humeur aqueuse. C'est un accident fréquent, pour ne pas dire presque constant, à la suite de l'opération de la cataracte par extraction, sans iridectomie. Ces enclavements ne déterminent pas de troubles bien notables de la vision, quand le déplacement pupillaire est peu considérable, et qu'une faible portion de l'iris est pincée dans les lèvres de la plaie cornéenne; mais quand une étendue assez considérable de cette membrane est engagée dans une plaie qui intéresse non-seulement la cornée, mais encore la sclérotique et le corps ciliaire, il faut craindre l'ophthalmie sympathique.

Le déplacement de la pupille est le but de plusieurs méthodes opératoires, les unes abandonnées, les autres encore en faveur aujourd'hui et dans lequelles on pro-

(1) Dans les volumes XXVII et XXVIII du *Dublin Quarterly Journal of Medical Science*, on trouvera des figures représentant quelques cas de corectopie observés par M. Wilde.

duit par des moyens différents un enclavement de l'iris. C'est ainsi que dans leur procédé *d'iridenkleisis*, Adams (1) et Himly (2), attiraient en dehors, à travers une plaie cornéenne, le prolapsus iridien, qu'ils maintenaient en place, de manière à produire un déplacement permanent de la pupille. — Guépin, de Nantes (3) et Desmarres (4), faisaient avec un emporte-pièce, une plaie cornéale, et pour fixer en ce point le prolapsus de l'iris, ils le cautérisaient au nitrate d'argent. — Les opérations de Critchett (5), de Snellen (6), qui fixent le prolapsus avec un fil (*iridodesis*), ont encore pour résultat un déplacement pupillaire. — Le même but est atteint par les procédés de Stellwag (7), et de Wecker (8), qui remplacent la ligature par le simple *enclavement* du prolapsus irien dans la plaie scléroticale.

Dans toutes ces opérations, le but qu'on se propose, c'est de déplacer la pupille, de manière à l'amener en face des parties saines de la cornée et du cristallin, tout en conservant à l'iris son sphincter, et par conséquent sa motilité, qui est sacrifiée dans l'opération de la pupille artificielle par iridectomie. Mais elle peut amener des accidents; dans les yeux granuleux, une synéchie antérieure, même la plus petite peut être l'origine d'un staphylome, comme l'a montré M Cuignet (d'Alger); l'irritation de l'iris occasionée par l'enclavement de l'iris détermine quelquefois des attaques de glaucome.

(1) Adams. — *Practical observations on diseases of the eye.* London 1814.

(2) Himly. — *Bibliothek für Ophthalm.*, Bd. 1, 175.

(3) Guépin de Nantes. — *Monographie de la pupille artificielle* et *Annales d'oculistique*, t. II, 30.

(4) Desmarres. — *Traité des maladies des yeux*, 1855, t. II, p. 516.

(5) Critchett. — *Ophthalmic Hospital Reports.* t. V.

(6) Snellen. — Voyez in *Annales d'Oculistique*, 1863, p. 186.

(7) Stellwag von Carion. — *Lehrbuch der Augenheilkunde*, Wien, 1862, 182.

(8) Wecker. — *Loc. cit.*

§ 3. — *Anomalies de forme.*

Les malformations de la pupille peuvent être congénitales ; mais le plus souvent elles surviennent après la naissance et reconnaissent pour cause, soit une affection inflammatoire des membranes de l'œil, de l'iris principalement, soit un traumatisme ou une opération. Je rattacherai à ces trois divisions tous les cas où la pupille est altérée dans sa forme.

A. Malformations congénitales. — La pupille est ordinairement circulaire; cependant il n'est pas très-rare de la trouver plus ou moins elleptique; nous avons vu à la page 13, que cette disposition peut exister normalement, mais alors la différence entre les deux axes de cette ellipse est assez faible pour que leur différence ne frappe pas le regard de prime abord, et qu'il faille la rechercher avec soin pour constater sa présence.

1o Dans *l'iridérémie incomplète*, l'iris a subi un arrêt de développement; il est réduit à un cercle très-étroit, souvent même il ne reste que quelques lambeaux d'iris, irréguliers, arrondis de un ou deux millimètres de longueur. Le fond de l'œil paraît bleuâtre. Cette anomalie est héréditaire dans certaines familles ; et elle se complique souvent de microphthalmie, d'amblyopie et de troubles de l'accommodation.

2o Le *coloboma* est la division congénitale de l'iris; on en distingue trois formes selon que les bords de la fissure ont de la tendance à converger vers la pupille, selon qu'ils sont parallèles, ou bien qu'ils se réunissent vers le bord ciliaire; Le coloboma est *complet* quand la division s'étend jusqu'au bord ciliaire, *irido-schisma;*

incomplet dans le cas contraire ; il est *superficiel* lorsque l'uvée est intacte, *pénétrant* lorsque cette couche est divisée. Dans le coloboma incomplet, la pupille est plus ou moins échancrée ; le sommet de la fente répond à une bandelette de tissu irien variable en largeur. Quelquefois le bord pupillaire est réuni d'un côté à l'autre de la fente par une petite bride de tissu irien, c'est le *coloboma à pont de von Ammon.* Galezowski et Daguenet en rapportent une observation (1). La division siége presque toujours à la partie inférieure du diaphragme, il n'existe qu'un seul cas de coloboma horizontal, se prolongeant des deux côtés de la pupille (Tourtual) (2). Cette malformation existe ordinairement des deux côtés ; elle siége à gauche quand elle est unilatérale. Wharton Jones (3), a vu une fois le coloboma de l'iris dans un œil, coïncider avec la polycorie dans l'autre œil.

En général, la partie inférieure de l'œil où siége le coloboma, est moins convexe que la partie supérieure, et paraît moins développée : dans quelques cas, on trouve le globe de l'œil plus petit, la cornée dépressible ; il y a absence de pigment, coexistence de cataracte, ce qui laisse encore au malade une certaine faculté visuelle, parce que la lumière pénètre par la zone transparente qui existe autour du cristallin opacifié. Il existe aussi nombre de cas où la conformation du reste de l'œil était normale et la vision excellente : en général, cette anomalie se complique d'astigmatisme et de microphthalmie.

Le coloboma de l'iris est héréditaire et coïncide le plus

(1) Galezowki. — *Traité des maladies des yeux.* Paris 1875, p. 386.

(2) Tourtual. — *Beobachtungen an einem Auge mit einer seltenen Deformitaet der Pupille.* Müller's Archiv. 4. 1846.

(3) Warthon Jones. — *Ophthalmic medicin and surgery.* London 1849.

souvent avec d'autres malformations, telles que le coloboma des paupières, le bec de lièvre simple ou compliqué de division de la voûte et du voile du palais, l'épispadias, etc. La division de l'iris fait presque toujours suite à une division analogue de la choroïde. La lacune qui existe dans le coloboma iridien ne doit pas être attribuée à un défaut de rapprochement des parties, mais bien à une véritable absence du tissu de l'iris au point correspondant à l'occlusion incomplète de la fente choroïdienne; car, pendant la vie intra-utérine, l'iris se montre sous la forme d'un cercle complet et non séparé par une fente, comme cela a lieu pour la choroïde; de plus, il n'apparaît que lorsque la choroïde est développée et que la fente choroïdienne est fermée, (Abadie) (1).

3o La *dyscorie* est ce vice de configuration de la pupille qui présente une forme ovale ou lancéolée, au lieu d'être circulaire : cette anomalie coïncide toujours avec la corectopie.

B. Malformations pathologiques. — Le plus grand nombre des déformations acquises de la pupille tient à l'existence d'adhérences, de *synéchies antérieures* ou *postérieures*, c'est-à-dire à l'existence d'adhérences de l'iris à la face postérieure de la cornée où à la capsule cristallinienne.

1° Les *synéchies antérieures*, faciles à reconnaître à l'examen direct, et mieux encore par l'éclairage oblique, succèdent à des perforations cornéales, soit pathologiques, abcès, ulcère perforant de la cornée, etc..., soit traumatiques, blessures de la cornée, ponctions de la chambre antérieure, opérations de cataracte par extrac-

(1) Ch. Abadie. — *Traité des maladies des yeux*. Paris 1876. I, 349.

tion, sans iridectomie. Les synéchies antérieures peuvent encore se rencontrer sans lésions de la cornée, à la suite d'iritis parenchymateuse, les condylomes ayant atteint la face postérieure de cette membrane et contracté des adhérences avec elle (Wecker). Dans tous les cas, la déformation pupillaire s'accompagne d'un déplacement en rapport avec le siége et l'étendue de l'adhérence irienne.

2o Les *synéchies postérieures* sont très-variables comme étendue. On rend leur existence très-facile à reconnaître en instillant dans l'œil quelques gouttes d'une solution d'atropine. L'iris ne se rétracte que dans les points où il n'a pas contracté d'adhérences, ce qui accentue davantage la déformation pupillaire.

Peu nombreuses et peu résistantes au début de l'*iritis plastique*, les synéchies peuvent se rompre lorsque la pupille est dilatée par l'atropine; dans ce cas, l'orifice pupillaire reprend sa forme circulaire. Quand elles sont nombreuses et résistantes comme dans les *iritis anciennes*, plastiques ou condylomateuses, la pupille peut revêtir les formes les plus irrégulières. Parfois, des exsudats fixent le bord intérieur de l'iris dans toute son étendue, *synéchie postérieure totale*, état extrêmement grave, à cause des accidents qu'il entraîne par la suite. En effet, la communication entre les deux chambres se trouve interceptée, et le liquide qui continue à être sécreté en abondance dans la chambre postérieure, refoule en avant la membrane iris qui prend la forme d'un entonnoir et se rapproche de plus en plus de la cornée. Les tiraillements incessants qu'éprouve l'iris, ne font encore qu'exagérer cette sécrétion; bientôt la tension intra-oculaire est considérable; de là, l'atrophie choroïdienne, les décollements de la rétine, la cataracte, le refoulement du nerf optique, et en dernier lieu l'atrophie du globe oculaire. Il y a cependant des cas heureux, où tous ces accidents ne surviennent pas à la suite d'une synéchie postérieure totale; c'est qu'alors l'exsudat a fixé non-seulement le bord libre de l'iris, mais encore la plus grande partie de sa face potérieure, de telle sorte que le reste de la membrane ne subit que de très-faibles tiraillements (Wecker).

Des déformations de même ordre, coïncidant ou non avec des exsudats dans le champ pupillaire, se rencontrent également dans les cas d'*irido-choroïdite* et de *cyclite*. Dans ces affections, indépendamment des lésions propres à l'iritis, changement de couleur, aspect rugueux de l'iris, etc., on note le trouble du corps vitré, l'apparition brusque et la disparition souvent très-rapide d'un hypopyon, le gonflement des veines de l'iris, sans que leur turgescence rapide soit en rapport avec l'inflammation de cette membrane; on trouve encore une vive sensibilité du globe oculaire, le rétrécissement progressif du champ visuel, de la tension au début et bientôt de l'affaissement du globe oculaire.

3° Les *tumeurs de l'iris*, surtout quand elles siégent près de son bord pupillaire, peuvent encore altérer plus ou moins la forme de cet orifice, tant par le refoulement mécanique qu'elles occasionnent dans le tissu de l'iris, que par la paralysie du bord pupillaire qu'on observe toujours dans les points correspondants à ceux où l'iris est lésé.

C. Malformations traumatiques. — 1° Von Ammon a signalé des cas de *renversement du bord pupillaire*, simulant une irido-dialyse plus ou moins compléte, mais dont on peut néanmoins les distinguer, en ce qu'il est impossible, à l'ophthalmoscope, d'apercevoir les procès ciliaires dans la partie correspondante au refoulement de l'iris (1). Wecker a signalé un cas analogue, il en a rapporté l'observation ainsi que le dessin dans son *Traité des maladies des yeux,* t. I, p. 425.

Dans une des observations de von Ammon, on trouve relatée la dissection après la mort d'un œil dans lequel la plus grande partie de l'iris avait disparu, à la suite d'un coup de fusil chargé avec de l'eau, au lieu de plomb, qu'un soldat s'était tiré dans la bouche, croyant ainsi mettre fin à ses jours. Dans l'œil droit, la seule portion visible de l'iris consistait en un petit croissant siégeant sur son bord externe. Le point où l'iris avait disparu n'était ni déchiré, ni renversé en dedans; il avait disparu sans qu'on pût soupçonner ce qu'il était devenu. La dissection montra que les bords supérieur, inférieur et interne de l'iris étaient repoussés en arrière. Le corps vitré était déplacé, le cristallin renfermé dans sa capsule touchait par son bord supérieur les procès ciliaires qui sont à la partie moyenne et en haut du globe de l'œil, tandis que son bord inférieur se trouvait près du centre de cette pupille anormalement dilatée. Le cristallin et le corps vitré avaient déplacé l'iris. Quand ces organes furent enlevés, le globe de l'œil étant sous l'eau, l'iris reprit sa position primitive.

2o White Cooper (2) a cité trois observations de *déchirure du cercle pupillaire,* amenant une dilatation

(1) Von Ammon. — *Das Verschwinden der Iris durch Eisenkung.*; (*Archiv für Ophthalmol.* Bd. I part. 2. p. 417.

(2) White Cooper. — *De la déchirure du cercle interne de l'iris,* in *Annales d'oculistique* t. XXXIV, p. 246.

considérable de la pupille et l'irrégularité de son contour. Voici l'une d'elles :

Obs. XV. — « Le 14 juin 1855, je fus consulté par un jeune homme de dix-sept ans, qui onze semaines auparavant, avait reçu une pierre volumineuse et vigoureusement lancée sur l'œil droit. Il tomba sous la violence du coup et l'œil atteint perdit sur le champ la faculté de voir. La pupille présentait une large dilatation et son bord inférieur était dentelé comme une scie. Il y avait trois fissures à l'iris. Sa coloration n'était pas altérée et l'œil n'offrait pas la moindre trace d'inflammation. En lui faisant fermer l'œil sain, on s'assurait qu'il ne distinguait que les objets volumineux et encore confusément. En lui faisant regarder par un trou d'épingle, il reconnaissait les traits du visage et lisait bien les gros caractères. Dans le cas de ce genre, la vue était troublée comme dans une mydriase idiopathique. »

La division du bord interne de l'iris peut être le fait d'une rupture, à la suite d'un coup porté sur le globe de l'œil, alors même que toutes les membranes extérieures sont intactes; elle peut aussi être due à une *plaie pénétrante*, le corps vulnérant, après avoir traversé la cornée, étant venu sectionner le bord libre de l'iris. Dans presque tous ces cas, on observe en même temps une cataracte traumatique; car, la cristalloïde antérieure est toujours plus ou moins intéressée en même temps que l'iris.

Je dois mentionner ici une particularité qui a été bien étudiée par M. Solomon (1). Quand l'iris est déchiré suivant son diamètre transversal, en deux ou trois points, tout le segment compris entre les blessures s'atrophie en quelques jours et cesse d'être visible, quoique l'humeur aqueuse soit transparente. Il ajoute aussi : « Pendant l'extraction de la cataracte, si le corps vitré diffluent

(1) Solomon. — In *The British Medical Journal*, 14 avril 1860.

vient se mettre en rapport avec l'iris et qu'on le laisse en ce point sans intervenir (et je ne sais trop comment on pourrait intervenir et sauver un tel œil), toute la partie de l'iris correspondant à la section cornéale s'atrophie, disparaît, et en très-peu de temps perd son apparence ordinaire pour se transformer en une zone fibreuse. Et cependant par la dissection on pourrait encore retrouver dans le globe de l'œil, les parties de l'iris qui échappent à l'examen. »

Je pense que c'est à des cas de cette nature, bien plutôt qu'à une paralysie des nerfs ciliaires consécutive à une contusion de la cornée, qu'il faut rattacher la plupart des observations de pupilles anormalement dilatées et qu'on présente comme des exemples de mydriase traumatique.

Obs. XVI.— (Fano. *in Gazette des Hopitaux*, 17 avril 1862) La dame A..... âgée de 34 ans, modiste a reçu un coup de parapluie à la partie supérieure et interne des paupières du côté droit. Il en est résulté une ecchymose de la conjonctive oculaire et la sensation d'élancements pendant plusieurs jours, derrière la paupière supérieure et au niveau du sourcil correspondant. Il y a une certaine difficulté à relever cette paupière. Quelques jours après, la vue du côté droit devient de plus en plus trouble. La pupille droite est manifestement plus large que la gauche. L'œil droit est sain, ses mouvements sont étendus, mais sa vision est moins bonne que de l'œil gauche. Elle ne peut lire que le n° 14 de Jæger, et avec la carte percée elle lit le n° 7.

Obs. XVII.—(L'Étendard, *De la mydriase*; thèse de Paris, 1861 p. 36.) L..., 54 ans, scieur de long, entre à l'hôpital St-Antoine le 24 avril 1868, salle St Christophle n° 1, pour une contusion de l'épaule. Il présente en même temps une affection de l'œil gauche qui s'est produite dans les circonstance suivantes. A l'âge de 22 ans, il a reçu sur cet œil un choc assez violent, produit par une branche d'arbre. Il éprouva alors une vive douleur, et sa vue resta troublée pendant trois ou quatre jours, au bout desquels, d'après les renseignements qu'il donne, il eut une vive inflammation de l'œil frappé. Il reste six semaines sans pouvoir ouvrir l'œil. Quand il fut guéri, la pupille était considérablement dilatée. Sa vue était bonne, mais présentait cette particularité, que quand il fixait un objet un peu éloigné, il voyait deux images superposées et quand il fermait l'œil malade, c'était l'image supérieure qui disparaissait. Cette diplopie ne se produisait que dans l'extension de la tête sur le cou. Le droit inférieur était probablement paralysé. Le même effet ne se produisait pas dans la vision à courte distance, car il lisait et écrivait très-facilement. Cette diplopie ne dura que cinq à six ans, après lesquels le malade ne fit aucune différence dans la vision des deux yeux. Aujourd'hui, on trouve que la pupille gauche est *quatre fois plus grande que celle de l'œil sain.* Elle est régulière, insensible à la lumière, mais on peut exagérer ses dimensions par l'atropine. En fermant alternativement l'un et l'autre l'œil, on voit que pour la vision éloignée, l'œil gauche est le meilleur, c'est le droit pour les objets rapprochés. Le malade lit passablement avec l'œil gauche à partir du n° 14 de l'échelle de Jæger. Rien d'anormal à l'examen ophthalmoscopique.

Obs. XVIII. — (Sichel, *Gazette hebdomadaire*, 1859.) A la suite d'un coup porté sur l'œil gauche, chez un enfant de 12 ans, l'iris était tellement rétracté qu'il formait un limbe gris bleuâtre, d'environ 1 millim. de largeur. Le cristallin, devenu opaque, blanchâtre et repoussé en haut remplissait la moitié supérieure de cette large pupille, dont la moitié inférieure avait la forme d'un croissant, et paraissait noire au premier coup d'œil ; mais à un examen attentif, et en la regardant dans certaines positions, à une faible lumière, on pouvait reconnaître la couleur rougeâtre du fond de l'œil. La vision était très-troublée, plus par la présence de la cataracte que par celle de la mydriase.

3° Dans l'*iridectomie* la forme de la pupille est encore altérée, car on enlève une portion de l'iris, soit : 1° dans un but *optique*, en créant une ouverture artificielle pour la pénétration dans l'œil des rayons lumineux, comme dans les cas de taie centrale de la cornée, d'occlusion de la pupille normale, de cataracte capsulaire centrale stationnaire, et dans certains cas de luxation du cristallin; soit : 2° comme moyen *antiphlogistique*, en modifiant par ce fait la sécrétion des liquides intra-oculaires, comme dans les affections glaucomateuses, et certaines formes de kératite, d'iritis et d'irido-choroïdite chroniques.

Dans tous ces cas, on enlève un segment plus ou moins large de l'iris et de son sphincter, aussi la pupille est-elle très-agrandie, et sa contractilité abolie. Pour obvier autant que possible aux inconvénients qui résultent de cet état (déformation et éblouissement au grand jour etc....), on devra faire la pupille en haut, lorsqu'on aura le choix de l'emplacement ; par exemple dans la cataracte, où l'iridectomie n'a d'autre utilité que de faciliter la sortie du cristallin. En agissant ainsi, la pupille anormalement dilatée, sera en partie masquée par la paupière supérieure qui recouvre toujours une portion plus ou moins étendue de la cornée.

La forme de la pupille est également altérée dans les opérations qui ont pour but de déplacer cet orifice, *iridenkleisis, iridodisis, enclavement;* l'ouverture qu'on crée dans *l'iridotomie*, s'éloigne toujours plus ou moins de la conformation régulière de la pupille.

§ 4. — *Altérations d'aspect du champ pupillaire.*

A l'état normal, la pupille se présente sous l'apparence d'un cercle régulier, dont la coloration noire tranche d'autant plus nettement sur l'iris que cette membrane renferme moins de pigment et que sa couleur est plus claire. Une foule d'états morbides des divers milieux de l'œil peut modifier cette apparence.

Dans la première partie de ce travail, j'ai déjà exposé assez longuement les causes qui font que la pupille paraît noire. J'ai montré que cette apparence n'est pas due à l'absorption des rayons lumineux par le pigment choroïdien ; et je me contenterai de renvoyer à la page 15, où se trouve l'explication de ce phénomène. On y verra aussi que si la pupille de l'albinos offre un reflet rougeâtre, ce n'est pas parce que le pigment choroïdien faisant défaut, les rayons rouges non absorbés par la couche vasculaire de la choroïde sont réfléchis au dehors, mais bien parce que les rayons extérieurs traversent la sclérotique et la choroïde privée de pigment, et éclairent ainsi le fond de l'œil. Mais il y a des conditions pathologiques, qui font que la lumière qui tombe au fond de l'œil, est réfléchie à travers l'ouverture pupillaire, et donne à cet orifice des colorations variables ; c'est ce qui a lieu pour les tumeurs du fond de l'œil, et pour le décollement de la rétine ; de même lorsque le corps vitré, le cristallin ont subi certaines modifications, au lieu de rester transparents et de laisser passer la lumière incidente, ils la réfléchissent en plus ou moins grande quantité, déterminant ainsi des reflets anormaux de la pupille. Enfin, il peut arriver que la pupille, au lieu d'être libre, soit obstruée par des dépôts plastiques qui interceptent ainsi l'arrivée des rayons lumineux.

On voit donc, que les altérations qui peuvent changer l'aspect de la pupille, en modifiant la transparence des milieux réfringents de l'œil, et en créant dans cet organe des conditions anormales de réflexion, reconnaissent des causes diverses, et peuvent siéger aussi en différents points : en avant, en arrière du cristallin, ou dans l'épaisseur de cet organe.

Je ne m'occuperai pas dans ce chapitre, des cas où la pupille est masquée par des *opacités de la cornée*, taies, leucomes, sclérophthalmie, etc. Le diagnostic ne présente pas la moindre difficulté; tout au plus pourrait-on hésiter un instant dans certains cas de *kératite ponctuée*, mais l'éclairage oblique viendra tout de suite renseigner sur le siége exact de ces altérations. Je ne signalerai pas davantage *le trouble de l'humeur aqueuse* consécutif aux iritis et aux irido-choroïdites, pas plus que l'épanchement dans la chambre antérieure, de pus, *hypopyon*, ou de sang *hyphéma*. Dans tous ces cas, en effet, il y a des altérations qui masquent l'aspect de la pupille; mais on ne saurait dire que cet aspect soit modifié.

Avant d'entrer dans le détail des altérations qui peuvent modifier l'aspect du champ pupillaire, qu'il me soit permis d'insister sur la nécessité d'un examen minutieux de cette région. Wharton Jones (1), recommande instamment de faire *l'examen catoptrique*, pour déterminer le siége des opacités qu'on aperçoit à travers l'ouverture pupillaire. On sait qu'en examinant les images produites par la réflexion des surfaces courbes de l'œil, on obtient trois images ; deux droites sont produites, l'antérieure par la réflexion sur la cornée, la seconde, par la réflexion sur la face antérieure du cristallin, et une troisième image renversée est due à la réflexion par la face postérieure, concave en avant, du cristallin. Si on déplace la lumière, les deux images droites se déplacent en même sens, l'image renversée, se déplace en sens opposé. Si la dernière image droite est supprimée, c'est que l'opacité occupe la cristalloïde antérieure; si les deux images droites existant, l'image renversée fait défaut, c'est que l'altération siége dans le

(1) Wharton Jones. — *Ophthalmic medicin and Surgery*. London, 1847, p. 21.

noyau ou dans les couches postérieures du cristallin ; si les trois images existent, l'opacité siége au fond de l'œil. Il est facile de reconnaître que cette opacité siége profondément; mais déterminer exactement sa situation, surtout si elle se déplace dans la même direction que les rayons lumineux qui arrivent à l'œil, est chose très-difficile, dit W. Jones.

Nous avons maintenant à notre disposition des moyens qui permettent de déterminer beaucoup plus facilement et avec une bien grande exactitude le siége et l'étendue des opacités qu'on aperçoit à travers la pupille. En pratiquant *l'éclairage oblique*, on aura un pinceau lumineux d'une grande intensité qui rendra évidentes les moindres altérations de transparence, et fera reconnaître si elles siégent en avant du cristallin, dans cet organe, ou en arrière de lui. Projetant ensuite la lumière directe à l'aide de *l'ophthalmoscope*, on pourra juger du degré d'opacité de ces milieux, et reconnaître aussi l'état des parties profondes de l'appareil de la vision.

Les altérations des divers milieux de l'œil, susceptibles de modifier l'apparence de la pupille, peuvent siéger: 1° dans le champ pupillaire ; 2° dans l'épaisseur du cristallin: 3° dans le fond de l'œil. Etudions successivement chacun de ces cas.

A. Opacités siégeant dans le champ pupillaire. — 1° On rencontre fréquemment des sujets qui se plaignent de voir constamment sur les objets qu'ils fixent, une tâche d'une forme déterminée, et qu'ils dessinent très-bien; en examinant leurs yeux, il arrivera souvent qu'on pourra constater l'existence de petites tâches blanchâtres situées sur la cristalloïde antérieure. Ces petites tâches peuvent coïncider ou non avec des synéchies postérieures et une déformation de la pupille; ce sont des *exsudats plastiques* qui remontent à une époque plus ou moins éloignée et sont le reliquat d'une ancienne iritis. Quelquefois très-tenus, déterminant à peine un léger trouble de la vision, ces dépôts, peuvent dans certaines formes être si abondants et si denses qu'ils ont amené une occlusion compléte de la pupille et ont déterminé la perte totale de la vision. Le plus souvent, surtout quand ils sont assez légers, ces exsudats se résorbent spontanément, le champ pupillaire recouvre son apparence normale.

2o Parfois ces dépots ont une coloration noirâtre; à l'œil nu, c'est à peine si on les aperçoit, et cependant ils déterminent une tache dans le champ visuel du malade. En pratiquant l'éclairage oblique, on les apercevra sous forme de petites inégalitées saillantes sur la face antérieure du cristallin. A l'examen ophthalmoscopique, ils apparaissent comme des tâches noires à bords très-nets, se déplaçant sur le fond rouge de l'œil, selon les mouvements qu'on exécute. Ce sont des *dépôts pigmentaires*, dus également à une ancienne iritis, et provenant de synéchies postérieures qui se sont rompues sous l'influence de l'atropine. Ces dépôts pigmentaires gênent assez notablement la vision; ils persistent toujours beaucoup plus longtemps que les simples exsudats plastiques ; cependant il ne faudrait pas désespérer de voir survenir leur résorption et leur disparition compléte.

3o Ces petites taches noirâtres ont quelquefois une tout autre origine, ce sont des *débris persistants de la membrane pupillaire*. Ils se présentent sous forme de petits filaments traversant la pupille, ou allant s'insérer sur la cristalloïde antérieure. « On évitera de les confondre avec les exsudats résultant d'une iritis ancienne, dit M. Abadie (1), en tenant compte de leur mode d'insertion sur l'iris; dans le premier cas, le point de départ de ces fibrilles minces et tenues, se trouve à la périphérie du petit cercle de l'iris, tandis que les dépôts capsulaires ou les synéchies partent directement du pourtour pupillaire, pour se rendre à la cristalloïde antérieure. »

Obs. XIX. — Dixon rapporte l'observation d'un homme qui est venu le consulter pour sa myopie, et chez lequel il a constaté l'existence d'une bride aussi tenue qu'un cheveu, de la longueur d'une ligne environ, s'attachant par une de ses extrémités à l'iris à une faible distance de son bord pupillaire, tandis que l'extrémité opposée était libre et se projetait dans le champ de la pupille. (*Diseases of the eye.* London, 1859, p. 120.

4° Je ne ferai que rappeler les cas, déjà signalés à propos des altérations de forme de l'iris, où une tumeur de cette membrane fait saillie et recouvre plus ou moins l'orifice pupillaire. Les *tumeurs vasculaires* et *parasitaires* (cysticerques) sont celles qui ont été le plus souvent observées.

5° Les *luxations du cristallin*, qu'elles soient congénitales, spontanées ou traumatiques, amènent encore des modifications remarquables dans l'aspect de la pupille, lorsque celle-ci est assez dilatée pour que le bord du cristallin luxé corresponde à son ouverture. On aperçoit alors une ligne courbe qui divise en deux parties le champ pupillaire. A l'éclairage oblique, son contour apparait comme une ligne brillante, grisâtre, ce qui tient à la grande quantité de rayons lumineux réfléchis par cette surface courbe, sur laquelle la lumière tombe obliquement, (Ch. Abadie). A l'ophthalmoscope, au contraire,

(1) Ch. Abadie. — *Traité des maladies des yeux*, Paris 1876, t. I, p. 35.

ce bord parait très-sombre, et se détache en noir sur le fond rouge de l'œil ; cet aspect est du à ce que les rayons qui traversent le bord prismatique du cristallin, subissent la réflexion totale et n'arrivent plus à l'œil de l'observateur. On constate de plus, dans certains cas, que l'image du fond de l'œil se forme à des distances différentes, suivant qu'on observe à travers le cristallin déplacé, ou par la portion libre de la pupille ; parfois même on obtient deux images ophthalmoscopiques. Dans ces cas, il y a absence d'accommodation, tremblement de l'iris, général ou limité, suivant que le cristallin est tout-à-fait déplacé, ou qu'il est insinué entre l'iris et le corps vitré, diplopie monoculaire, à cause de l'existance de deux foyers sur la rétine, myopie et astigmatisme irrégulier. L'examen ophthalmoscopique et la disparition des images cristallinennes permettront de reconnaître la luxation complète dans le corps vitré. Un aspect jaune brillant, chatoyant, ressemblant à une grosse goutte d'huile, indique que le cristallin luxé est tombé dans la chambre antérieure.

Obs. XX. — L'observation qui suit est de Power (1) ; je la cite, parce que la planche coloriée qu'il en donne représente très-bien l'apparence de l'œil dans le cas de luxation complète du cristallin. Il s'agit d'un homme qui reçut un coup sur la tête, et chez qui la vision devint aussitôt très-imparfaite de l'œil droit. Avec cet œil, il voyait les objets doubles et brisés *(diplopie monoculaire)*. Il n'éprouvait aucune douleur ; il n'y avait que très-peu de vascularisation du globe de l'œil, aucun signe de réaction inflammatoire violente. La forme du cristallin était tout-à-fait distincte, son bord se détachait sous forme d'un cercle doré. Lorsque le malade inclinait la tête en divers sens,

(1) H. Power. — *Illustrations of some of the principal Diseases of the Eye*, London 1868, page 568 et planche 11, fig. 66.

le cristallin luxé suivait le mouvement, il ne tombait au fond de la chambre antérieure que lorsque la tête était verticale. Comme le malade n'éprouvait aucune douleur, il refusa l'opération. Cet œil n'était pas tout-à-fait normal avant l'accident ; il avait probablement éprouvé une attaque de choroïdite, car la vision était déjà troublée, et le malade avait remarqué que son iris tremblait, lorsque les yeux ou la tête exécutaient des mouvements ; ce qui dénote une état de fluidité du corps vitré.

Obs. XXI. — (Percepied, thèse de Paris, 1876, p. 37). Mlle X*** blanchisseuse se présente à la consultation de Liebreich, en mai 1872. Elle présente à l'œil droit une dilatation exagérée de la pupille, plus prononcée dans le sens vertical que dans le sens horizontal, paralysie complète de l'accommodation. Elle attribue ces troubles à un coup de pierre reçu sur l'œil peu de jours auparavant. — A l'ophthalmoscope, aucun trouble du fond de l'œil, la pupille seule présente la forme caractéristique d'un haut dégré d'astigmatisme. Le champ visuel est libre Cependant la malade ne peut lire les plus gros caractères de l'échelle de Snellen, et affime qu'avant l'accident la vue de cet œil était égale à celle de l'autre. — A l'éclairage oblique, la partie inférieure de la pupille donne un *reflet plus chatoyant* que la partie supérieure, ce signe fait supposer une luxation du cristallin en bas et en avant. Il y a en outre de la diplopie monoculaire. Pour corriger l'acuité visuelle on essaie un verre sphérique n° 8, combiné avec un cylindrique convexe 14, dans la partie supérieure ; et cylindrique concave 9, dans la partie inférieure ; à l'aide de ces verres, elle lit le n° 7 de l'échelle de Jæger. — On est en droit de conclure ici à une luxation du cristallin dirigé de haut en bas et d'arrière en avant ; la dilatation de la pupille est produite par la pression du cristallin contre la partie inférieure de l'iris et par l'irritation consécutive. La dilatation a persisté malgré tous les traitements ; elle était en décembre 1875 aussi prononcée que le premier jour.

6° L'existence d'une masse blanchâtre, proéminant dans la chambre antérieure et provenant du cristallin devenu lui-même opaque, indique l'existence d'une *cataracte traumatique* survenant à la suite d'une plaie pénétrante de l'œil, ou à la suite de l'opération de la discision.

7° Une tache d'un blanc crayeux, proéminant sur la cristalloïde antérieure, pouvant même parfois envoyer un petit prolongement filamenteux jusqu'à la face postérieure de la cornée, tel est le caractère de la *cataracte pyramidale.*

B. Opacités siégeant dans le cristallin. — Ce sont les modifications survenues dans l'aspect du champ pupillaire qui permettront de rapporter à une *cataracte*, l'altération de la vue dont se plaint un malade, et qui empêchera de confondre avec une amaurose, la lésion du cristallin. Mais si on s'en tenait à un simple examen, fait à l'œil nu, on n'aurait qu'une notion bien incomplète de l'étendue et de la nature de ces opacités ; de plus on ne pourrait les reconnaître que lorsque déjà elles auraient acquis des dimensions considérables. Un examen complet et méthodique du champ pupillaire, est donc de toute rigueur si on veut établir un diagnostic de cataracte. Les anciens attachaient une grande importance à la démarche du malade: l'amaurotique marche la tête haute, pour absorber le plus de lumière possible ; le cataracté marche au contraire la tête inclinée vers le sol, il évite que la lumière directe ne frappe ses yeux, et cela afin que sa pupille se contractant aussi faiblement que possible, il puisse voir par les parties périphériques encore saines de son cristallin. Sanson attache une grande importance à l'examen par les images réfléchies de Purkinje; Laugier qui a perfectionné ce mode d'examen avait posé des préceptes fort utiles; maintenant nous avons à notre disposition deux moyens qui permettent d'établir le diagnostic avec la plus grande rigueur, l'éclairage oblique et l'examen ophthalmoscopique.

L'éclairage oblique fait apercevoir les opacités et leur aspect diffus ou rayonné; par cet examen, on reconnaîtra facilement l'existence d'un liseré noirâtre sur le bord interne de l'iris. Les anciens prenaient ce liseré pour l'ombre portée par ce diaphragme sur le cristallin cataracté; comme ces deux organes sont immédiatement appliqués l'un sur l'autre, il ne saurait y avoir d'ombre projetée; celle-ci n'est autre chose que le liseré pigmentaire de l'iris qui ressort nettement sur le fond blanchâtre du cristallin, au lieu de se perdre sur la couleur noire normale de l'ouverture pupillaire, (Ch. Abadie). Cependant, quand le noyau seul est cataracté, en pratiquant l'éclairage oblique, on projettera sur le noyau une ombre d'une grande largeur n'existant que du côté où est placée la lentille.

Il importe de se souvenir que les conditions normales de réfringence du cristallin varient avec l'âge, et il faut tenir grand compte de ce fait. Si on examine à l'éclairage oblique, l'œil d'un enfant, le champ pupillaire sera d'un noir absolu; déjà à l'âge de 25 à 30 ans on apercevra des stries sur la face antérieure, mais dans la vieillesse, le cristallin présentera souvent une teinte jaunâtre et une multitude de stries radiées dessinant très-bien la disposition rayonnante de sa face antérieure ce qui pourrait faire croire à un commencement d'opacification, alors qu'il est encore tout à fait transparent, comme le montre l'examen direct à l'ophthalmoscope.

Il est bon de se servir d'un miroir plan, qui réfléchit peu de lumière; car si l'opacité est très-légère, il pourrait arriver qu'un faisceau de lumière intense la traversât sans projeter son ombre sur le fond de l'œil. C'est l'ophthalmoscope qui révèle d'une manière certaine l'existence des opacités siégeant dans les milieux transparents de l'œil, et empêche de les confondre avec les reflets normaux dépendant des variations de réfringence que l'âge amène dans les diverses couches du cristallin. C'est lui encore qui nous renseignera sur le siége de ces opacités. Supposons les *dans le plan même de l'ouverture pupillaire;* si l'observateur armé de son miroir se déplace dans différentes directions, la position du point opaque restera toujours la même par rapport au bord pupillaire. Si elle est située *en avant,* elle se rapprochera du bord vers lequel se déplace l'observateur. Si, au contraire, l'opacité est située *en arrière du plan pupillaire,* elle semblera s'écarter du bord de la pupille en sens inverse des mouvements de l'observateur. *Le déplacement parallactique des opacités relativement au bord pupillaire, nous renseignera donc sur leur situation.* (Ch. Abadie, *op. cit.* p. 384).

1° Un cristallin opaque, présentant une teinte ambrée, plus foncée en général au centre qu'à la périphérie, offrant les mêmes rapports avec les milleux de l'œil, qu'à l'état normal, indique une *cataracte dure,* ou *cataracte nucléaire.* Dans cette variété de cataracte, le processus pathologique, envahit d'abord le noyau; souvent les couches corticales sont respectées, ou du moins les opacités qu'on y rencontre, sont diffuses, nuageuses, irrégulières, au lieu de présenter l'aspect rayonné de la cataracte sénile ordinaire. On reconnaîtra facilement à l'éclairage oblique, l'opacité plus grande du noyau et l'existence d'une ombre portée de l'iris, d'une grande largeur. C'est une affection qui marche très-lentement et envahit presque toujours les deux yeux en même temps; elle frappe les individus de quarante à cinquante ans, et surtout ceux qui présentent les attributs d'une sénilité précoce.

2° Une opacité offrant une teinte grisâtre, débutant à une certaine distance du centre et de l'équateur de la lentille, envoyant à la fois des prolongements vers le centre et vers les pôles du cristallin, ce qui lui donne un aspect moiré et étoilé, tel est le caractère de la *cataracte molle* ou *cataracte corticale* de Sichel. C'est celle qu'on observe le plus souvent. Elle ne présente au début que des stries très-fines, linéaires, qui peuvent rester stationnaires pendant de longues années : quand la cataracte doit faire des progrès rapides, ces stries s'élargissent à leur base vers l'équateur et elles arrivent jusqu'au centre de la pupille; elles offrent alors un reflet chatoyant un peu bleuâtre, elles offrent en outre une grande largeur et très-rapidement elles forment un anneau complet à la base; si au contraire la cataracte doit être stationnaire ou du moins ne progresser que très-lentement, ces stries sont étroites, ternes d'un gris jaunâtre, foncé. A l'ophthalmoscope toutes ces stries tranchent nettement en noir sur le fond rouge de l'œil; quand toutes les couches corticales sont envahies la lumière est interceptée complétement. De plus, en pratiquant l'éclairage oblique, on verra que le bord pupillaire est immédiatement en contact avec le cristallin ; il y aura au contraire une ombre portée d'une certaine largeur si les couches sous-jacentes à la cristalloïde antérieure sont respectées.

Suivant l'apparence et le mode d'arrangement qu'affectent les stries opacifiées des couches corticales, on a décrit une foule de variétés, telles sont : *la cataracte à trois branches* de J. Cloquet; la *cataracte déhiscente* de Jæger, et de Sichel ; la *cataracte corticale antérieure* de Sichel, caractérisée par la disposition des fibres qui vont en rayonnant de la périphérie vers le centre; elles dessinent ainsi une étoile dont le centre est clair et dont les branches opaques sont à la périphérie; la *cataracte corticale postérieure* représente une étoile noire ou opaque au centre, tandis que les parties claires sont à la circonférence; dans cette dernière variété les opacités occupent le pôle postérieur du cristallin, on lui a donné quelquefois, et bien à tort, le nom de *cataracte polaire.* Toutes ces dispositions durent plus ou moins de temps; mais les parties restées transparentes finissent pas s'opacifier et la cataracte se complétant, finit par prendre l'aspect des cataractes corticales ordinaires.

3° Une coloration blanc trouble, uniforme, sans stries ni ponctuations, tel est le caractère de la *cataracte liquide* ou *laiteuse.* Le cristallin est augmenté de volume, il repousse l'iris en avant; la pupille est dilatée et paresseuse. Cette altération ne s'observe jamais que chez des individus jeunes, son développement est très-rapide; quelquefois congénitale, elle reconnait presque toujours pour cause, le *diabète* (1), ou des lésions du fond de l'œil, surtout la coroïdite et le décollement de la rétine. Le plus souvent elle est limitée à un œil et débute par des opacités siégeant tantôt à la partie centrale, tantôt dans les couches périphériques, et souvent aussi diffuses dans toute son étendue. Bientôt ces masses imbibées par les liquides qui traversent la capsule, se désagrégent, et il se produit une liquéfaction compléte du cristallin. Par le repos les parties les plus élévées s'éclaircissent, et les parties déclives deviennent foncées, *cataracte sédimen-*

(1) Lécorché. — In *Archives générales de médecine*, 1861, t. I, p. 572 et t. II, p. 61.

taire; quelquefois le noyau résiste à la dissociation, et n'est pas détruit, il reste flottant et tombe dans les parties déclives, c'est à cette forme qu'il faut réserver le nom de *cataracte de Morgagni.*

4° Dans la *cataracte noire,* le cristallin ne présente plus un reflet jaunâtre ou blanchâtre; il a une coloration très-foncée qui contraste à peine avec l'apparence noire ordinaire de la pupille; cependant on ne pourra jamais méconnaître son existence, chez un malade qu'elle prive de la vue, si on a le soin de faire l'examen à l'éclairage oblique et à l'ophthalmoscope. Cette variété curieuse de la cataracte dure, devrait sa couleur à de l'hématine, d'après de Græfe qui a eu l'occasion d'en observer deux cas sur des yeux ayant subi des traumatismes (1). Pour Rognetta cette coloration serait due à du fer ; pour Blot et Wecker, ce serait du pigment qui s'est déposé dans l'épaisseur du cristallin.

Obs. XXII. — (Del Toro, *Cronica oftalmologica de Cadiz,* et in *Gazette médicale* 1874, page 269). Il s'agit d'un homme âgé de 45 ans, de bonne constitution, de tempérament bilieux, ayant comme antécédent son père affecté de double cataracte. La diminution de la vue datait de deux ans, et le malade en était au point de distinguer seulement la lumière de l'obscurité; les deux yeux étaient également atteints. A l'examen par l'ophthalmoscope, il ne fut pas possible d'éclairer le fond de l'œil, la lumière réfléchie étant interceptée par un corps d'un noir rougeâtre situé dans l'espace pupillaire *(cataracte noire).* Opération par extraction suivie de succès. Le cristallin était quelque peu atrophié, d'une consistance très-dure, et sa teinte était celle du caramel. La capsule était parfaitement transparente tant antérieurement que postérieurement.

5° Un reflet vert très-prononcé dans le champ de la pupille, dû à une opacification du cristallin, indique une

(1) Von Græfe. — *Archiv für Ophthalm.* Bd. I, Abtheil. I, s. 334.

cataracte verte. C'est une variété de cataracte dure très-volumineuse. Ce reflet verdâtre ne sera pas confondu avec celui du glaucome, car dans ce dernier cas, le cristallin est encore transparent et permet encore d'observer le fond de l'œil à l'ophthalmoscope.

6° On trouve quelquefois dans le champ pupillaire une opacité affectant la forme d'un disque très-régulier de 3 à 6 millimètres de diamètre pourvu ça et là de petites dentelures et dont le centre est occupé par une petite plaque d'un blanc éclatant, parfois entourée d'un nombre variables de cercles blanchâtres concentriques. A l'éclairage oblique, on constate que l'opacité siège à une certaine distance de la cristalloïde, et de plus qu'on peut recevoir de la couche postérieure du cristallin un certain reflet, au travers du noyau resté transparent, et de la couche postérieure opacifiée. L'examen ophthalmoscopique montre que les couches périphériques sont restées transparentes ; tout autour de cette zone opaque, on aperçoit le reflet du fond de l'œil. A ces caractères, il est impossible de méconnaître la *cataracte zonulaire* de Ed. von Jæger (1). La cataracte lamellaire est ordinairement congénitale; Horner a remarqué qu'elle coïncidait presque toujours avec certaines modifications rachitiques portant principalement sur le système dentaire.

7° Des plaques blanchâtres, siégeant au niveau même du plan pupillaire, et ne présentant dans leur configuration irrégulière, rien qui rappelle la disposition des fibres du cristallin, indiquent l'existence d'une *cataracte capsulaire*, ou *capsulo-lenticulaire*. Malgaigne a montré que la capsule cristallinienne reste toujours transparente, et

(1) Von Jæger. — *Ueber Staar und Starroperationen*, Wien, 1854, S. 17.

qu'elle résiste aussi bien aux processus pathologiques qu'aux réactions chimiques. Les recherches modernes ont confirmé les siennes, et il est bien établi aujourd'hui que par les mots de cataracte capsulaire, il ne faut pas entendre l'altération de la cristalloïde, mais bien l'opacification des couches sous-jacentes à cette lame vitreuse. Cette forme est rarement primitive ; le plus souvent elle succède aux autres formes. Quand celles-ci ont dépassé le terme de maturité elles subissent les altérations *régressives.*

8° Les *cataractes régressives* doivent leur aspect nacré, éclatant, à des dépôts de sels calcaires et de cholestérine qui se font dans l'épaisseur du cristallin en voie de régression; elles peuvent succéder à toutes les autres formes; on les observe à la suite des cataractes séniles mûres depuis longtemps, elles arrivent assez vite quand elles sont consécutives à des cataractes liquides, congénitales ou pathologiques. Suivant leur aspect on a décrit les variétés suivantes : 1° La *cataracte capsulaire antérieure*, dans laquelle l'opacité siége au niveau même de la pupille; elle comprendrait deux formes pour Wecker, la forme *sénile* caractérisée par la production de couches vitreuses à la surface de la cristalloïde, et la forme *régressive*, celle qu'on observe communément, dans les cataractes séniles mûres depuis longtemps. — 2° La *cataracte capsulaire postérieure*, se présente sous l'aspect d'une tache grisâtre réticulée, offrant une concavité antérieure, et située profondément derrière la pupille (Fano). C'est la forme qui survient communément à la suite de l'irido-choroïdite et des inflammations des membranes profondes de l'œil.

9° Suivant l'apparence des cataractes régressives, apparences qui varient surtout avec l'âge de l'affection, on a décrit, des *cataractes cystiques*, dans lesquelles le cristallin dégénéré, enfoncé dans sa capsule, est encore volumineux et paraît fluctuant; des *cataractes arido-siliqueuses*, dans lesquelles la plus grande partie des couches corticales s'étant résorbée, le cristallin et sa capsule sont réduits à un petit volume et présentent un aspect plissé et rugueux; des *cataractes branlantes*, lorsque le cristallin ratatiné et réduit à un très-petit volume, l'iris se trouve privé de ses points d'appui et devient tremblant; etc.....

Obs. XXIII. — (Del Toro, *loc. cit.*) Opération de cataracte faite sur une femme de 70 ans, dont la cécité datait de quinze ans, mais dont les yeux avaient conservé l'aptitude à percevoir les phosphènes. L'extraction permit de constater que les deux cristallins avaient complétement disparu, et qu'il ne restait que les membranes capsulaires complétement opaques, épaissies et rugueuses dont les deux feuillets se touchaient sans qu'il y eût entre eux la moindre quantité de liquide. Le docteur Del Toro donne à cette variété le nom de *cataracte sèche siliceuse*.

10° Dans la *cataracte pyramidale*, on aperçoit au milieu de la pupille une saillie blanchâtre, conique, implantée sur la cristalloïde antérieure et qui s'avance dans la chambre antérieure, souvent jusqu'à la rencontre de la cornée. C'est le degré le plus avancé de la cataracte polaire antérieure. Dans plusieurs cas, où l'examen histologique a été fait, on a reconnu que la saillie, quelque considérable qu'elle soit, est toujours recouverte par la cristalloïde antérieure, et que l'opacité est constituée par des cellules fusiformes provenant de la transformation des cellules normales, et en régression graisseuse ou calcaire. Cette forme est presque toujours consécutive à l'ulcération de la cornée suivie de perforation. Au moment de l'écoulement de l'humeur aqueuse la cristalloïde en rapport avec la cornée contracte avec elle des adhérences, et quand le cristallin reprend sa place, on remarque un petit filament qui relie le sommet de la pyramide à la cicatrice cornéenne. (Hutchinson (1), Desmarres, Abadie).

Obs. XXIV. — Le 31 octobre 1874, M. Poncet de Cluny a présenté à la Société de Biologie des préparations microscopiques pratiquées sur deux cataractes pyramidales. Il a montré que : 1° la cataracte pyramidale est constituée par un cône plissé de la cristalloïde antérieure, contenant une substance de densité différente du cristallin ; 2° la face externe de la cristalloïde est parsemée de pigment ; 3° la face interne, dès la base de la pyramide perd son épithélium ; 4° elle conserve partout son épaisseur et sa transparence. La substance du cône est granulée, striée, et farcie de cavités remplies elles-mêmes de cellules.

La cornée ne portait, comme traces d'inflammation antérieure, que des cellules pigmentaires adhérentes à l'épithélium de Descemet. Il n'y avait jamais eu de perforation.

La théorie d'une traction exercée sur la cristalloïde, qui aurait été adhérente, paraît rendre compte de la formation de la pyramide mieux que l'idée d'une prolifération sous-capsulaire. Cette cataracte, franchement pyramidale chez l'enfant, change de forme chez l'adulte. (In *Comptes rendus Soc. biol.* 1874, et *Gazette médicale*, 1874, p. 573.)

11° La *cataracte polaire postérieure* se présente sous forme d'une opacité circulaire à reflet blanchâtre très-éclatant, qu'on aperçoit très-facilement à l'œil nu, et mieux encore à l'éclairage oblique. Comme l'opacité siége sur la cristalloïde postérieure, c'est-à-dire, sensiblement en arrière du centre de rotation de l'œil, il en résulte que,

(1) Hutchinson. — *On pyramidal Cataracts with speculations of their cause*, in *Ophth. Hospital Reports*, VI, p. 136.

lorsqu'on fait exécuter à l'œil des mouvements, l'opacité se déplace en sens opposé. Le siége de cette opacité et surtout son éclat empêcheront de confondre la cataracte polaire avec la cataracte développée dans les couches corticales postérieures du cristallin, où les opacités sont grises, ternes, de forme étoilée. Ces dernières succèdent à des altérations des membranes de l'œil, et sont progressives, tandis que la cataracte polaire est stationnaire. Elle a son siége au niveau de *l'insertion de l'artère capsulaire*, et il est fort probable qu'elle n'est autre chose que les vestiges des adhérences qui unissent cette artère à la cristalloïde postérieure : c'est ce que semblent indiquer nombre de faits, dans lesquels on a trouvé en même temps des débris de l'artère capsulaire flottant dans le corps vitré (Ch. Abadie).

12° A la suite d'une blessure de l'œil, on voit parfois survenir un trouble du cristallin; ce trouble peut ne pas s'étendre et rester exactement limité au point blessé; la cristalloïde se cicatrisant, les parties ne tarderont pas à reprendre leur transparence. D'autres fois, le cristallin devient trouble dans son entier, et sa substance s'échappe par la plaie capsulaire, sous forme d'un bouchon semi-transparent qui tombe dans la chambre antérieure où il ne tarde pas à se dissocier et à se résorber surtout si le sujet est encore jeune. A ces caractères on reconnaîtra facilement la *cataracte traumatique*. Si les individus sont âgés, les débris cristalliniens tombés dans la chambre antérieure, pourront y séjourner indéfiniment. Il n'est pas rare que la blessure du cristallin se complique de pénétration de corps étrangers dans cet organe. Ce n'est que lorsque les masses cristalliniennes seront résorbées en partie, qu'on poura y reconnaître leur présence. Dans certains cas, si ce sont des particules métalliques, elles communiquent au cristallin une teinte de rouille qui permet de soupçonner la complication.

Obs. XXV. — Pendant mon externat à l'hôpital Saint-Louis, j'ai eu l'occasion d'observer le cas suivant : Alexis Mattaz, âgé de 20 ans, pâtissier, vient à la consultation de M. Cruveilhier le 4 avril 1873. Cinq jours auparavant, se trouvant à côté de son père qui fendait du bois, un éclat le frappe à l'œil droit ; il ressentit aussitôt une très-vive douleur et la vue de cet œil devint trouble aussitôt après l'accident. Les paupières à droite sont œdématiées, la conjonctive est très-injectée, l'œil sensible à la lumière. Sur la cornée existe une plaie transversale à bords très-nets siégeant un peu au-dessus de son diamètre horizontal, d'une étendue d'environ un centimètre, et qui des deux côtés, s'arrête à la même distance de l'insertion kérato-scléroticale, soit à peu près 2 à 3 millim. La pupille est irrégulière ; sa demi-circonférence inférieure est bien arrondie, mais en haut elle est échancrée, elle remonte presque jusqu'au niveau du bord ciliaire. Il semble qu'elle ait été refoulée en haut et en arrière; sur la cristalloïde antérieure, existe une plaie transversale de 5 mill. à peu près d'étendue et siégeant à l'union du quart supérieur avec les trois quarts inférieurs. Le cristallin est trouble à ce niveau, et présente une sorte de bandelette opaque de 1 à 2 mill. de largeur. Le malade ne peut distinguer aucun objet de cet œil. La plaie cornéale et la plaie crystallinienne se correspondent exactement. L'éclairage oblique ne fait pas reconnaître de corps étrangers dans le cristallin. On éclaire le fond de l'œil, avec l'ophthalmoscope, dans tout le reste du cristallin. — On prescrit application de huit sangsues à la tempe droite ; purgatif avec 40 grammes sulfate de magnésie ; instillation toutes les deux heures, entre les paupières, d'une goutte du collyre suivant :

℞ Sulfate neutre d'atropine,	1 centigramme.
Eau distillée,	10 grammes.

Appliquer sur l'œil un bandage comprimant toujours imbibé, d'eau froide.

7 avril. — Le malade ne souffre plus, la rougeur périkératique est moindre, la plaie de la cornée est cicatrisée, les deux bords sont bien affrontés, la cornée est transparente ; au niveau de la blessure il

y a encore un peu d'infiltration. L'iris n'est pas enflammé, il est bien dilaté, et sa forme est devenue régulière. Le cristallin est trouble au niveau de la plaie de la capsule ; cette opacité est plus prononcée que la veille et un peu plus étendue. Il semble fort probable que le malade aura une cataracte molle.

23 avril. — A peine un petit cercle vasculaire autour de la cornée. La plaie kératique est complétement réunie, les bords en sont bien affrontés, mais la cicatrice est blanchâtre. L'iris s'est réduit, la pupille est très-régulière. Le cristallin est devenu opaque dans son entier ; la plaie de la cristalloïde est sans doute réunie, car il n'existe pas de hernie de la substance propre à la surface mais le cristallin est bien manifestement cataracté : il ne laisse plus passer la lumière, il est blanchâtre et un peu augmenté de volume.

Le malade ne s'est pas représenté à la consultation.

C. Altérations siégeant en arrière du cristallin. — Tout changement dans la coloration de la pupille, qui ne dépend pas d'une opacité du cristallin, indique l'existence soit d'une altération du corps vitré, soit d'une tumeur du fond de l'œil, ou d'un décollement de la rétine.

1o Un reflet jaunâtre de la pupille, coïncident avec la vascularisation du globe de l'œil, et des douleurs violentes dans cet organe, indique une *inflammation du corps vitré* consécutive à la présence d'un corps étranger qui s'est enkysté auprès de la face postérieure du cristallin. (Wecker). Je dois faire remarquer que tous les auteurs n'admettent pas l'hyalitis, et que pour eux c'est une *choroïdite suppurative* qui se manifeste dans ce cas. Peu nous importe le siége de l'inflammation. Il y a une altération du corps vitré, il y a du pus dans le fond de l'œil et c'est ce qui donne à la pupille cette apparence.

2o Un *décollement de la rétine* donne à peu près le même aspect à la pupille, au moins dans certains cas. Mais indépendemmant des symptômes accusés par le malade, diminution de toute une moitié du champ visuel qui semble cachée par un écran et qui est séparée de la portion saine par une zone dans laquelle les objets paraissent ondulés et déformés (*métamorphosis* de Beer (1) et de Græfe (2) provenant du plissement et du ratatinement de la rétine), on constate à l'ophthalmoscope l'existence d'un repli bleuâtre sur lequel rampent des vaisseaux. Ce repli exécute des oscillations, subit une sorte de tremblement à chaque mouvement de l'œil. De plus, en déplaçant la lentille qu'on tient en avant de l'œil, on voit les vaisseaux correspondant au sommet du pli subir un déplacement plus prononcé que les parties profondes de la rétine. Quand le décollement est très-étendu, et il faut qu'il le soit pour que la pupille soit manifestement altérée dans sa coloration, on constate en éclairant le fond de l'œil simplement avec le miroir, une coloration bleuâtre qui masque la teinte rouge des vaisseaux choroïdiens.

3o Il est très-rare que des modifications dans l'aspect de la pupille, dénotent un *épanchement de sang* dans ce milieu. En examinant avec soin, la pupille pourrait sembler un peu trouble et faire croire à une catarate noire, mais l'éclairage oblique montrera que l'opacité ne siége pas dans le cristallin. Il est très-rare également que des mouches volantes, des flocons en toiles d'araignée ou des flocons membraneux qu'on voit très-bien à l'ophthalmoscope, réfléchissent assez la lumière au dehors pour modifier l'apparence de la pupille ; cependant on a pu quelquefois, dans certains cas de *synchysis étincelant*, apercevoir à travers la pupille le scintillement produit par les

(1) Beer. — *Lehre von der Augenkrankheiten*, t. II, p. 248.
(2) Von Græfe. — *Archiv für Augenheilkunde*, t. I, Ab, p. 363.

lamelles de cholestérine se déplaçant dans le corps vitré.

4° Un reflet anormal de la pupille, chez un enfant, doit immédiatement faire penser à un *cancer du fond de l'œil;* cette affection peut siéger dans la rétine ou dans la choroïde, ses symptômes sont les mêmes. On l'observe presque toujours chez des enfants, à partir de l'âge de un ou deux ans. L'affection débute lentement et sans causer de douleurs ; l'attention des parents est éveillée parce que leur enfant leur semble ne pas voir d'un œil, et surtout parce qu'ils aperçoivent au fond de cet œil un reflet particulier, tantôt d'un blanc grisâtre, le plus souvent jaune brillant, assez analague à l'éclat du cuivre ou bien d'une coloration qui rappelle celle de l'iris d'un chat. Si alors on fait l'examen ophthalmoscopique, on constate presque toujours l'existence de plusieurs petites tumeurs arrondies situées au voisinage de la pupille. Ces tumeurs ne tardent pas à se multiplier, à provoquer une réaction inflammatoire ; des douleurs surviennent, la tension du globe oculaire est accrue, et ses envelopes se distendent, le cristallin et l'iris sont refoulés en avant. La tumeur se propage au dehors, le long du nerf optique, jusque dans le cerveau, et dans l'orbite à travers les perforations de la sclérotique. Il est très-facile de reconnaître cette affection, on ne pourrait guère la confondre qu'avec un décollement de la rétine, d'autant plus que la rétine est presque toujours décollée dans une plus ou moins grande étendue ; mais dans ce cas il n'y aurait pas d'accroissement de la tension intra-oculaire ni de douleurs violentes. Il est impossible de reconnaître si la tumeur s'est développée dans la rétine ou dans la choroïde, pas plus que sa nature.

5o Il faudrait peut-être citer encore la présence des

kystes hydatiques dans le fond de l'œil (Sœmish, Iwanoff, Wecker) et sous la rétine (de Græfe), comme pouvant amener des réflexions de lumière et des modifications de l'aspect de la pupille. A l'ophthalmoscope, on reconnaît très-bien ces parasites ; on peut même distinguer la tête et les mouvements de la vésicule ; mais dans les observations qui ont paru, on n'a rien noté d'anormal du côté de la pupille.

§ 5. — *Anomalies dans les mouvements de la pupille.*

Il ne saurait être question dans ce chapitre de pathologie oculaire, que des mouvements qui surviennent dans l'iris pendant l'exercice de la vision, c'est-à-dire de ceux qu'on observe consécutivement à l'excitation produite sur la rétine par une impression lumineuse. Les mouvements d'origine vasculaire seront étudiés dans les autres chapitres. Nous savons que les mouvements fonctionnels sont de deux ordres, directs et consensuels : il faudra toujours les rechercher avec soin, car ils peuvent être un élément important du diagnostic. A l'état normal, les mouvements de l'iris demandent un certain temps pour s'exécuter, de 1 à 3 secondes; dans les conditions pathologiques, ce temps est quelquefois beaucoup plus considérable, les pupilles sont paresseuses; souvent même elles sont immobiles. Je dois étudier ici cette lenteur et cette perte des mouvements; comme elles coïncident toujours avec des modifications de diamètre de la pupille, qu'elles sont même une des conditions nécessaires pour qu'il y ait myosis ou mydriase, je serai obligé d'étudier ici ces deux troubles fonctionnels de l'iris, réservant au paragraphe suivant les anomalies de dimensions, dans lesquelles les mouvements sont conservés; je décrirai en outre une altération singulière de la motilité de l'iris, l'hippus.

A. Signes fournis par l'examen des mouvements directs et consensuels de la pupille. — On devra placer le sujet en face d'une fenêtre, et fermant les yeux on les ouvrira tous les deux à la fois, afin de voir si les pupilles se contractent également. Alors, fermant seulement un des yeux, on verra si au moment où on l'ouvre, la contraction directe se produit dans cet œil, et si en même temps le resserrement consensuel survient dans l'œil du côté opposé ; on répétera la même manœuvre pour l'autre œil. Il est très-important de faire ces recherches ; car si on se contentait d'ouvrir et de fermer les deux yeux à la fois, on ne pourrait savoir si les deux yeux sont normaux ; car sur un œil amaurotique, les mouvements consensuels persistent, tandis que les mouvements directs sont abolis. Toutes les fois, que dans un œil, des variations surviendront dans le diamètre de la pupille, quand on ouvrira ou quand on fermera l'autre œil, tandis que l'iris reste immobile quand c'est lui qu'on ouvre ou qu'on ferme ; on peut conclure qu'il s'agit d'un œil amaurotique. C'est là un principe qui a été posé par Donders.

Il faut savoir que dans certains cas d'amaurose complète d'un seul œil, ou des deux yeux, la pupille se meut encore sous l'influence de la lumière. Il faut supposer dans ce cas, que la condition morbide qui amène la cécité, siége dans les points du cerveau où sont perçues les impressions visuelles, et que ce doit être dans un autre point, respecté par l'affection, que se produit l'action réflexe du nerf optique sur la troisième paire (W. Jones, p. 325).

B. Lenteur ou abolition des mouvements de dilatation. — 1° La pupille rétrécie dans tous les cas d'*hypérémie de l'iris*, se dilate à peine lorsque l'éclairage diminue. Dans l'iritis confirmée, elle ne se dilate plus du tout dans l'obscurité, et c'est à peine si des instillations répétées toutes les heures de fortes doses d'atropine, arrivent à triompher de sa résistance, même quand il n'y a pas d'adhérences.

2° La résistance aux mydriatiques, est beaucoup plus prononcée encore quand des *synéchies* se sont établies entre le bord pupillaire et la cristalloïde ; la membrane ne cède que dans les points où elle est libre, ce qui augmente les irrégularités du bord interne ; la dilatation est impossible, quand il existe une synéchie totale.

3° Chez les presbytes qui sont obligés de fixer continuellement des objets ténus et très-rapprochés, joailliers, graveurs, il se produit souvent un *spasme de l'accommodation* et un rétrécissement de la pupille. Cet état peut durer plus ou moins longtemps; pendant toute sa durée, la pupille ne se dilate pas dans l'obscurité, elle est immobile.

4° Dans l'*atrésie pupillaire* consécutive aux iritis chroniques avec synéchies, ou à l'épanchement du sang dans la chambre antérieure (cataracta cruenta), ou bien à une opération pratiquée sur l'œil, on observe un rétrécissement considérable, ou même une oblitération complète de la pupille, qui est absolument réfractaire à l'action de la belladone.

5° Les mêmes phénomènes s'observent dans la *micorie*, état congénital de l'iris, dans lequel la pupille est tellement étroite, quelle peut à peine permettre le passage des rayons lumineux. Dans ce cas, elle offre une résistance insurmontable à l'action des mydriatiques, qui sont presque toujours impuissants à la dilater. J'ai observé deux exemples de cette anomalie.

Obs. XXVI. — Pendant mon internat à Lariboisière, mon ami et collègue, le docteur Stoïcesco, m'a montré un individu âgé de trente ans, entré dans le service de M. le docteur Siredey, pour une bronchite, au mois de novembre dernier. Ce malade avait les pupilles extraordinairement rétrécies; elles étaient réduites à un véritable point mesurant moins d'un millimètre de diamètre. Il n'avait jamais eu d'ophthalmies; au reste, il savait que de tout temps ses yeux avaient présenté cette anomalie. La vue du malade était excellente, son accommodation normale; il voyait suffisamment le soir et la nuit. Des instillations d'atropine n'ont jamais amené la moindre modification dans le diamètre de ses pupilles.

Obs. XXVII. — Madame Lan..., âgée de 81 ans, est une aliénée présentant de temps à autre des périodes d'excitation maniaque; service de M. Aug. Voisin à la Salpétrière. Les deux pupilles sont réduites à un point, elles ont moins d'un millimètre de diamètre. Elles sont immobiles et ne se dilatent pas du tout dans l'obscurité. La vue de la malade est excellente; depuis quelque temps elle s'affaiblit un peu, cependant la malade peut encore lire sans lunettes. Elle n'a jamais eu de maladies d'yeux; cette conformation des pupilles est congénitale : elle a toujours remarqué leur étroitesse. Entrée à l'âge de vingt ans à l'Hôtel-Dieu pour une maladie fébrile, le médecin et les élèves du service avaient remarqué cette anomalie. L'atropine n'amène aucune dilatation.

C. Lenteur ou abolition des mouvements de resserrement. — 1° Une pupille dilatée qui se contracte mal ou même ne se contracte pas du tout, quand on instille de l'extrait de fève de Calabar, fera reconnaître un *glaucome*, si en même temps on trouve une diminution de la chambre antérieure, avec propulsion du cristallin en avant, un aspect terne et dépoli de la cornée devenue insensible, une apparence verdâtre du fond de l'œil, et à l'ophthalmoscope, l'excavation de la pupille, la dilatation et l'état tortueux des veines animées de battements (pouls veineux).

2° Dans *l'iridérémie* congénitale ou acquise, il n'y a plus d'iris ou du moins, il ne forme plus qu'un cercle incomplet, par conséquent les mouvements de resserrement sont abolis.

3° La pupille est considérablement dilatée, et ne peut se resserrer dans les cas de *renversement du bord pupillaire* (von Ammon) de même que dans les cas de *déchirure du bord interne*, mais je ne saurais insister sur ces anomalies qui ont déjà été décrites à propos des anomolies de forme coloboma, irido-schisma, luxation du cristallin, etc. (voir page 223).

4° Je pourrais citer les *mydriases idiopathiques*, qui pour la plupart reconnaissent pour causes le rhumatisme ou l'attention prolongée. Ainsi dans le cas de Canstatt, un jeune homme aurait contracté une mydriase après avoir gardé pendant longtemps une position gênante pour regarder quelqu'un. Ch. Deval, cite deux cas de mydriase idiopathique, chez un individu qui s'était mis dans une violente colère à la vue d'un huissier venu pour saisir ses meubles, et chez un sculpteur qui étudiait une statue au jardin des Tuileries. Dans tous ces cas, la pupille ne se resserre que très-peu sous l'influence de l'éclairage, mais en général elle cède à l'action des myosiques.

Obs. XXVIII. — (Percepied, *thèses de Paris*, 1876, p. 85), Madame X..., 27 ans, d'une bonne santé, n'ayant eu ni rhumatismes ni syphilis, se présente à la clinique du docteur Daumas, le 27 octobre 1874. Peu de jours avant, se trouvant à la campagne, elle a éprouvé des maux de tête violents qu'elle attribua à des contrariétés. — Les pupilles sont largement dilatées et *ne réagissent que très-faiblement* sous l'influence de la lumière concentrée. — L'examen de la vue donne :

O. D. Emmet. S = 1, lit le n° 1 avec + 16 } Champ
O. G. Emmet. S = 7/8, lit le n° 2 avec + 13 } visuel libre.

On lui prescrit les verres nécessaires pour la lecture. — Le 3 novembre les verres prescrits sont devenus insuffisants, la paralysie de l'accommodation a augmenté, on lui ordonne des deux côtés + 12. On commence l'électrisation par les courants continus, les séances de 4 à 5 minutes de durée sont renouvelées chaque jour. — Le 9 novembre, les deux yeux Emmet. S = 1, lit n° 1 avec + 11.

Instillation de deux gouttes de solution de sulfate d'ésérine; dix minutes après les pupilles sont fortement contractés, surtout à gauche, elle lit le n° 1 à 8 pouces sans verres. L'effet persiste 24 heures, les instillations sont répétées. — Le 4 février, l'œil droit est devenu à peu près normal, la paralysie persiste à gauche.

5° Dans les *épanchements de sang dans le corps vitré*, on constate de la mydriase qui peut survenir par augmentation de la tension intra-oculaire et par amblyopie. La lumière ne fait pas rétrécir la pupille, qui cède cependant après l'instillation d'ésérine.

Obs. XXIX. — (Percepied, *de la mydriase, thèse de Paris*, 1876, p. 39). Madame Céline T..., âgée de 29 ans, vient à la consultation de M. Meyer le 31 janvier 1876. Elle raconte que le 27 du même mois, elle a reçu au bord orbitaire du frontal à gauche un fort coup de lance dans un manége. Elle eut un étourdissement assez prolongé, les douleurs persistèrent 24 heures, puis elle s'aperçut que la vue était trouble. — La pupille est dilatée, mais pas au maximum, la lumière ne produit pas de mouvements, l'examen de la vue donne pour résultat :

Emm. S = C (+ 10), lit n° 18. Ch. v. l.

A l'ophthalmoscope on voit des flocons noirs mobiles dans le corps vitré, la rétine et la pupille sont saines.

6° Les *mydriases par amblyopie et par amaurose*

consistent en un élargissement de la pupille qui s'explique très-bien parce que la sensibilité de la rétine est amoindrie, ou même perdue tout à fait. Cette forme n'exclut pas une certaine mobilité de la pupille, tant que la sensation lumineuse persiste ; et de plus la dilatation est souvent beaucoup moins prononcée que dans les cas précédents; Je rattacherai à cette forme la mydriase qu'on observe dans la *choroïdite atrophique* et exsudative, dans la *scléro-choroïdite postérieure* des yeux myopes, surtout si elle est un peu généralisée de manière à constituer une *choroïdite disséminée;* Dans *l'hémorrhagie de la tache jaune*, et *l'embolie de l'artère centrale* de la rétine; dans *l'atrophie blanche* des nerfs optiques, et dans certaines formes de rétinite, telles que la *rétinite albuminurique*, la *neuro-rétinite*, et dans la *rétinite pigmentaire*. Dans cette dernière affection, on trouve un rétrécissement concentrique du champ visuel, ce qui occasionne *l'héméralopie;* on conçoit que toute une zone de la rétine ayant perdu sa sensibilité, la pupille se contracte moins que dans un œil normal. Il faut encore citer ici un cas de mydriase consécutive à un leucome central, et rapporté dans la thèse de Percepied ; la pupille se dilate pour permettre aux rayons lumineux de pénétrer dans l'œil périphériquement, parce que la tache cornéale empêche la lumière de frapper la rétine et maintient l'œil dans l'obscurité. On observe encore la mydriase dans les cas de *décollement de la rétine*, dans les cas de *tumeurs du fond de l'œil, gliomes de la rétine, tubercules de la choroïde*, etc., dans le *synchysis étincelant* et les *troubles du corps vitré.*

La mydriase est fréquente à la suite de la paralysie de la troisième paire ; je l'étudierai avec les autres modifications de la pupille dues aux lésions des nerfs crâniens et phériphériques.

D. Hippus. — On désigne ainsi un état de l'iris, dans lequel ce diaphragme présente des alternatives de resserrement et de dilatation successives. C'est une variété intermittente de myosis spasmodique. Il coïncide le plus souvent avec le nystagmus (Wecker), on l'a signalé aussi; à la suite de l'absorption de l'extrait de fève de Calabar, ainsi qu'une légère déformation du cercle pupillaire.

§ 6. — *Anomalies dans les dimensions de l'iris.*

Les pupilles peuvent être anormalement dilatées, ou bien au contraire, extrêmement rétrécies, elles peuvent enfin être inégales dans les deux yeux. Le plus grand nombre de ces anomalies viennent d'être étudiées, car elles coïncident toujours avec la difficulté et même l'impossibilité des mouvements de l'iris. Je n'étudierai donc ici que les cas de constriction et de dilatation de la pupille, dans lesquels les mouvements persistent.

A. Dilatation anomale des pupilles. — En étudiant les dimensions de la pupille à l'état normal, j'ai fait remarquer, que dans des conditions identiques d'éclairage, les pupilles étaient loin de présenter un diamètre identique chez les différents individus. Ainsi la pupille est toujours beaucoup plus dilatée chez les anémiques que chez les sujets pléthoriques, elle l'est beaucoup plus chez les enfants que chez l'adulte et le vieillard; elle l'est également davantage dans le sexe féminin que chez l'homme; indépendamment de ces conditions générales, il existe des sujets dont les pupilles présentent constamment une dilatation exagérée, quoique d'ailleurs la pupille se resserre proportionnellement autant qne chez les autres, quand l'éclairage devient plus intense. Dans tous ces cas, il s'agit d'individus myopes. La cause de cette anomalie nous échappe, car souvent à l'ophthalmoscope on ne trouve pas de lésions dans le fond de l'œil.

Cette anomalie, entraîne des inconvénients assez notables dans la vision à distance, qui est toujours moins bonne que chez d'autres myopes dont le degré d'amétropie est identique, mais dont les pupilles sont étroites. Ces faits sont connus depuis longtemps, et l'on sait très-bien que de deux myopes placés dans des conditions en apparence identiques, l'un pourra faire un tireur passable, et l'autre ne verra le but que confusément, si le premier a la pupille étroite, tandis qu'elle est dilatée chez le second. C'est qu'en effet la grandeur des cercles de diffusion croît avec le diamètre de la pupille ; et que si cette ouverture était réduite à un point, la vision serait nette à toutes les distances (expérience de la carte percée, lorgnon sténopéique de Donders, voyez aussi page 110).

B. Rétrécissement exagéré des pupilles. — La pupille est en général plus rétrécie chez les hypermétropes et chez les presbyopes que chez les individus dont la réfraction est normale. Cette contraction s'observe encore chez les individus que leur profession oblige à faire de grands efforts d'accommodation, comme les graveurs, et tous ceux qui sont obligés de fixer continuellement des objets très-fins. Dans les premiers temps, la pupille se rétrécit, tout en conservant ses mouvements de dilatation quand le travail cesse, et quand le sujet repose ses yeux sur des objets moins éclairés; mais peu à peu, cette tension de l'accommodation devient spasmodique, et la pupille se resserre tellement, qu'elle devient immobile.

C. Inégalité des pupilles. — Il y a des individus dont les pupilles sont constamment inégales ; cette anomalie coïncide le plus souvent avec l'asymétropie, c'est-à-dire avec un degré différent de réfraction dans les deux yeux ; l'un par exemple étant emmétrope, tandis que l'autre sera atteint de myopie. Cependant l'inégalité des pupilles est très-rare, et l'on voit très-souvent des asymétropes dont les pupilles sont égales. Nous savons que dans les cas d'amblyopie ou d'amaurose d'un œil, les deux pupilles ont le même diamètre, parceque les mouvements consensuels sont conservés.

Il faut pour que les pupilles soient inégales, qu'il y ait une altération du moteur commun ou des nerfs ciliaires. Cette anomalie sera étudiée avec les lésions de la troisième et de la cinquième paires. Je réserve également au chapitre des lésions de l'axe cérébro-spinal, l'étude de l'inégalité des pupilles dans l'ataxie et les méningo-encéphalites.

CHAPITRE II

DE LA PUPILLE DANS LES AFFECTIONS DU SYSTÈME NERVEUX CENTRAL

Je ferai deux divisions dans ce chapitre, j'étudierai d'abord l'état de la pupille dans les lésions de l'encéphale, comprenant sous cette dénomination, les hémisphères cérébraux, les pédoncules, la protubérance et le cervelet ; dans un deuxième paragraphe je comprendrai les affections de l'axe spino-bulbaire. Cette division et cette délimitation des deux portions du système nerveux central sont indiquées au point de vue de l'étude des modifications pupillaires, par la nature même des mouvements de l'iris. En effet, la physiologie nous a montré que des mouvements de l'iris, les uns étaient fonctionnels, en rapport avec l'exercice de la vision, les autres passifs, vasculaires, dépendant de l'état d'ischémie ou de congestion du système circulatoire de l'encéphale. Les affections cérébrales pourront léser l'appareil qui préside aux mouvements fonctionnels de l'iris, nerfs optiques, tubercules quadrijumeaux, nerfs moteurs communs : elles pourront aussi produire des modifications d'ordre vasculaire ; au contraire, les lésions spino-bulbaires n'agissent que par des phénomènes réflexes déterminant la dilatation ou le resserrement des vaisseaux. C'est pour cela que j'ai compris dans l'encéphale, la protubérance annulaire qui renferme les noyaux des moteurs communs.

Je crois que cette manière de comprendre l'étude séiniologique des divers états de la pupille dans les affections nerveuses, est vraiment scientifique, puisqu'elle repose sur des données physiologiques solidemnnt établies ; je crois que c'est la seule qui puisse être de quelque utilité pour le diagnostic, puisqu'elle permet déjà de rattacher la modification constatée du côté de l'iris à un trouble vasculaire, ou à un trouble fonctionnel, à une lésion en foyer de l'encéphale, intéressant un point quelconque du nerf sensoriel, de l'appareil récepteur ou du nerf qui transmet à l'iris l'influence excito-motrice. Les conditions sur lesquelles on s'appuiera pour attribuer à l'une plutôt qu'à l'autre de ces influences, les troubles de la motilité de l'iris, se déduiront facilement, de la présence ou de l'absence de vascularisation de la conjonctive, de l'abolition ou de la conservation de l'acuité visuelle, et de l'examen de la motilité du globe oculaire.

J'aurais voulu présenter une étude complète des affections de l'axe cérébro-spinal, envisagées à ce point de vue; malheureusement je ne pourrai que tracer un cadre, les faits me manqueront pour le remplir, car c'est ici que se fait sentir surtout l'insuffisance des observations recueillies et publiées par les divers auteurs, qui négligent toujours de relater le degré d'acuité visuelle, et l'état de la motilité directe ou consensuelle de l'iris, si même ils n'oublient de noter l'état de la pupille. Avant d'aborder cette étude qu'il me soit permis d'adresser mes remercîments à mon excellent collègue et ami A. Jean, tant pour les observations qu'il a bien voulu me communiquer que pour la part importante qu'il a prise à la rédaction de ce chapitre.

§ 1er. — *De la pupille dans les lésions encéphaliques.*

Par lésions encéphaliques, j'entends tous les états morbides du cerveau proprement dit, du cervelet et de la protubérance. Ces lésions pourront amener la dilatation ou le rétrécissement des deux pupilles, ou de l'une d'elles seulement; il y a donc lieu d'étudier séparément, la *dilatation*, le *rétrécissement*, et l'*inégalité* des pupilles.

A. Dilatation des pupilles. — D'après la théorie à laquelle je me suis rallié, et que j'ai développée dans le chapitre de physiologie, on voit que la dilatation des pupilles peut tenir à différentes causes; tantôt elle provient d'une paralysie de l'appareil sensoriel, abolissant toute perception lumineuse et déterminant ainsi une double mydriase; d'autres fois elle est due à une lésion de l'appareil qui préside aux mouvements fonctionnels de l'iris, soit que les nerfs optiques étant lésés, toute perception lumineuse soit abolie, soit que les nerfs de la troisième paire soient comprimés dans leur trajet, ou détruits dans leurs noyaux d'origine ; tantôt elle est un effet de la contraction des vaisseaux de l'iris, de là deux variétés de mydriase ; mydriase *paralytique* et mydriase *vasculaire.*

A. *Mydriase paralytique.* — La dilatation pupillaire est très-fréquente dans les maladies de l'encéphale ; cependant il s'en faut que cette dilatation occupe constamment les deux yeux ; dans certains cas en effet, les lésions cérébrales sont unilatérales et les lésions anatomiques n'intéressent qu'un des nerfs moteurs, soit dans son trajet, soit dans son noyau d'origine ; de là fatalement symptômes pupillaires unilatéraux. Il n'en est pas tout-à-fait de même pour le nerf de la deuxième paire ; nous savons en effet que la paralysie ou la section d'un seul nerf optique ou d'une bandelette d'un seul côté, ne se traduit par aucun symptôme pupillaire, car les mouvements consensuels étant conservés, la pupille de cet œil se meut comme celle de l'autre, tandis que la section des deux nerfs optiques amène la dilatation et l'immobilité des deux pupilles. Dans ce chapitre, j'étudierai les lésions encéphaliques, en tant que causes capables de produire la mydriase. Plus tard je ferai ressortir ce qui est relatif à l'inégalité pupillaire.

1° *Commotion cérébrale.* — Dans la commotion il existe un violent ébranlement de la pulpe cérébrale, une sorte d'attrition de cette substance, une agitation de la masse nerveuse qui est molle, pulpeuse, délicate : la fonction cérébrale est suspendue, ce qui explique la résolution plus ou moins complète des membres qu'on observe à sa suite (Gama) (1), ainsi que l'abolition de la fonction visuelle et de la perception lumineuse. Les observations de Fleury et de Fano rentrent parfaitement dans cette classe.

2o *Epanchements de sang.*— Les plaies et les fractures s'accompagnent souvent d'épanchements sanguins qui, comprimant la substance nerveuse, peuvent la paralyser. Ils siégent souvent à la base, et compriment l'oculo-moteur, qu'ils frappent ainsi d'inaction; il survient alors une mydriase avec diplopie. Si l'épanchement est peu abondant et s'il siége latéralement, on peût n'observer que dé l'inégalité.

3o *Hypérémie cérébrale.*—Les observations de Deval (2), Witehead (3) et Fano (4), indiquent la mydriase par compression paralytique du moteur commun. Il en est de même dans l'hypertrophie du cerveau et dans l'hydrocéphalie. Je dois cependant faire remarquer, que si la mydriase existe dans les cas où la masse cérébrale augmente de volume, pour ainsi dire, d'une façon chronique; dans la congestion active et momentanée, au contraire, nous verrons l'iris se rétrécir par suite de la dilatation de ses vaisseaux.

4o *Hémorrhagie cérébrale.*—Ce qui est dit au commencement de ce chapitre sur les lésions unilatérales, s'applique principalement à l'hémorrhagie cérébrale. Si le foyer est considérable, la mydriase peut exister par compression des deux oculo-moteurs, ou des deux nerfs

(1) Gama. — *Traité des plaies de tête et de l'encéphale*, 1830, page 73.
(2) Deval. — *Gazette des hôpitaux*, 1847.
(3) Witehead. — *Archives de médecine* 1848, T. I page 94.
(4) Fano. — *Traité des maladies des yeux* Paris, t. II.

optiques; si le foyer est peu abondant et latéral, un seul moteur peut-être intéressé; c'est alors de l'inégalité pupillaire qu'on observe.

« Dans l'hémorrhagie cérébrale, disent MM. Hardy et Béhier (1), tantôt la vision reste intacte, tantôt elle est entièrement abolie, ou ne l'est que d'un seul côté, et alors, ou la perte de la vision a lieu du même côté que la paralysie des membres, ou bien elle a lieu du côté opposé sans qu'il soit possible d'expliquer ces différences par des lésions. » Les symptômes pupillaires sont au moins aussi insconstants que les troubles visuels. Tantôt, et c'est au moins la moitié des cas, les pupilles sont normales; tantôt elles sont dilatées. Cette mydriase paralytique reconnaît deux mécanismes, tantôt elle existe du côté de l'épanchement et s'explique par la compression de l'oculo-moteur, tantôt elle se montre du côté de l'hémiplégie et reconnaît pour cause la destruction des fibres blanches du centre blanc. Les observations d'hémorrhagie intéressant le centre ovale sont nombreuses et connues de tous; à cette dilatation se joint souvent l'immobilité, au reste ces faits sont connus depuis longtemps, comme l'indique cette phrase de Jourdan (2) : « La dilatation et l'immobilité totale des pupilles, à l'approche d'une bougie allumée, est une preuve du grand engorgement du cerveau dans les apoplexies. »

Je n'ai pas trouvé noté l'état des pupilles dans les cas d'*hémorrhagie des couches optiques*. Sur 62 cas relatée dans le travail de M. Galezowski (3), 17 fois on a signalé

(1) Hardy et Behier. — *Pathologie interne*, 1869.

(2) Jourdan. — In *Dictinnaire des Sciences médicales* 1818. tôme 26, page 67.

(3) Galezowski. — *Etude sur les altérations du nerf optique* 1866, page 158.

l'existence d'une amaurose, mais dans aucun, l'état de la pupille n'est indiqué. Il en est de même de l'observation de Hunter (1), qui a servi de base à une théorie sur les fonctions des couches optiques.

Les observations d'*hémorrhagie des pédoncules cérébraux* sont plus concluantes. Dans toutes, nous trouvons de la mydriase, ou au moins de la dilatation d'une pupille quand le foyer n'intéressait qu'un pédoncule; les plus importantes ont été publiées par Stiébel (2) et Carrève (3). La dilatation pupillaire indique alors la compression du nerf moteur commun à ce niveau, la pupille dilatée est du côté opposé à la paralysie des membres.

Les *hémorrhagies de la protubérance* ont été bien étudiées récemment par MM. Gubler, Barth, Ladamie et Luys. Sur 26 cas, M. Ladamie a noté quatre fois la mydriase et une fois le myosis. Dans ces hémorrhagies, la mydriase existe le plus souvent des deux côtés : mais on peut rencontrer aussi la dilatation d'une seule pupille, et alors, celle-ci existe du côté de l'hémiplégie dans les cas ordinaires, du côté opposé dans les paralysies alternes. Nous analyserons rapidement l'observation publiée par M. Mesnet dans l'*Union médicale* (août 1861).

Obs. XXX. — Un homme de 30 ans, d'une santé habituellement bonne, tombe brusquement privé de connaissance. Léger accès convulsif, rigidité générale, torsion en dehors et en arrière du bras droit. Bouffissure et cyanose de la face ; un peu d'écume à la bouche. Durée de l'accès épileptique, deux minutes au plus. Résolution, facies calme, pas de déviation de la face, pas de convulsions, mouvements lents des bras vers la partie postérieure de la tête. Sensibité générale conservée. Anéantissement complet des facultés intellectuelles. Emis-

(1) Hunter. — *Med. chirur. transactions* Londres 1825 tome XIII page 88.

(2) Stiébel. — *Archives de médecine* 1848, tome I. page 374.

(3) Carrève.— *Thèse de Paris* 1859.

sion d'une petite quantité d'urine. Les yeux ne sont pas convulsés. Les *pupilles sont notablement dilatées.* Diminution des mouvements respiratoires. Mort.

Autopsie.— Pas de lésion organique des méninges, des hémisphères ni du cervelet. La protubérance incisée dans le sillon médian antérieur présente un foyer hémorrhagique, contenant un caillot demi-solide du volume d'un pois rond. Ce foyer est un peu plus rapproché du plancher du quatrième ventricule que de la face opposée et empiète un peu à gauche de la ligne médiane.

Les modifications que présentent les pupilles dans les *hémorrhagies du cervelet* ne sont pas toujours identiques. La dilatation et la sténose sont tour à tour observées. D'après Rochoux, ces deux variétés se rencontreraient avec une égale fréquence. Lallemand se prononce en faveur de la dilatation. M. Durand-Fardel (1), au contraire, affirme de la manière la plus positive que les pupilles sont immobiles à l'approche de la lumière et qu'elles sont bien plus souvent contractées que dilatées. Dans les sept observations rapportées par M. Carion (2), trois fois seulement l'état des pupilles a été noté : deux fois elles étaient contractées, une fois dilatées.

Sur les 26 cas dont parle M. Hillairet on trouve : contraction, sept fois ; dilatation, cinq fois.

Nous pensons donc que dans ces hémorrhagies, le myosis est un peu plus fréquent que la mydriase, mais nous ne pouvons admettre l'immobilité complète dont parle M. Durand-Fardel, car dans plusieurs observations de M. Carion, les pupilles étaient manifestement influencées par la lumière.

5° *Ramollissement cérébral.* — Le ramollissement agit de même que l'hémorrhagie, en altérant la portion crâ-

(1) Durand-Fardel. — *Traité clinique et pratique des maladies des vieillards*
(2) Carion. — *De l'hémorrhagie cérébelleuse*, Thèse 1875.

nienne du nerf oculo-moteur qui ne peut plus remplir ses fonctions; de là, mydriase; telles sont les observations de M. Lancereaux et de M. Carrève (1).

6° *Méningo-encéphalites.* — Les méningo-encéphalites arrivées à la deuxième période, c'est-à-dire à la période de coma, amènent ordinairement une dilatation des pupilles, parce que l'iris se paralyse par suite de lésions matérielles qui viennent atteindre le moteur oculaire commun. Tel est le cas de Trousseau rapporté par M. Francès. Cette dilatation a été de tous temps signalée, et récemment par M. Rendu (2). Suivant cet auteur, c'est le premier signe de la paralysie de la troisième paire; jamais elle ne manque, tandis que la chute de la paupière et le strabisme peuvent ne pas se rencontrer. Des faits analogues ont été observés aussi par M. Landouzy (3). Chez certains malades, les pupilles ont conservé leurs mouvements, chez d'autres, elles sont immobiles. Dans certains cas, on constate la dilatation et l'inertie d'une seule pupille, coïncidant avec la chute de la paupière ou avec du strabisme commençant; cette dilatation est alors sans aucun doute, de nature paralytique.

La mydriase s'observe aussi dans le cas de *tubercules du cerveau*. L'observation de M. Andral, nous paraît concluante, bien que le malade n'ait pas succombé (4). Nous en extrayons les passages suivants, qui ont rapport à notre sujet :

Obs. XXXI. — Homme de 29 ans, boulanger. Début de la maladie par accès apoplectiformes, pertes de connaissance. Faiblesse

(1) Carrève. — Thèse 1859.

(2) Rendu. — *Paralysies liées à la méningite tuberculeuse*. Th. 1873, page 61.

(3) Landouzy. — *Convulsions et paralysies liées aux méningo-encéphalites fronto-pariétales*. Thèse 1876. (obs. 84).

(4) Andral. — *Union médicale* 1853, n° 29.

dans les yeux. Paralysie des 3e, 5e, 6e, 7e paires, plus marquée à gauche.

État des yeux. — Chute de la paupière supérieure gauche; paupière droite intacte. Mouvements de l'œil gauche presque complétement abolis. Mouvements de l'œil droit plus faciles, surtout en dehors. Les pupilles des deux yeux sont dilatées, mais inégalement, celle de l'œil gauche l'est beaucoup plus que celle de l'œil droit. Toutes deux sont immobiles. La vision dans chaque œil pris isolément est nette, pas de diplopie. La vue n'est bien distincte que pour les objets d'un certain volume ou placés à une distance assez éloignée des yeux. Larmoiement habituel de l'œil gauche. Eblouissements.

Tous ces faits nous permettent de conclure que la méningo-encéphalite, soit simple, soit tuberculeuse, s'accompagne toujours d'une mydriase plus ou moins marquée, en dehors des convulsions de la première période.

7o *Tumeurs des méninges et de l'encéphale.* — Les tumeurs intra-crâniennes sont très-fréquentes; leur nature très-variable; je n'ai pas l'intention de les énumérer; qu'il nous suffise de savoir que toutes, quelle que soit leur origine et leur nature, agissent de la même manière, et que les symptômes auxquels elles donnent naissance dépendent exclusivement de leur siége et de leur volume. Le mécanisme de ces symptômes, et principalement des troubles pupillaires, est toujours le même; elles agissent par compression soit sur le nerf optique ou l'oculo-moteur, soit sur leurs noyaux d'origine ou leurs fibres intra-cérébrales; de plus, ces tumeurs, par irritation de voisinage, peuvent amener des troubles encéphaliques qui déterminent du myosis comme dans la période convulsive des méningo-encéphalites, tandis que presque toujours nous remarquons soit une dilatation double avec immobilité, soit une inégalité par dilatation d'une seule pupille.

Les gommes, les exostoses, les périotoses, comme le démontrent les observations de Francès et de Lacroze (1), peuvent donner lieu à la dilatation d'une seule ou des deux pupilles, cependant je dois dire que cette règle comporte beaucoup d'exceptions et qu'un grand nombre de tumeurs de ce genre, probablement à cause de leur siége et de leur petit volume, ne se traduisent par aucun phénomène pupillaire.

Les tumeurs des méninges crâniennes ont été étudiées par M. Sabatié (2). Les troubles se montrent souvent dès le début, soit dans les deux yeux, soit dans un seul. On observe de la photophobie, de la diplopie, du strabisme, de la dilatation des pupilles (obs. 44). D'autres fois les pupilles sont inégales (obs. 17).

Dans les tumeurs cérébrales on constate presque toujours de l'inégalité et de l'immobilité pupillaire. Telles sont les observations de MM. Durand-Fardel, Demarquay, Nélaton, consignées dans le travail de M. Galezowski (3). Je résumerai en quelques mots ces observations.

Obs. XXXII. — (Durand-Fardel, *loc. cit.*) Homme de 20 ans, entré à l'infirmerie le 1er mars 1836. Quatre mois auparavant, surdité du côté gauche et bientôt après du côté droit, il y a deux mois il perdit la vue du côté droit, et un mois après, de l'autre côté. Les yeux sont ouverts, complétement immobiles, les *pupilles très-dilatées* ne se contractent pas ; il y a cécité complète.

Autopsie. — Sur la face cérébrale, et au niveau du lobe postérieur de l'hémisphère droit, trois ou quatre lignes au-dessous de la tente du cervelet, il existe une tumeur, ayant trois pouces de diamètre, bosselée, dure, d'aspect encéphaloïde. A la partie antérieure de la base du crâne, on voit une tumeur semblable, à cheval sur l'apophyse crista-galli.

(1) Lacroze, — *Thèse de Paris* 1857.
(2) Sabatié. — *Etude sur les tumeurs des méninges encéphaliques.* Thèse 1873.
(3) Galezowski. — *Loc. cit.*

Obs. XXXIII. — (Obs. communiquée par Nélaton à M. Galezowski, *loc. cit.*). Emmanuel S..., 17 ans, entré en mai 1860, atteint d'un polype naso-pharyngien qui se développait depuis trois ans. Exorbitis de l'œil gauche avec paralysie complète de la troisième paire. La *pupille était dilatée* et la vue complétement abolie. Atrophie de la pupille gauche avec conservation des vaisseaux centraux. Œil droit sain. Encéphalite. Mort.

A l'*autopsie* on trouva le sinus sphénoïde rempli d'une masse fibroplastique qui s'était portée de là dans la voûte crânienne du côté des lobes antérieurs.

Je citerai enfin une dernière observation que je dois à l'obligeance de mon ami et collègue M. Jean qui l'a recueillie dans le service de M. le Dr Luys à la Salpétrière.

Obs. XXXIV. — (Résumé.) Guillin, 51 ans. Entrée le 20 mars 1875. Il y a un an, cette femme perdit la vue subitement. Quelques temps auparavant, migraines, céphalalgie opiniâtre, amblyopie, puis cécité complète. Pas de paralysie, pas de trace de syphilis ancienne. Les *deux pupilles sont très-dilatées et immobiles.* L'examen de l'œil pratiqué par M. le docteur Landolt indique une atrophie des deux pupilles; elles sont boursoufflées, les veines légèrement variqueuses. Ces troubles paraissent plus marqués à gauche qu'à droite. Syncopes fréquentes. Mort.

Autopsie. — Tumeur superficielle occupant la partie externe et antérieure du lobe droit, mesurant environ 8 centimètres dans le sens antéro-postérieur et 6 dans le sens vertical. Cette tumeur comprend le lobe sphénoïdal qui vient appuyer sur le chiasma optique. Les nerfs optiques sont aplatis et paraissent atrophiés.....

Les tumeurs des *tubercules quadrijumeaux* du *cervelet* et de ses *pedoncules* produisent aussi de la mydriase. Je ne puis mieux faire que de rapporter une observation de mon excellent ami Raymond (1), recueillie dans le service de M. le professeur Vulpian, à la Pitié.

(1) Raymond.— *Tumeur du cervelet*; in *Progrès médical* 1874 nº 30.

Obs. XXXV. — Femme de 27 ans. En mai 1872, elle s'aperçut que la vue devenait trouble et était même complétement abolie pendant des crises durant deux ou trois minutes.

En juin, douleurs vives et fourmillements dans les bras, hallucinations de la vue, syncopes, céphalalgie frontale et médiane. Plus tard, affaiblissement des jambes, crises oculaires plus fréquentes, puis cécité absolue. Nausées et vomissements bilieux ayant persisté jusqu'à la mort. En décembre 1872, les *pupilles sont dilatées et immobiles*. En juillet 1875, strabisme externe de l'œil droit. Atrophie des papilles présentant les caractères d'une atrophie consécutive à la névrite optique. Nystagmus continuel, les muscles de l'œil et des paupières ne sont nullement paralysés. En octobre, attaques épileptiformes nombreuses. Paralysie faciale droite, incomplète pour l'orbiculaire de la paupière. Coma profond. Mort.

L'*autopsie* montre que la partie antérieure de la corne sphénoïdale droite offre un ramollissement notable, blanc-jaunâtre, occupant la substance blanche. A ce niveau, la dure-mère présente plusieurs productions analogues au tissu de la tumeur du cervelet ; la plus grosse a le volume d'un pois ; un certain nombre sont situées à la face externe de cette membrane et se creusent des loges dans la fosse moyenne du crâne. Les *tubercules quadrijumeaux* sont aplatis, confondus ensemble, c'est une masse colorée en brun-jaunâtre, ramollie par places ; ils semblent se continuer en arrière avec une tumeur occupant le cervelet.

La tumeur a le volume d'un œuf de poule ; elle est située obliquement de haut en bas et d'avant en arrière, dans l'épaisseur du cervelet entre le lobe gauche et le lobe droit, qu'elle écarte l'un de l'autre. L'extrémité antérieure s'étend jusqu'aux tubercules quadrijumaux qu'elle comprime au niveau de la partie moyenne de la fente de Bichat, l'extrémité postérieure se termine au niveau du contour externe du cervelet.

On peut résumer sa situation en disant que par refoulement, elle s'est creusé une loge qui comble complétement le quatrième ventricule.

L'examen microscopique a montré qu'on avait affaire à un gliosarcome.

Duchenne de Boulogne signale une observation de

tumeur des pedoncules cérébelleux; nous en extrayons les quelques lignes suivantes :

Obs. XXXVI. — Homme de 21 ans. Eblouissements. Diplopie gauche. Amblyopie droite, puis cécité complète. *Pupilles fortement dilatées et immobiles.* Papilles gonflées et saillantes ; vaisseaux engorgés. A l'*autopsie* on a trouvé deux tumeurs de la grosseur d'une noix, à cheval sur un pédoncule cérébelleux moyen.

Obs. XXXVII. — (Hérard, in *Gaz. des Hôp.* 1861, no 10). Femme de 38 ans, cécité complète. *Pupilles dilatées* mais conservant encore un certain degré de mobilité. A l'ophthalmoscope, suffusion de la rétine, pupilles incomplétement masquées par une exsudation grisâtre d'aspect œdémateux.....

Autopsie. — Tumeur du cervelet située à la partie antéro-inférieure gauche. Le chiasma des nerfs optiques est petit, grisâtre, les nerfs optiques sont comme infiltrés, aplatis, les bandelettes sont étroites.

Dans le travail de M. Galezowski (*loc. cit.*), nous trouvons d'autres exemples de tumeurs de la glande pituitaire, du chiasma des nerfs optiques et de la protubérance, s'accompagnant de dilatation pupillaire, nous y renvoyons le lecteur.

8o *Fractures de la base du crâne.* — Dans ces fractures, on peut observer des phénomènes de compression, dus, soit aux fragments osseux, soit à l'épanchement consécutif. Les observations de Francès (1) en font foi. — M. Lefort trouva dans le service de Malgaigne un volumineux caillot dans l'espace interpédonculaire, qui comprimait le moteur commun et avait produit de la diplopie, du strabisme et de la dilatation d'une pupille.

Dans tous ces cas nous devons faire remarquer que nous aurons dilatation tantôt des deux pupilles, tantôt

(1) Francès. — *Thèse* 1854.

d'une seule, suivant le siége de la fracture et le volume de l'épanchement.

Cette remarque s'applique aussi dans les cas *d'abcès* du cerveau, d'*anévrysme de la carotide interne* (Gouguenheim) et d'*hydatides* du cerveau, qui s'accompagnent souvent de mydriase.

B. Mydriase vasculaire. — La dilatation pupillaire dans les affections cérébrales reconnaît presque toujours pour cause une lésion qui supprime la fonction visuelle; alors la mydriase coïncide avec l'amaurose, ou bien une lésion qui comprime et paralyse le nerf moteur commun, cas auquel la vue est conservée. Il est bien rare que la dilatation soit de cause vasculaire. L'iris se dilate normalement en vertu de son élasticité; mais cette dilatation n'est complète que lorsque les vaisseaux de l'iris sont presque exsangues; comme il y a une relation constante entre les vaisseaux iriens et les vaisseaux du cerveau, il s'en suit que cette mydriase se rencontrera comme état habituel dans l'anémie cérébrale, et accidentellement dans l'état syncopal.

B. Myosis. — Le myosis est dû soit à l'excitation des nerfs optiques ou des tubercules quadrijumaux ou encore des deux noyaux d'origine des nerfs moteurs oculaires communs. D'autres fois, et ces cas sont de beaucoup les plus fréquents, le myosis est de cause vasculaire et coïncide avec la congestion des vaisseaux de l'encéphale.

Le myosis est plus rare que la mydriase dans les affections cérébrales. Ce symptôme a été peu étudié par les auteurs; cependant il existe très-nettement dans les périodes convulsives des maladies du cerveau.

Nous lisons dans la thèse de M. Landouzy cette remarque qui nous semble fort juste :

« Le strabisme, la chute de la paupière, la dilatation de la pupille sont souvent associés, soit à l'hémiplégie faciale, soit aux troubles parétiques des membres. Par contre, les mouvements convulsifs des yeux, la contraction des pupilles, le resserrement des paupières, coexistent fréquemment avec les convulsions de la face, les convulsions et les raideurs d'un seul côté de la face, d'un seul membre ou des deux membres. »

Tous les auteurs mentionnent le myosis dans les prodromes ou la première période des *méningites* et des *encéphalites*.

Ce symptôme exprime l'excitation des nerfs basilaires, surtout du nerf optique et de l'oculo-moteur; il se montre très-fréquemment dans la *méningite tuberculeuse* au début, en même temps que le strabisme, la diplopie, les cris hydrencéphaliques et les convulsions éclamptiques.

Il est loin d'être rare dans la *méningite aiguë*. Mon excellent ami Jean vient d'en observer un cas qu'il a présenté à la Société anatomique.

Obs. XXXVIII. — (A. Jean, *Bulletins Soc. anat.* 1876). Il s'agit d'un jeune homme de 20 ans, présentant une cachexie très-avancée. L'examen de la poitrine avait dénoté une caverne à gauche et en arrière. Il était impossible de faire répondre le malade aux questions qu'on lui adressait; il était plongé dans une somnolence continuelle. Ses membres étaient dans la résolution. Les *pupilles étaient extrêmement contractées* et l'ouverture ne paraissait pas plus grosse qu'une tête d'épingle. L'obscurité ne les faisait pas dilater.

Le malade mourut deux jours après son entrée à l'hôpital, et on trouva à l'autopsie une caverne considérable à gauche, produite par une dilatation ulcérée des bronches, dûe à la présence d'un corps étranger. Pas trace de tubercule dans la poitrine. De plus, on trouva un épanchement purulent très-abondant sous la dure-mère du côté gauche ; celle-ci était très-épaissie et présentait par places des ecchymoses. Les circonvolutions étaient grisâtres, surtout la frontale et la pariétale ascendante. A l'éclairage oblique de la pie-mère, on constate des petits points granuleux. Mais par l'examen microscopique on ne rencontra pas de traces de tubercules.

Le myosis vasculaire se rencontre aussi dans la *congestion cérébrale* et même dans l'*hémorrhagie cérébelleuse*. En effet, l'ictus apoplectique est presque toujours précédé de phénomènes congestifs, et ce n'est qu'après la chute qu'on observe de la dilatation paralytique.

Le myosis est beaucoup plus fréquent que la mydriase dans les *hémorrhagies protubérantielles*, à tel point que certains auteurs anglais prétendent, qu'en présence d'un malade plongé dans le coma et dans la résolution complète, si les pupilles sont extrêmement contractées, on ne peut avoir affaire qu'à un empoisonnement par la morphine ou à une hémorrhagie protubérantielle. Les pupilles étaient très-rétrécies dans un cas que j'ai observé cette année dans le service de mon excellent maître, M. le docteur Luys, à la Salpêtrière.

Obs. XXXIX. — Petit, 66 ans, entrée à l'infirmerie, Salle Saint-Mathieu, n° 2, le 4 janvier 1876. La malade est tombée dans la rue, elle a perdu connaissance : en ce moment, l'intelligence est revenue en partie : la malade parle encore et répond assez justement aux questions qu'on lui adresse. La malade présente de la résolution dans tout le côté droit : du côté gauche, il n'y a pas de contracture, mais par instants, elle présente un certain degré de contraction dans le bras gauche. La tête est déviée à gauche, les yeux le sont dans le même sens. La malade a de la difficulté pour avaler les boissons. La sensibilité est très-obtuse, à droite surtout elle est très-retardée. Les pupilles sont égales et réduites à un point, (1/2 millimètre.) Pas d'albumine dans les urines. Les jours suivants aggravation des mêmes symptômes. Respiration stertoreuse. Mort le 9 janvier.

Autopsie le 11 janvier. — Les pupilles sont dilatées sur le cadavre, 3 millimètres environ. On constate l'existence d'un foyer hémorrhagique récent, du volume d'une grosse amande dans la partie postérieure et externe de la couche optique gauche, le foyer est très-limité et ne s'étend pas au-delà de cette région : du côté droit existe un foyer ocreux dû à une ancienne hémorrhagie qui s'est faite dans la capsule externe, et a détruit une partie du noyau extra-ventriculaire du corps strié. A la partie supérieure de la protubérance et du côté gauche, dépassant cependant un peu la ligne médiane, existe un petit foyer hémorrhagique dans la partie située au-dessous des tubercules quadrijumeaux. La substance grise centrale du cervelet est manifestement injectée. Suffusion sanguine sous-méningée à la partie supérieure et gauche du cervelet. Congestion pulmonaire peu intense. Caillots dans les artères pulmonaires, stratifiés et formés *post mortem*. Foie, reins normaux.

Dans les *hémorrhagies ventriculaires*, on trouve presque toujours les pupilles très-rétrécies, ce qui est dû à la congestion qui existe en même temps dans les méninges; mais quand l'épanchement est tellement volumineux que les moteurs communs sont comprimés, c'estla dilatation qu'on observe.

La contraction pupillaire est plus fréquente que la mydriase dans les hémorrhagies cérébelleuses. Les pupilles étaient extrêmement rétrécies et immobiles chez une malade que j'ai observée cette année chez M. Luys, et dont j'ai communiqué l'observation à la Société anatomique.

Obs. XL. — Résumé (1). Carr., 83 ans, est entrée le 25 mars 1876, à l'infirmerie de la Salpétrière, salle Saint-Jean, n° 23, (service de M. Luys); est hémiplégique du côté gauche depuis son enfance; de

(1) Alph. Drouin. — *Hémiplégie gauche datant de l'enfance. — Hémorrhagie récente du cervelet*, in *Progrès médical* 1876, p. 453.

ce côté existent des arthropathies de l'épaule et de la hanche, le fémur et l'humérus sont raccourcis. La malade pouvait cependant marcher, et même travaillait à la cuisine. Aujourd'hui elle s'est levée aussi bien portante que d'ordinaire et a pris son déjeuner ; vers dix heures du matin, malaise subit ; elle vomit des aliments d'abord, et ensuite des matières muqueuses mélangées de bile. A son entrée à l'infirmerie, la malade accuse une très-grande faiblesse, cependant elle remue bien les bras et les jambes, s'assied toute seule sur son lit et prend elle-même le vase quand elle est pour vomir. Ne ressent pas de douleurs. Sensibité cutanée intacte à la température, à la douleur, au tact. La face n'est pas paralysée, n'a pas d'expression particulière. Langue suburrale, pas déviée. Les *pupilles sont égales très - rétrécies*, (1 millimètre) *elles ne se dilatent pas dans l'obscurité.* Pas de déviation des yeux et de la tête. Intelligence nette, parole bien articulée. La peau n'est pas chaude, pouls faible (36 puls.), rien d'anormal à l'auscultation du cœur.

Le 26 *mars*, au moment de la visite de M. Luys, la malade est dans le coma, respiration stertoreuse, écume blanchâtre sur les lèvres, n'a pas eu de convulsions ; a vomi une dizaine de fois depuis la veille. *Pupilles très-rétrécies* (1 millim.) *égales et immobiles.* Pas de déviation des yeux ni de la tête. Peau froide, pouls insensible ; morte à 10 heures du matin.

Autopsie. — On trouve un foyer hémorrhagique dans le cervelet ; ayant détruit complétement tout le vermis inférior et toute la face inférieure du lobe gauche du cervelet. La lésion est profonde et occupe la moitié de l'épaisseur de cet organe, les circonvolutions cérébelleuses réduites en une pulpe rougeâtre mélangée au sang extravasé. La lésion s'arrête au vermis inferior, toute la face inférieure droite du cervel et est absolumentrespectée. Dans le cerveau aucun foyer hémorrhagique dans la couche optique droite.

C. Inégalité pupillaire. — L'inégalité pupillaire est très-fréquente dans les maladies cérébrales; l'étude que nous avons faite de la mydriase nous permet déjà de comprendre ce fait.

Cette inégalité existe quand une des deux pupilles est

dilatée ou rétrécie, l'inégalité par dilatation est de beaucoup la plus fréquente. Ce serait nous exposer à des redites inutiles que de vouloir énumérer toutes ces causes. En effet, dans presque tous les cas de mydriase, supposons la lésion unilatérale au lieu d'être médiane ou bilatérale, et n'intéressant par conséquent qu'une des moitiés de l'encéphale, alors nous aurons de l'inégalité au lieu de la mydriase. J'ai déjà fait remarquer ce fait au début de ce chapitre, je ne puis y insister plus longuement.

§. 2. — *De la pupille dans les affections de l'axe bulbo-spinal.*

Toutes les affections de la moelle et du bulbe agissent de la même manière sur l'iris, en produisant des phénomènes d'excitation ou de paralysie vaso-motrice, de telle sorte que dans ce chapitre nous n'aurons à étudier que les mouvements d'origine vasculaire; c'est pour cela que j'ai rattaché à l'encéphale, la protubérance, afin de ne pas scinder l'étude des mouvements qui dépendent de l'appareil fonctionnel.

Nous avons vu dans le chapitre de physiologie que la section et l'irritation de la portion de la moelle que Budge désigne sous le nom de *centre cilio-spinal*, déterminent dans la pupille des effets de tous points comparables à ceux qu'on produit en sectionnant ou en excitant les deux nerfs sympathiques au cou; ce qui n'a rien de surprenant, puisque le sympathique n'est qu'un organe de transmission des excitations spinales, et que c'est tout au plus si son ganglion cervical supérieur paraît avoir par lui-même une action propre (Vulpian). Les expériences de MM. Cl. Bernard, Vulpian, nous ont enseigné de plus, que le centre cilio-spinal n'est pas le seul endroit de la moelle capable de réagir sur les mouvements de l'iris, mais que l'excitation des éléments sensitifs ou excito-moteurs, ou des racines postérieures d'un point quelconqne de l'axe médullaire, fait dilater la pupille.

La clinique vient démontrer que chez l'homme, les lésions de la moelle produisent des effets comparables à ceux qu'on obtient en expérimentant sur les animaux. C'est ainsi que toute lésion qui détruira la moelle cervicale, et interceptera sa conductibilité, amènera la congestion de la face et le rétrécissement pupillaire, tandis que toutes les affections qui entretiendront un état d'irritation en un point quelconque de la moelle feront dilater la pupille. Les expériences montrent qu'une excitation unilatérale, réagira sur les deux pupilles; or, chez l'homme, dans les cas pathologiques, on observe presque toujours des phénomènes identiques dans les deux yeux. Une expérience de Budge et Waller, montre que l'excitation expérimentale d'un des côtés de la moelle ne réagit seulement sur la pupille correspondante que dans le cas où la région spinale a été préalablement divisée par une section longitudinale, en deux moitiés latérales isolées l'une de l'autre par une lame de verre. Ce chapitre, ne comportera donc que deux subdivisions resserrement et dilatation des pupilles.

A. Rétrécissement pupillaire. — Le nombre des observations susceptibles d'être utilisées est fort restreint parce que l'attention des observateurs n'étant pas appelée sur ces conditions de physiologie pathologique, ils négligent dans presque tous les cas, de noter l'état des pupilles, et les modifications survenues dans la circulation locale. 1° M. Rendu (1) sur une statistique de 100 cas de *lésions de la moelle cervicale* en a trouvé seulement 16 où l'état des pupilles était noté. Il a publié deux observations recueillies dans le service de M. Désormeaux. L'une d'elles est un cas de myosis paralytique.

Obs. XLI — Rendu rapporte une observation de luxation de la sixième vertèbre cervicale, ayant produit un ramollissement; de la moelle à ce niveau. Les deux *pupilles étaient considérablement rétrécies. Le cou et la face violacés, les oreilles congestionnées; le reste du corps ne présentait pas de coloration particulière.*

Ogle a observé cinq cas de rétrécissement pupillaire à la suite de diverses maladies de la portion cervicale de la moelle. D'après Remak dans le tabes dorsal et surtout dans la forme qu'il appelle le tabes cervical, le symptôme vraiment caractéristique et assez fréquent, c'est le resserrement de la pupille, d'un seul côté ou des deux à la fois.

2° Dans les *méningites* et les *méningo-myélites* spontanées, les symptômes pupillaires sont les mêmes. Au début, lorsqu'il existe des phénomènes d'excitation, la face est pâle, les pupilles sont dilatées : plus tard des phénomènes de dépression leur succèdent lorsque la moelle est détruite. Les pupilles sont contractées, la face congestionnée, vultueuse, sa température plus élevée, sa rougeur contraste avec la pâleur des téguments situés au-dessous (2).

3° Nous avons très-peu de renseignements sur l'état des pupilles dans *l'atrophie musculaire progressive*. Il est probable que dans le plus grand nombre des cas on

(1) Rendu. — *Des troubles fonctionnels du grand sympathique observés dans les plaies de la moelle cervicale*, in *Archiv. de médecine*, sept. 1869, p. 286-297.

(2) Dujardin-Beaumetz. — *De la myélite aiguë*, thèse d'agrégation, 1872.

Gehrardt. — *Centralblatt*, 1865, p. 10.

n'observe rien de spécial; sur une trentaine de cas publiés, on ne parle pas de l'état des pupilles. Relativement à une communication de M. Voisin, Duchenne de Boulogne déclare qu'il n'a jamais trouvé qu'une seule fois des symptômes oculo-pupillaires. Eulenburg et Guttmann sur 9 cas observés par eux, ne les ont jamais rencontrés. Dans trois cas publiés par MM. Aug. Voisin, Menjaud, et Schneevogt, on a noté le rétrécissement des pupilles.

Obs. XLII. — Résumé de l'obs. de M. Aug. Voisin (1). — Belling.....44 ans, salle Saint-Jean-de-Dieu, à la Charité, service de M. Bouillaud, a éprouvé les premiers signes de cette maladie, il y a six ou sept ans, au bras gauche d'abord puis au bras droit. La malade ressent depuis trois à quatre semaines des soubresauts dans la paupière supérieure gauche, il éprouve dans cet œil la sensation de grains de sable. La vue s'affaiblit depuis quelque temps; l'œil droit paraît plus saillant que le gauche, *pupille gauche plus étroite* que la droite; se contractent bien toutes deux sous l'influence de la lumière, mais la gauche est toujours plus étroite; toutes deux se dilatent quand on pince un point du corps. Les mouvements de l'œil se font bien. En mai 1863, les deux pupilles ont le même diamètre, toutes deux sont *considérablement rétrécies*, même dans l'obscurité; à peine mobiles sous l'influence de la lumière ou d'un pincement d'un point du corps.

M. Voisin a trouvé, en outre, que les muscles atrophiés étaient ceux qui sont innervés par le médian et le cubital des deux côtés, c'est-à-dire par des nerfs qui proviennent des 7e et 8e cervical et 1re dorsale. Les racines antérieures, étant dégénérées, c'est en quelque sorte un état comparable à la paralysie que détermine leur section; il explique ainsi les symptômes oculaires observés.

Obs. XLIII. — Dans le cas de Menjaud (2), l'atrophie muscu-

(1) Aug. Voisin. — *Atrophie musculaire progressive, phénomènes oculo-pupillaires*, Société de médecine de la Seine, 19 juin 1869; in *Gazette hebdomadaire*, 1863, p. 607.

(2) Menjaud. — *Gazette des Hôpitaux*, n° 3, p. 10.

laire progressive s'était limitée à la zone innervée par les nerfs cubital et médian des deux côtés ; il y avait un *rétrécissement considérable des pupilles* ; l'autopsie fit reconnaître l'atrophie des racines antérieures des dernières cervicales et des premières dorsales surtout à gauche. Le sympathique et les ganglions étaient sains.

Obs. XLIV. — Dans le cas de Schneevogt, où on trouva un *rétrécissement considérable des pupilles*, on trouva à l'autopsie le cordon cervical sympathique surchargé de graisse ainsi que la région dorsale, les ganglions étaient altérés.

4° Les *lésions du bulbe* produisent les mêmes effets que celle de la moelle ou du sympathique. Les causes d'irritation bulbaire sont rares, ces faits rentrent plutôt dans la physiologie expérimentale que dans la pathologie; aussi trouverons-nous rarement la mydriase dans les lésions bulbaires. Le plus souvent il y a atrophie ou destruction des éléments nerveux, et cette lésion se traduit par du *myosis*. Je résumerai, à ce sujet, quelques-unes des observations rassemblées dans la thèse de M. Hallopeau (1).

Obs. XLV. — R...,53 ans, musicien (2) présente tous les signes de la paralysie labio-glosso-laryngée. De plus, la marche est gênée et la jambe droite trainante. Les yeux sont saillants, les paupières ne peuvent se fermer ; les *pupilles sont contractées* des deux côtés.

Obs. XLVI. — *(Ramollissement du bulbe et myélite.)* Femme de 62 ans, entrée à la Salpétrière, service de M. Vulpian en 1862. Perte de connaissance en 1846 ; quand la malade revint à elle, elle était affaiblie du côté droit. Depuis cette époque, douleurs de tête sous forme d'accès douloureux, principalement du côté droit, s'accompagnant de bourdonnements et d'élancements dans l'oreille du même côté. Pas de déviation de la face ; l'ouverture palpébrale est plus petite du côté droit ; l'œil droit est dévié légèrement en dedans ; vision un peu affaiblie de ce côté. *Pupille droite un peu resserrée.*

(1) Hallopeau. — *Des paralysies bulbaires*, th. d'agrég., 1875.
(2) Stein. — *Deutsch. Archiv.* Bd. VII.

A l'autopsie, on trouva le bulbe creusé à droite, vers sa partie moyenne d'une cavité offrant l'aspect d'un foyer de ramollissement, répondant en avant à l'olive, et en arrière atteignant le plancher, près de la ligne médiane.

Enfin, dans une dernière observation, M. Hallopeau cite une oblitération de l'artère vertébrale ayant déterminé les symptômes de la paralysie labio-glosso-laryngée et ayant produit pendant la vie du *myosis* à droite.

5o Dans l'*ataxie locomotrice*, nous savons que la paralysie de la troisième paire est un des symptômes prodromiques de cette affection. La paralysie de ce nerf peut être transitoire ou permanente; je parlerai de cette mydriase avec les paralysies du nerf moteur commun. Laissant de côté ce cas spécial, on peut constater que chez les ataxiques il existe un myosis très-prononcé. Cette atrésie unilatérale ou bilatérale, a été signalée par M. Duchenne de Boulogne (1). « Je l'ai vue se produire, dit-il, avant la deuxième période; en effet, lorsque les malades ont pu me donner des renseignements sur ce point, ils m'ont déclaré l'avoir remarquée déjà longtemps avant que leur motilité fût atteinte. Ce resserrement de la pupille ne paraissait occasionner aucun trouble dans leur vision. Je l'avais rencontré au plus haut degré, même chez des sujets ataxiques, dont la pupille du nerf optique était entièrement atrophiée, et dont la pupille aurait dû être au contraire très-dilatée; chez lesquels enfin j'obtenais très-difficilement cette dilatation pupillaire à l'aide de fortes doses de belladone. »

Cette contraction des pupilles ne se rencontre pas continuellement chez les ataxiques. Nous savons qu'outre l'incoordination motrice et les douleurs fulgurantes, un

(1) Duchenne de Boulogne. — *Electrisation localisée*, 1872, p. 633.

des symptômes les plus fréquents de cette maladie consiste dans des crises viscérales, pouvant occuper l'estomac, la vessie, le rectum, l'urèthre, le pharynx et le larynx. Au moment de ces crises douloureuses, les pupilles qui étaient précédemment rétrécies se dilatent un peu, et la rougeur de la conjonctive et de la peau des paupières disparaît. L'observation CVI de Duchenne rend parfaitement compte de ces faits; pour ma part, j'en ai observé plusieurs exemples dans le service de mon excellent maître M. le docteur Luys, particulièrement chez des ataxiques atteintes de crises gastralgiques. (Voyez plus loin obs. 74 à 78.)

Ces faits trouvent une explication naturelle, si on admet avec Duchenne de Boulogne (1) qu'ils sont le résultat d'un trouble fonctionnel du sympathique, lequel peut dépendre ou non de lésions du cordon cervical, de même que la symptomatologie de l'ataxie locomotrice peut exister sans la dégénérescence gélatineuse des cordons postérieurs ou des racines postérieures de la moelle et sans l'atrophie de leurs tubes nerveux. » On pourrait rapprocher ces troubles oculaires de certains désordres morbides qui, dans l'ataxie locomotrice, affectent l'intestin, la vessie et les fonctions génésiques de l'homme, et qui peuvent être attribuées à la lésion dynamique des portions du sympathique abdominal qui les innervent. « Un état pathologique du grand sympathique pourrait être la cause productrice des lésions spinales. Ainsi l'hyperémie de cordons postérieurs et des racines postérieures de la moelle serait une hyperémie neuro-paraly-

(1) Duchenne de Boulogne. — *Recherches cliniques sur l'état pathologique du grand sympathique dans l'ataxie locomotrice*, in *Mém. Soc. Méd. de la Seine*, et in *Gazette hebdomadaire*, 1864, p. 147.

tique; en d'autres termes, elle serait produite par la lésion de la portion correspondante du grand sympathique, et l'hyperplasie du tissu conjonctif ainsi que l'atrophie des tubes nerveux n'en serait que la conséquence. »

Le *myosis dans l'ataxie* peut donc être considéré comme symptomatique d'un état paralytique du filet cervical du grand sympathique, tandis que la dilatation pupillaire est un phénomène d'origine irritative, de même que les douleurs fulgurantes et les crises qui coïncident souvent avec elles.

B. Dilatation pupillaire. — La mydriase indique un état de contraction spasmodique des vaisseaux; elle se rencontrera donc dans tous les cas d'irritation de la région cilio-spinale et même d'un point quelconque de la moelle.

1° Dans les cas de *compression légère de la moelle cervicale* ou de blessures superficielles de cette région, on pourra observer des symptômes de paralysie des parties situées en arrière du point lésé, et en même temps des symptômes d'irritation réflexe du côté de l'extrémité céphalique. C'est ce qu'on peut trouver dans les cas de fractures de la colonne cervicale, de plaies pénétrantes de cette région et de mal de Pott de la région du cou, comme en témoignent les observations suivantes :

Obs. XLVII. — (Rendu, *loc. cit.*) Dans un cas de ramollissement hémorrhagique de la moelle, à la hauteur de la septième cervicale et consécutif à une fracture de cette vertèbre, Rendu a noté que la face était pâle, et qu'une des pupilles était plus dilatée que l'autre. Dans ce cas, il existait donc des phénomènes d'irritation se traduisant par la contracture des vaisseaux de la face et la mydriase.

Obs. XLVIII. — Rosenthal (1) cite une observation de blessure de la moelle par un instrument piquant, au niveau de la sixième cervicale ; outre l'hémiplégie droite, il y avait une dilatation manifeste des pupilles surtout à gauche et un ralentissement du pouls.

Obs. XLIX. — Eulenburg (2) rapporte un cas de mal de Pott, chez un enfant de huit ans, au niveau de la dernière cervicale, et des trois premières dorsales. *Pupille droite plus dilatée* que la gauche, peu mobile à la lumière. Cependant cette dilatation n'est pas au maximum, car l'instillation d'atropine la fait augmenter ; léger degré d'hypermétropie à droite ; accommodation et acuité visuelle normales. *L'oreille droite est plus froide et moins rouge que la gauche.*

2° J'ai déjà dit que le myosis, dans les cas de *méningite et de méningo-myèlite spontanées*, est un accident ultime, mais que la première période est caractérisée par des signes d'excitation médullaire et notamment par la dilatation des pupilles (Gehrardt, Dujardin-Beaumetz, etc.). Comme exemple de méningite spinale *a frigore*, je transcris ici le résumé d'une observation qui m'a été communiquée par mon collègue et ami Richerand.

Obs. L. — Il s'agit d'un homme de 20 ans, rhumatisant, entré à l'Hôtel-Dieu dans le service de M. Moissenet. A la suite d'un bain froid il a éprouvé des picotements très-douloureux dans les membres inférieurs ; bientôt survient une hyperesthésie avec contracture des membres inférieurs; la pression de la colonne vertébrale était très-douloureuse au-dessous de la septième dorsale. Quinze jours après le début de ces accidents, la fièvre étant tombée, l'œil gauche cessa subitement de percevoir la lumière ; le lendemain, l'œil droit est pris également. Douleurs vives dans l'orbite. Les *pupilles sont très-dilatées*, immobiles ; au bout de quelques jours, la vue revient peu à peu, et le malade quitte l'hôpital au bout de trois semaines ayant encore les pupilles assez fortement dilatées, égales et un peu contractiles.

(1) Rosenthal. — *Beobachtungen über Wirbelerkrankungen und consecutive Nervenstoerungen*, in *Oester. Zeitsch. fur pract Heilk.* 1866 n° 46.
(2) Eulenburg. — *Greifswalder med. Beitraege*, 1864. III. p.81 - 88.

Obs. LI. — A cette observation, je pourrais joindre celle d'une phthisique actuellement dans le service de M. Oulmont, à l'Hôtel-Dieu, et qui présente depuis quelques jours des symptômes de méningite spinale avec double dilatation des pupilles.

3° Les mêmes désordres pupillaires se montrent également dans le cas de *tumeurs intra-rachidiennes*, dans le mal de Pott et le cancer vertébral. Dans ces affections, il y a toujours une période d'excitation traduite par la mydriase spasmodique, et qui précède les phases paralytiques caractérisés par la contraction pupillaire.

J'aurais voulu dire quelques mots de la *paralysie spinale infantile*, ainsi que de celle de l'adulte; mais il m'a été impossible de découvrir des renseignements sur l'état de la pupille, dans les diverses observations qui ont été publiées.

CHAPITRE III

DE LA PUPILLE DANS LES AFFECTIONS DU SYSTÈME NERVEUX PÉRIPHÉRIQUE.

Quatre sortes de nerfs peuvent influer sur les mouvements de la pupille : un nerf sensoriel, le nerf optique ; un nerf moteur, le nerf moteur oculaire commun ; tous les nerfs sensitifs, et le grand sympathique.

L'étude du nerf optique a été faite à propos des maladies du globe oculaire et des maladies de l'encéphale. Nous savons que lorsqu'une lésion abolit la vision dans un seul œil, les mouvements directs seuls sont lésés dans cet œil, tandis que les mouvements consensuels persistent; nous avons vu également que toutes les affections qui intéressent les deux nerfs ou les deux bandelettes optiques et interceptent l'arrivée au cerveau des impressions lumineuses, amènent la dilatation et l'immobilité des pupilles.

Il ne reste donc plus à étudier que l'état de la pupille dans les cas d'irritation ou de la paralysie, du nerf *moteur oculaire commun*, du nerf *grand sympathique* et des *nerfs sensitifs*.

§ 1er. — *De la pupille dans certains cas de lésions de la troisième paire.*

Suivant que ces lésions amèneront un état d'irritation de ce nerf, ou bien qu'elles les comprimeront et détermineront sa paralysie, la pupille sera *rétrécie* ou *dilatée*. Si la lésion intéresse à la fois les deux moteurs communs, les pupilles seront égales. Elles seront *inégales*, si l'un d'eux est seul affecté ou s'ils le sont à un degré différent.

A. Mydriase. — Les causes susceptibles de déterminer la paralysie de la troisième paire sont extrêmemement nombreuses, et dans presque tous les cas de paralysie complète de ce nerf, an moins dans ceux où le rameau du petit oblique est paralysé, la pupille est dilatée et immobile. Je crois cependant devoir rappeler qu'il existe quelques observations de paralysie complète de l'oculo-moteur commun avec persistance des mouvements de l'iris; on explique ce fait par une anomalie dans l'origine de la branche motrice du ganglion ciliaire, qui provient alors de la sixième paire (Voyez page 161).

La mydriase due à la paralysie du nerf moteur commun, coïncide avec le ptosis ou prolapsus de la paupière supérieure, avec la déviation du globe de l'œil en dehors, et l'impossibilité des mouvements d'adduction et d'élévation du globe de l'œil, et une diplopie croisée et supérieure. La pupille est dilatée, immobile à la lumière; cependant son degré de dilatation n'est pas au maximum; l'atropine l'élargit encore davantage. La dilatation de la pupille cause de la confusion de la vision; le malade est souvent pris de vertige quand il essaie de marcher en fermant l'œil sain; l'accommodation est le plus souvent paralysée en même temps; un diaphragme placé au-devant de l'œil, rétablit la netteté de la vision.

La paralysie de la troisième paire avec mydriase reconnaît des causes multiples. 1o On l'observe quelquefois à la suite de *contusions du globe de l'œil,* amenant probablement aussi une paralysie des nerfs ciliaires; car il y a des observations où l'état de l'iris est noté avec soin, et dans lesquelles il n'existe pas de déchirures de cette membrane.

2o Elle est fréquente dans les *affections de l'orbite;* on l'observe dans les cas de plaies pénétrantes où le nerf optique et tous les vaisseaux et nerfs de l'œil sont souvent déchirés. Elle est souvent déterminée par la compression de ce nerf consécutivement aux tumeurs de l'orbite, c'est ainsi qu'on l'observe dans le phlegmon et les abcès de l'orbite, dans la carie des parois osseuses, de même que dans les cas d'infiltration ou de congestion du tissu cellulaire de l'orbite; on l'a vue aussi à la suite de l'inflammation de la capsule oculaire (cas de O. Ferrall, *Dublin Hosp. Gaz.,* t. II, p. 161 et 241). C'est un symptôme presque constant des tumeurs solides de l'orbite, lipomes, fibromes (Wecker, Monteath), enchondromes, tumeurs fibro-plastiques, cancers, exostoses et périostoses, que ces deux dernières affections soient traumatiques comme dans le cas de Mackenzie ou bien quelles soient syphilitiques, ce qui est le cas dans la presque universalité des faits (Ricord, Hamilton (1), Chelius (2), Schott). On a signalé la mydriase dans les cas de kystes développés dans les parois orbitaires, ou bien entre l'os et le périoste (cas de MM. Fano, Keate, Gosselin), dans les kystes hydatiques, séreux et folliculaires (Kertz, von Ammon, Barnes, Laseran). C'est un signe fréquent des épanchements sanguins (cas de de Græfe), ainsi que des tumeurs vasculaires; on l'a observée dans plusieurs cas d'anévrysmes de l'artère ophthalmique (Guthrie, Carron du Villards, Giraudet); de Græfe et Schmidler ont même signalé l'anévrysme de l'artère centrale de la rétine; on peut observer aussi la mydriase et la paralysie de la troisième paire dans les cas de tumeurs érectiles de l'orbite, que ces tumeurs soient artérielles ou veineuses (*Comp. de chirurgie*), ou quelles soient toujours le résultat d'anévrysmes diffus, primitifs ou consécutifs (Demarquay, Hulke et Nunnely, *Ophthal. Hosp. Reports*, 1860).

M. Gosselin a vu un kyste volumineux de la paupière occasionner la mydriase.

3° Dans le chapitre II, nous avons vu que la paralysie de la troisième paire reconnaît souvent pour causes des lésions *intra-crâniennes*, que ces lésions portent sur l'enveloppe osseuse, coups, chutes, fractures de la base du crâne déterminant un épanchement sanguin, périostoses, exostoses, ou bien qu'elles affectent les parties molles renfermées dans son intérieur. La compression résulte d'un épanchement sanguin sous-méningé ou ventriculaire, ce qui amène le refoulement excentrique de toute la matière encéphalique. Ou bien des abcès

(1) Hamilton. — *Archives de médecine*, 1845.

(2) Chelius. — *Ophthalmologie* p. 428.

(Demotz), des tumeurs gommeuses, des tubercules (Axenfeld), des cancers (Legendre), et des tumeurs kystiques ou parasitaires (Parrot), l'anévrysme de la carotide interne ou de la communicante postérieure (Gouguenheim), compriment directement le nerf moteur commun et déterminent ainsi la mydriase. Nous l'avons vue survenir dans l'encéphalopathie saturnine, dans l'hydrocéphalie, et tous les cas où le volume du cerveau étant augmenté, cet organe peut comprimer les nerfs qui émergent par les trous de la base du crâne. Enfin nous avons vu que les altérations des méninges pouvaient aussi amener la dilatation de la pupille, en comprimant le nerf de la troisième paire, lorsqu'elles sont indurées, épaissies, et forment une sorte de manchon fibreux qui étouffe ses éléments, comme dans certains cas de méningo-encéphalite diffuse.

Il faut encore citer les cas où une hémorrhagie des pédoncules cérébraux amène la paralysie du moteur commun, et tous les cas où des lésions des tubercules quadrijumeaux, du cervelet ou du plancher du quatrième ventricule, produisent la dilatation paralytique de la pupille.

4° La paralysie de la troisième paire est souvent d'origine *rhumatismale* : un individu en sueur se laisse refroidir, ou bien il reçoit un courant d'air froid, sur un côté de la face, et de ce côté le releveur est paralysé, la pupille dilatée, le globe de l'œil immobile.

5° La *syphilis* est une des causes les plus fréquentes de cette paralysie, soit par les exostoses, périostoses et gommes qu'elle produit dans l'orbite, ou dans les parois du crâne et les enveloppes de l'encéphale (cas de

M. Hérard (1), de Rouget (2), de Godard (3), soit par une sorte d'infection, puisqu'on la voit quelquefois survenir au début de la période secondaire, au moment de l'apparition des plaques muqueuses. Dans ce dernier cas, c'est un fait extrêmement grave parce qu'il révèle la marche rapide de l'empoisonnement syphilitique (Panas, *Leçons sur le strabisme*, 1873, p. 182).

6° La mydriase par paralysie de la troisième paire s'observe assez souvent avec la paralysie du voile du palais comme accident consécutif de la diphthérie. (Trousseau, Maingault, Gubler, Roger). Depuis, tous les observateurs ont vu des cas analogues. De même que la paralysie du voile du palais peut se rencontrer à la suite d'une angine simple, sans que le sujet ait jamais été atteint de diphthérie, de même la paralysie de la troisième paire avec mydriase peut se rencontrer à la suite d'une *simple amygdalite.*

J'en ai vu un cas très-remarquable dans le service de mon excellent maître, M. le docteur Desnos; je transcris ici l'observation.

Obs. LII. — Landa Auguste, 16 ans, corroyeur, entre le 11 mai 1872 à la Pitié, salle Saint-Benjamen, n° 20. Bonne santé habituelle. Il y a quinze jours, amygdalite phlegmoneuse qu'un médecin a ouvert avec son ongle; il s'est écoulé par la bouche une assez grande quantité de pus. Convalescence rapide; mais depuis ce temps, le petit malade a une paralysie du voile du palais, voix nasonnée; pendant la déglutition des liquides, une partie des boissons reflue par les fosses nasales. Ne peut siffler à moins de se pincer l'orifice antérieur des fosses nasales. L'occlusion des narines ne modifie pas le timbre de la voix. A l'inspection de l'arrière-gorge; amygdales reve-

(1) In Van Oordt, *thèses de Paris*, 1859.
(2) Roger. — *Journal de thérapeutique*, t. VI, p. 90.
(3) Gérard. — *Paralysies de la troisième paire*, th. Strasb.

nues à leurs état normal ; le voile du palais retombe et la luette vient affleurer la langue. Sensibilité conservée ; quand on touche le voile du palais, et surtout la luette, le malade a un mouvement de déglutition.

Le malade accuse des troubles de la vue : il ne peut distinguer le nº 10 de l'échelle de Jæger à une distance plus rapproché que 40 centimètres. La vision au loin est distincte ; l'interposition d'un verre concave ou convexe l'empêche de distinguer aussi nettement les objets éloignés ; emmétrope. L'interposition d'un verre convexe nº 10 améliore la vision de près, et avec ce verre il distingue le nº 10 de Jæger à des distances très-rapprochées de l'œil. Il y a donc paralysie de l'accommodation. Les mouvements du globe oculaire sont conservés ; mais les pupilles sont dilatées (5 cent.), elles ne se resserrent que très-peu sous l'influence de la lumière. La paralysie ne porte donc que sur les filets du moteur commun destinés à l'iris et au muscle ciliaire. — 5 juin, le malade a recouvré son pouvoir d'accommodation, il lit le nº 10 de Jæger à toutes les distances comprises en 10 et 60 cent. Son voile du palais va beaucoup mieux, mais il se plaint d'engourdissements dans les phalanges des doigts ; et il accuse aussi une grande faiblesse dans les membres inférieurs. — 18 juin, le malade va passer un mois de convalescence à l'Hospice de Vincennes : la déglutition est facile, la voix à peine nasonnée ; aucun symptôme ne fait plus redouter l'extension de la paralysie. L'amplitude d'accommodation est normale, les mouvements de l'iris sont rétablis, pupilles moyennes, contractiles.

7º Un fait très-remarquable a été signalé par mon excellent maître M. le docteur Aug. Voisin (1); c'est que l'injection sous-cutanée de grandes quantités de curare, 5 ou 10 centigrammes, peut faire apparaître en l'espace de une ou deux heures, une paralysie complète de la troisième paire avec mydriase, strabisme externe, diplopie, etc. Cette expérience démontre donc que le curare a une action spéciale et directe sur les nerfs de la troisième paire.

(1) Voisin et Liouville. — *Journal d'Anatomie et de Physiol.* t. IV, 1867.

8° M. Marchal de Calvi (1) a cherché à démontrer que la paralysie de la troisième paire était quelquefois consécutive à une névralgie de la cinquième. Son travail est fondé sur cinq observations; sur ces cinq cas, il y en a deux où la névralgie était due à un traumatisme. Le mémoire démontre que dans ces cas, la mydriase peut survenir avec la chute de la paupière supérieure, la déviation du globe de l'œil en dehors, et la diplopie croisée.

9° Je dois encore signaler la relation qui existe entre la paralysie de la troisième paire et le début de l'ataxie locomotrice progressive. Duchenne de Boulogne, a en effet signalé l'importance de cette paralysie comme signe prodromique de l'ataxie. Elle offre alors certains caractères qui devront faire craindre l'imminence du tabes; elle débute sans cause occasionnelle appréciable, sa durée est tout à fait variable, tantôt un ou deux jours, tantôt des semaines ou des mois, quelquefois permanente, en général elle est passagère, disparaît et revient plusieurs fois, toujours sans causes apparentes : on ne peut guère attribuer cette paralysie qu'à des congestions passagères qui se feraient au voisinage des noyaux d'origine du moteur commun. C'est un signe prodromique de la plus haute importance, tous les auteurs insistent avec raison sur sa fréquence; pour ma part, sur les neuf ataxiques qui sont en ce moment dans le service de mon savant maître M. le docteur Luys, à la Salpêtrière, j'ai pu reconnaître qu'il n'a fait défaut qu'une seule fois.

10° C'est à la paralysie partielle du nerf de la troisième paire, qu'il faut rattacher le plus grand nombre des *mydriases idiopathiques;* si les mouvements du globe de

(1) Marchal (de Calvi). — *Mémoires de médecine militaire.* vol. LV.

l'œil ne sont pas altérés, c'est qu'il n'y a sans doute que les filets ciliaires d'atteints dans cette affection; elle est presque toujours unilatérale. Cependant M. Gosselin parle d'une mydriase double spontanée qui peut se présenter sous deux formes : l'une prolongée, l'autre temporaire. La première est rare, elle est caractérisée par une dilatation double des pupilles, et paraît se comporter comme la mydriase unilatérale, ne guérir qu'incomplétement et laisse à sa suite une presbytie. La seconde qui est quelquefois consécutive aux angines graves, et persiste après certaines maladies fébriles,présente une dilatation modérée des pupilles, susceptible de guérir sans laisser de traces.

B. Myosis. — L'expérimentation démontre que l'excitation du bout périphérique du nerf moteur commun divisé, fait contracter la pupille ; il est donc naturel de supposer que toutes les altérations, congestions localisées, tumeurs, etc., qui amèneraient l'irritation de ce centre nerveux ou de son noyau d'origine, amèneraient le rétrécissement de la pupille. C'est évidemment là ce qui devrait se passer, mais je ne connais pas d'observations qui démontrent qu'il en soit ainsi, et tous les cas de myosis s'expliquent mieux par la paralysie du sympathique. Cependant le cas de M. Voisin, qui a trouvé sur une paralytique générale avec inégalité des pupilles, une injection du noyau d'origine du moteur commun correspondant au côté contracté, pourrait être cité comme un exemple de myosis par excitation du moteur commun.

C. Inégalité des pupilles. — Dans tout ce qui précède, j'ai étudié les conditions susceptibles d'amener la mydriase ou le myosis, par paralysie ou par excitation de la troisième paire. Il est évident que si ces conditions existent pour les deux paires nerveuses à la fois, les pupilles seront également dilatées ou rétrécies. Si au contraire, la condition pathologique ne fait sentir son influence que d'un seul côté, l'autre restant normal, l'une des pupilles se dilatera ou se resserrera tandis que l'autre conservera son diamètre normal. Les cas où il y aura inégalité pupillaire sont faciles à déduire de l'étude qui précède ; ils ne donnent pas lieu à de nouvelles considérations.

Influence de la sixième paire. — Je ne puis terminer l'étude des modifications pupillaires consécutives aux affections de la troisième paire, sans faire remarquer que la mydriase n'est pas toujours la conséquence de la paralysie de ce nerf. A la page 161 j'ai déjà signalé les cas de Pourfour du Petit, Longet, Grant, etc., où les mouvements de la pupille persistaient malgré la paralysie de tous les muscles animés par ce nerf. J'ai dit que ces cas s'expliquent par une disposition anatomique signalée par Pourfour du Petit, à savoir : que le nerf moteur externe fournit quelquefois le rameau moteur du ganglion ophthalmique. Dans trois cas de paralysie complète du moteur commun, avec persistance des mouvements pupillaires, de Græfe a pu constater que la pupille se rétrécissait à mesure que le globe de l'œil était entraîné en dehors par le droit externe. Enfin, on a vu quelquefois la mydriase accompagner la paralysie de la sixième paire.

§. 2. — *De la pupille dans les lésions du sympathique cervical.*

La physiologie nous enseigne que la section du sympathique cervical produit la constriction de la pupille et le resserrement de tous les vaisseaux du côté correspondant de la tête ; elle montre aussi que l'excitation du ce nerf amène de ce côté l'anémie vasculaire et la dilation de la pupille. Les lésions pathologiques pourront quelquefois réaliser les mêmes conditions expérimentales et amener, du côté correspondant à la lésion, la mydriase ou le myosis ; ce dernier cas est de beaucoup le plus fréquent. La physiologie nous enseigne de plus que le sympathique cervical tire la plus grande partie de son influence de la partie de la moelle comprise entre les dernières cervicales et les premières dorsales ;et que la section ou l'irritation de l'axe spinal à ce niveau, amène le resserrement ou la dilatation des deux pupilles avec des troubles vasculaires des deux côtés de la face. La pathologie va nous fournir des faits analogues de mydriase et de myosis *doubles*.

A. Myosis. -- Le resserrement de la pupille indique que le sympathique est paralysé, soit qu'un traumatisme ait divisée le cordon cervical, soit qu'une tumeur ait comprimé et dissocié ses éléments ; rarement le myosis existe avec des phénomènes de paralysie vaso-motrice, j'en chercherai plus tard l'explication. J'emprunte au travail de Eulenburg et Guttmann le résumé des observations connues de lésions du sympathique qui ont amené des troubles oculo-pupillaires (1).

(1) A. Eulenburg et P. Guttmann. — *Die Pathologie des Sympathicus auf physiologische Grundlage.*, Berlin. 1873.

Obs. LIII. — Willebrandt (1) a observé un *rétrécissement de la pupille* dans un cas de tuméfaction des ganglions lymphatiques du cou ; la pupille reprit ses dimensions normales après la résolution de l'engorgement à la suite de frictions avec la pommade iodurée.

Obs. LIV. — Gairdner d'Edimbourg a vu le *rétrécissement de la pupille* dans un cas d'anévrysme de l'aorte et du tronc innominé, l'autopsie a montré que le sympathique cervical était comprimé. Le côté de la face correspondant était couvert d'une *sueur froide* coïncidant avec une *élévation de température.*

Obs. LV. — Coates a vu un anévrysme de l'artère carotide interne gauche amener le myosis,et celui-ci disparaître après la ligature de l'artère.

Obs. LVI. — Ogle (2) a signalé le même phénomène, chez un malade atteint de tumeur cancéreuse du côté gauche du cou, refoulant à droite l'œsophage et la trachée.

Obs. LVII. — Heinecke (3) rapporte l'observation d'un homme de 54 ans, portant au côté gauche du cou une tumeur du volume d'une tête d'enfant, qui s'était développée trés-rapidement et qui était de nature cancéreuse. La *pupille gauche était très-rétrécie,* et les instillations d'atropine pouvaient à peine produire une légère dilatation de ce côté.

Obs. LVIII. — M. Panas (4) a observé un homme de cinquante deux ans qui trois mois auparavant s'était aperçu du développement d'une tumeur siégeant à la région latérale gauche du cou. Au moment où M. Panas vit ce malade, la tumeur avait acquis le volume d'un œuf de poule. La pupille et l'ouverture palpébrale étaient plus étroites du côté gauche que du côté droit; la conjonctive oculaire était injectée, l'oreille et la moitié gauche de la face congestionnées. Ces parties étaient plus chaudes que celles du côté droit A la main on constatait une différence notable ; le thermomètre accusa un écart de 1 degré centigr.

(1) Willebrandt. — *Archiv. für Ophthalmol.* Bd. 1 1855,p. 319.

(2) Ogle. — *Medico-chirur. Transactions.* t. XLI, p. 398.

(3) Heinecke. — *Klinik des Geheime Rath Bardellen, Greifswalder medic. Beitr.* II 1.

(4) Panas. — *Mém. de la Société de chirurgie,* t. IV, 1864, p. 363.

Obs. LIX. — Verneuil (1), sur un homme affecté de tumeur de la parotide et chez qui il pratiqua la ligature provisoire de, l'artère carotide, a noté un *rétrécissement permanent de la pupille associé à l'élévation de la température, la congestion vasculaire et l'exagération de la sécrétion sudorale,* dans tout le coté correspondant de la face.

Obs. LX. — Ogle (2) rapporte un cas de compression du sympathique cervical par une cicatrice du côté droit du cou. *Pupille rétrécie et conjonctive plus injectée qu'à gauche.* L'examen ophthalmoscopique donne des résultats négatifs. Du côté droit, l'artère temporale est dilatée et la température des cavités nasales et buccales plus élevée que la normale. Ces faits s'observent quand le malade est dans un état de repos, mais sous l'influence des vives émotions ou de l'exercice on observe le contraire. La moitié gauche de la face devient alors plus chaude et se couvre de sueurs, la partie droite reste dans le même état et de ce côté les sécrétions sont moins abondantes. Pendant la fièvre, la température est égale des deux côtés. La pupille réagit sous l'influence de l'atropine et sous celle de la fève de Calabar. Avec ce dernier agent, elle se rétrécit davantage du côté gauche.

Obs. LXI. — Dans le travail de W. Mitchell, Morehouse et W. Keen (*Gunshot wounds and other injuries of nerves,* Philadelphia 1864.), on trouve relatée l'observation d'une blessure du sympathique cervical droit par un coup de feu. Le projectile était entré du côté droit du cou, un pouce et demi au dessous du maxillaire, en avant du bord antérieur du sterno-cléïdo-mastoïdien, il était sorti immédiatement au dessous et un demi-pouce en avant de l'angle du maxillaire inférieur gauche. Les plaies se fermèrent en six semaines : mais, un mois après sa blessure, un de ses camarades avait remarqué que sa *pupille droite était rétrécie.* Au moment de l'observation, on constate un léger degré de ptosis, du côté droit, léger abaissement de l'angle externe, le globe oculaire parait plus petit, la conjonctive est plus vascularisée de ce côté; il y a épiphora et myopie : le malade se plaint de douleurs frontales et d'affaiblissement de la mémoire. Quand le

(1) Verneuil. — *Gazette des Hôpitaux,* 11 avril 1864.
(2) W. Ogle. — *Loc. cit.*

malade avait pris de l'exercice, la *moitié droite de la face était remarquablement congestionnée*, tandis que la moitié gauche restait pâle. La température prise dans la bouche et dans les oreilles ne donne pas de différence. Cinq mois après sa blessure, le malade a pu reprendre son service. Dans ce cas, il s'agit selon toute probabilité d'une contusion ou d'une déchirure du sympathique cervical droit.

Obs. LXII. — M. U. Trélat (1) en faisant l'ablation d'une tumeur enchondromateuse du côté droit du cou rompit ou sectionna le cordon cervical sympathique droit. Le lendemain on constata que la *pupille était plus petite* du côté opéré que du côté sain. La face de ce côté surtout, était très-congestionnée : la rougeur oculaire ne présente pas de différence, on ne dit rien de l'état de la température.

Obs. LXIII. — Kaempf (2) a montré à la Société de médecine de Vienne, un soldat qui avait fait la campagne de France dans les rangs de l'armée Allemande, et qui à la bataille d'Orléans, avait reçu un coup de sabre au côté droit du cou. La direction de la blessure était indiquée par une cicatrice située près du bord externe du sterno-cléïdo-mastoïdien, et qui sous forme d'un cordon, suivait la direction du tronc cervical du sympathique. La *pupille droite était contractée*, des séances d'électrisation répétées n'ont amené aucune amélioration.

Obs. LXIV. — Pendant mon externat à l'hôpital Saint-Louis, dans le service de M. Cruveilhier, en 1873, j'ai pris l'observation d'une malade, L... âgée de 40 ans, entrée salle Sainte-Marthe, n° 40, pour une tumeur de la région parotidienne gauche, que l'autopsie nous a montré être un enchondrome de la parotide gauche, du volume d'une tête de fœtus, envoyant des prolongements dans les parties profondes du cou, et comprimant et oblitérant le paquet vasculo-nerveux de ce côté, carotide interne, pneumo-gastrique et sympathique. Pendant la vie, la tumeur avait donné lieu à un rétrécissement considérable de la pupille, sans différences notables dans la vascularisation de la conjonctive de ce côté. La vue était conservée, l'acuité visuelle et la réfraction identiques dans les deux yeux. L'examen ophthalmoscopique ne révéla aucune lésion du fond de l'œil. La température prise à diverses reprises n'a pas donné de différences notables dans les deux côtés de la face, et dans les oreilles.

(1) *Enchondrome à marche rapide*, in *Gaz. des hôpitaux*, 2 Juin 1868.
(2) Kaempf. — *Sitzung der K. K. Gesels. der Aertze* am 8 marz 1872.

Dans les derniers temps de son existence, la malade présenta une accélération très-grande des battements cardiaques, (150 à 180 puls. par minute,) sans que l'élévation de la température centrale fût en rapport avec le dégré de fréquence du pouls. M. Cruveilhier reconnut à ces symptômes que la tumeur comprimait et paralysait les nerfs sympathique et pneumogastrique.

Obs. LXV. — Nicati (1) a vu à la clinique de Horner un homme atteint d'hypertrophie du lobe latéral droit de la glande thyroïde qui à droite présentait du *myosis* et une élévation de 0°,35 à 1°,10 dans la température de ce côté de la face qui était congestionné.

Obs. LXVI. — Le même auteur rapporte l'observation d'une femme de 66 ans atteinte de cataracte sénile des deux yeux et affectée d'un goître plus développé à gauche qu'à droite. On observe du *myosis*, un faible dégré de ptosis de la paupière supérieure de l'œil gauche, ainsi qu'une vascularisation plus prononcée et une température plus élevée de ce côté de la face, lorsque sous l'influence d'une boisson excitante, la circulation devient plus active. Dans les conditions normales, la face est plus froide de ce coté.

B. Mydriase. — L'excitation du sympathique produit la mydriase; toutes les fois donc qu'une lésion amènera un état d'irritation de ce nerf, les pupilles seront dilatées. C'est ce que prouvent les observations suivantes :

Obs. LXVII. — Ogle (*loc. cit.,*) a rapporté des cas de *dilatation de la pupille,* dans l'anévrysme de l'aorte, le cancer ganglionnaire du cou, et l'infiltration de ces ganglions pendant la convalescence de la scarlatine.

Obs. LXVIII. — Kidd rapporte l'observation d'une femme atteinte de phlegmon du cou. Quand la suppuration survint, *la pupille droite se dilata* considérablement en même temps que la malade éprouva une sensation de froid. Après le sommeil la dilatation de la pupille disparut; mais le soir suivant, la malade éprouva de nouveau un sentiment de froid intense avec des douleurs très-vives, pendant lesquelles la pupille se resserra d'abord, pour se dilater bientôt com-

(1) Nicati. — *Paralysie du nerf sympathique cervical,* Paris, Lausanne 1873.

me la veille. Les phénomènes s'observèrent plusieurs jours de suite, et quand l'abcès fut guéri la pupille revint à ses dimensions normales.

Obs. LXIX. — Demme (1) a observé la mydriase et un léger degré d'exophthalmie chez un homme affecté de tumeur ganglionnaire du cou. A l'autopsie on trouve le cordon cervical gauche du sympathique congestionné, et le tissu cellulaire environnant un peu infiltré de sérosité. L'examen histologique ne révéla aucune altération.

Obs. LXX. — Eulenburg (2) rapporte l'observation d'une jeune femme tuberculeuse présentant une infiltration caséeuse des ganglions cervicaux presque exclusivement à droite, et qui présentait une mydriase très-prononcée de ce côté avec immobilité complète de l'iris et un léger degré d'exophthalmie et parésie de l'accommodation. Il a noté de plus, dans le conduit auditif, un abaissement de 0,3 à 0,4° sur la température du côté sain. Le pouls était fréquent (128-140), elle avait de violentes palpitations ; et souvent le soir elle éprouvait une sensation de froid du côté droit de la tête qui devenait alors très-pâle. Eulenburg fait remarquer qu'il est nécessaire de rechercher soigneusement ces phénomènes *d'excitation unilatérale du côté de la pupille et des vaso-moteurs*, afin d'établir le diagnostic avec la maladie de Basedow qui présente des signes de paralysie, et non d'excitation, entre autres l'élévation de la température dans les conduits auditifs.

Obs. LXXI. — Gerhardt (2) cite l'observation suivante qu'il tient de Czermack, et qui est un exemple d'excitation mécanique du sympathique cervical. Au côté droit du cou, au devant de la clavicule existait une tumeur ; toutes les fois qu'on la comprimait, *la pupille se dilatait* et les battements du cœur se ralentissaient manifestement. (C'est là un exemple de l'excitation simultanée du nerf vague). Rossbach (3) dans sa dissertation inaugurable rapporte les détails de cette observation, ainsi que deux autres cas d'irritation simultanée du pneumo-gastrique et du nerf vague par des tumeurs médiastines.

(1) Demme. — *Forgesetze Beobacht. über die compression Kropfstenosen der Tracher* in *Würb. med. Zeitsch.* 1862, Bd. III. p. 262 and 269.

(2) Czermack. — *Prager Vierteljarschrift.* 108 ter. Bd., 30, 1860.

(3) Rossbach. — *Ueber mechanische Vagus-und Sympathicus-Reigang bei Mediastinaltumoren.* Dissert. Iena 1869.

Poiteau (1) a réuni 19 cas de paralysie du sympathique cervical par déchirures, compressions, etc., qui tous sont accompagnés de myosis. Il rapporte aussi 9 cas d'irritation de cette région du sympathique ; le myosis était le phénomène le plus saillant. Comme causes d'irritation il a trouvé 2 fois l'anévrysme de l'aorte ; 2 fois des abcès profonds, 2 fois un cancer du cou, 1 fois un enchondrome de la parotide.

L'interprétation de ces phénomènes ne présente aucune difficulté. Ils sont de tous points comparables à ceux qu'on obtient en produisant expérimentalement la paralysie ou au contraire l'irritation du cordon cervical du sympathique. Les partisans de la théorie des deux muscles antagonistes voient donc, dans la mydriase consécutive à la paralysie de ce nerf, le résultat de la contraction du spincter, dont l'action n'est plus contrebalancée par le muscle radié, tandis qu'ils expliquent la mydriase par l'excitation directe de ces fibres radiées.

Je n'ai pas l'intention de reprendre la discussion de la nature des mouvements de l'iris, cette question a été longuement étudiée dans le chapitre IV de la partie physiologique. Qu'il me suffise de dire que, comme M. Rouget, je pense que le myosis est dû à la dilatation paralytique des vaisseaux de l'iris, tandis que la mydriase résulte de la contraction de ces mêmes vaisseaux. On m'objectera peut-être que, s'il en était ainsi, on devrait toujours trouver, en même temps que les phénomènes oculo-pupillaires, des signes de paralysie ou d'irritation des vaso-moteurs de la face, à quoi je répondrai : qu'il en est ainsi dans un grand nombre d'observations, notamment dans celles de Gairdner, de Verneuil, d'Ogle, de Panas, de Weir Mitchell et Morehouse, de Kidd, d'Eulenburg, etc.,

(1) Poiteau. — Thèse de Paris. 1869.

que si dans les autres les troubles vasculaires ne sont pas signalés, cela peut tenir, pour une bonne partie, à ce qu'on n'a pas pensé à les rechercher; que pour les cas où leur absence est signalée tout particulièrement, cela peut tenir à ce que la lésion porte exclusivement sur les deux premières paires dorsales, dont la lésion ne produit, outre les phénomènes oculo-pupillaires, que des troubles vasculaires localisés au territoire de la carotide interne. (Voyez, pages 153 et 174.)

Il me resterait encore à signaler les modifications pupillaires qui surviennent à la suite de l'irritation des *branches viscérales du grand sympathique*, par exemple, la mydriase due à la présence d'helminthes dans l'intestin, mais comme dans plusieurs organes les causes sont multiples, puisqu'il y a en même temps irritation des filets sensitifs, je préfère décrire, dans un chapitre à part, l'état de la pupille dans les affections viscérales.

§ 3. — *De la pupille, dans les affections de la cinquième paire.*

L'action spéciale de ce nerf, dont la section détermine le resserrement de la pupille, par suite de la dilatation des vaisseaux de l'iris, consécutive à la paralysie des vaso-moteurs qu'il contient, et dont l'excitation produit encore le même effet, constriction pupillaire et dilatation des vaisseaux iriens, par suite de la paralysie réflexe des vaso-moteurs bulbaires, ou par suite de l'excitation des vaso-dilatateurs qu'il paraît contenir, consécutivement à l'irritation des éléments sensitifs, est ce qui m'engage à ne pas le confondre avec les autres nerfs sensitifs, et à décrire à part les modifications pupillaires que ses lésions déterminent.

A. Myosis. — 1° La contraction pupillaire s'observe dans la *paralysie du trijumeau* ou tout au moins de la branche ophthalmique de la cinquième paire, et coïncide alors avec la perte de la sensibilité de la face, ou du moins des parties de la face auxquelles se rend le rameau intéressé. On note en même temps de la rougeur de la conjonctive et souvent un état congestif et même inflammatoire qui aboutit à la destruction du globe oculaire. L'observation la plus ancienne est celle de Herbert-Mayo (1), qui a vu une lésion du trijumeau gauche chez l'homme, amener l'immobilité et le rétrécissement de la pupille, l'inflammation de cet œil et l'ulcération de la cornée. Les complications ne surviennent guère que lorsque la lésion a détruit complétement le ganglion de Gasser; au contraire, quand la paralysie du trijumeau est superficielle, portant seulement sur les extrémités de la branche ophthalmique, la nutrition du globe oculaire n'est pas intéressée. Aussi, Denonvilliers, Gosselin, Fano, n'admettent pas que la lésion du nerf frontal puisse amener la perte de la vue.

Dans les paralysies *a frigore*, on note également la rougeur du globe oculaire et le rétrécissement de la pupille, ainsi que l'anesthésie du front, de la paupière supérieure, de la conjonctive, de l'aile du nez et de la pituitaire; la sensibilité de la cornée est presque toujours abolie, comme dans les deux observations de Romberg (2); cependant, dans l'observation de Dieulafoy et Jaccoud (3), paralysie de la cinquième paire *a frigore*, la sensibilité de la cornée était conservée. Planum pré-

(1) Herbert-Mayo. — in *Journal de phys. expér. de* Magendie 1823.

(2) Romberg. — *Muller's Archiv*, 1838.

(3) Dieulafoy et Jaccoud. — *Gazette des Hopitaux*, 1867.

tend même que ce fait est de règle ; faut-il en chercher l'explication dans ce fait que la conjonctive reçoit deux ordres de filets ciliaires, les filets directs du nerf nasal et les filets indirects du ganglion ophthalmique, tandis que la cornée ne reçoit que ces derniers ; suivant donc que les nerfs ciliaires sont compromis en totalité ou dans le groupe direct seulement, la cornée perd ou garde sa sensibilité (Jaccoud).

2° C'est à la suite des *névralgies* de la cinquième paire, qu'on a surtout l'occasion d'observer le myosis ; M. Vulpian (1) pense que dans ces cas, l'irritation agissant sur les nerfs centripètes sensitifs, ou sur les éléments nerveux de leurs foyers d'origine, peut être transmise aux centres vaso-moteurs des régions où se distribuent ces nerfs, et peut suspendre l'activité tonique de ces centres, de façon à déterminer une paralysie des vaisseaux des régions correspondantes. » Il explique ainsi la rougeur de la conjonctive et de la face, qui survient dans tous les cas d'irritation du nerf trijumeau ; soit à ses radicules périphériques, dents cariées, plaies et blessures des nerfs, impression du froid ; soit qu'une tumeur irrite ce tronc nerveux près de son origine, (cas de Chouppe et Vulpian) (2), soit enfin qu'il s'agisse d'une altération du foyer d'origine de ce nerf.

Dans presque tous les cas de névralgie de la face, on néglige de signaler l'état des pupilles, trop heureux quand on songe au moins à noter la rougeur de la face ; il n'y a donc que très-peu d'observations qui puissent nous servir.

Dans un travail de Notta (3) on voit que sur 61 cas de

(1) Vulpian. — *Leçons sur l'appareil vaso-moteur*. Paris 1875, t. II p. 494

(2) Chouppe. — in *Archiv. de physlologie*, 1872. p, 657.

(3) Notta. — *Arch. géner. de médecine*. 5e s. t. III, 1854 p. 18.

névralgies faciales, la rougeur de la conjonctive a été signalée 34 fois. Des rapports que nous avons vu exister constamment entre la rougeur conjonctivale et le rétrécissement pupillaire, nous pouvons inférer que dans ces cas les pupilles étaient retrécies. Au reste, tous les auteurs ont remarqué que dans les cas d'irritation de la cinquième paire, c'est presque toujours la contraction pupillaire qu'on observe. On sait bien que la présence d'un corps étranger entre les paupières fait resserrer l'iris; que le même état de la pupille s'observe pendant les douleurs provoquées par une carie dentaire.

3° Le myosis se rencontre encore dans la *névralgie ciliaire*, c'est-à-dire la névralgie limitée aux branches ciliaires de la cinquième paire, et se caractérisant par des sensations douloureuses qui ne dépassent pas l'orbite ou du moins qui ne se propagent pas au-delà du nerf sus-orbitaire. Pendant mon internat chez M. Panas j'en ai recueilli une observation.

Obs. LXXII. - Marie B...., brunisseuse, 18 ans, est entrée le 27 septembre 1875 à l'hopital Lariboisière, salle St-Marthe, n° 22. Elle est venue se faire soigner pour un phlegmon de la fosse iliaque droite consécutif à des coups de pied. C'est une personne très-hystérique, prise en ce moment d'ischurie. Elle est sujette à des accés de névralgie ciliaire qui reviennent tous les deux ou trois mois, et ont chacun une durée de 4 à 5 jours, pendant lesquels la malade ne prend aucun repos; les douleurs sont continuelles. L'accès s'annonce par une douleur de tête très-violente et siégeant au niveau du front; les yeux pleurent, deviennent sensibles à la lumière et la malade est obligée de quitter son travail. Les douleurs qu'éprouve la malade sont contusives, avec sensation de tension du globe oculaire gauche, (c'est toujours du côté gauche qu'elle a sa névralgie); elle s'étend de l'angle interne au bord externe de l'orbite le long des deux paupières; elle s'irradie par instants, comme un trait de feu, suivant le trajet du sus-orbitaire; elle ne s'irradie que très-rarement du côte de la tempe. Les deux conjonctives sont manifestement injectées, les yeux larmoyants, cependant la malade n'a pas d'affection des voies lacrymales. Les *pupilles sont très-étroites*, elles ne se dilatent que très-peu dans l'obscurité. M. Panas prescrit un collyre au sulfate neutre d'atropine ; comme au bout de deux jours, l'état de la malade n'est pas amélioré, il prescrit un collyre au laudanum et dès le soir même la névralgie avait disparu.

M. Degeorge (*Névralgies de l'œil*, th. de Paris 1876) cite le rétrécissement des pupilles au nombre des symptômes de la névralgie ciliaire. Il rapporte dans son travail onze observations qui ne peuvent nous servir, puisqu'il a négligé d'indiquer l'état de la pupille; la rougeur de la conjonctive, le larmoiement sont cependant signalés dans presque tous les cas.

4° Dans le *zona ophthalmique* « qui est l'expression certaine de l'irritation et de l'inflammation de la première branche du trijumeau, » (A Hybord) (1), on trouve presque toujours de la congestion conjonctivale et périkératique, coïncidant avec le resserrement et la lenteur des mouvements de l'iris; très-souvent même il y a iritis. En dehors de tout état inflammatoire, la congestion peut être telle, que l'atropine n'arrive pas à faire dilater la pupille, tel est le cas de Hutchinson (*London, Hosp. Reports*, 1866, p. 208).

B. Mydriase. — La mydriase est assez rare à la suite des lésions de la cinquième paire : cependant il en existe quelques observations. Je ne pense pas que les faits qu'on a signalés puissent être regardés comme dus à l'action directe du trijumeau; je pense qu'ils sont susceptibles de recevoir une interprétation moins en désaccord avec ce que nous enseigne la physiologie.

(1) A. Hybord. — *Du zona ophthalmique*; th. Paris, 1872, p. 65.

Marchal de Calvi (1), je l'ai déjà dit, a montré que la névralgie de la cinquième paire peut amener une paralysie du moteur commun, caractérisée par la chute de la paupière supérieure, la déviation du globe oculaire, la diplopie, on conçoit que dans ces cas il y ait mydriase.

C'est de la même manière que j'expliquerais le fait de Mackensie, mydriase dans un cas de plaie de la branche ophthalmique de la cinquième paire; il ne dit rien de la mobilité du globe de l'œil, mais il y avait paralysie de l'accommodation, car le malade lisait les plus petits caractères si on le faisait regarder à travers une carte percée. La même explication convient au cas d'Hutchinson; il y avait paralysie de l'accommodation, puisqu'un verre convexe n° 8 rétablit la vision. Voici son observation.

Obs. LXXIII. — « Un Irlandais de 70 ans avait la pupille gauche trois fois plus grande que celle du côté opposé : elle était complètement immobile. Il voyait bien des deux yeux ; tandis qu'avec le droit il lisait le n° 1, il lui fallait un verre + 8 pour lire avec le gauche. L'ophthalmoscope montrait les milieux transparants. Les artères et les veines de la rétine gauche étaient un peu plus petites qu'à droite. Il voyait les objets plus petits avec l'œil gauche qu'avec l'œil droit. La tempe gauche était le siège d'une cicatrice profonde qui s'étendait jusqu'au trajet du nerf frontal, mais sans le croiser. Toutes les sensations étaient parfaites des deux côtés. »

Sichel signale la mydriase comme un des symptômes de la névralgie de la cinquième paire; Pétrequin (2), Edwin Lee (3), Canstatt (4), en rapportent des exemples.

(1) Marchal de Calvi. — *Loc. cit.*

(2) Pétrequin. — *Annales d'oculistique*, t. I.

(3) Edwin Lee. — *London medical Gazette*, t. XXII, p. 68.

(4) Canstatt. — *Pathol. de la mydriase, névroses du trijumeau et du moteur commun*, Anspach, 1838, et *Annal. d'Ocul.*, t. II.

Ce dernier auteur en donne l'explication suivante : « Les douleurs névralgiques agissent comme les remèdes excitants appliqués sur les ramifications nerveuses de la pituitaire et de la conjonctive. Elles déterminent de violentes contractions réflexes de l'iris, qui finissent par épuiser l'action motrice, de telle sorte que, après les paroxysmes douloureux, cette membrane se trouve dans un état de relâchement, de semi-paralysie, et présente ainsi le phénomène de la mydriase. »

Je pense que dans bien des cas, la mydriase qui survient à la suite des *irritations violentes et répétées* de la cinquième paire, sont susceptibles d'une autre explication. Les expériences de de Græfe, Donders, Follin, Wagner et Adamüch, celles toutes récentes de Hippel et Grüenhagen, prouvent que l'excitation du trijumeau fait augmenter la tension intra-oculaire. Tous les opthalmologistes savent combien nombreuses sont les observationt où l'on a vu survenir un glaucome à la suite de névralgies intenses du trijumeau (Desmarres, Follin, Ch. Abadie). Or, nous savons que lorsque la tension intra-oculaire augmente, les veines de l'iris sont comprimées par suite du refoulement du cristallin et de l'amoindrissement de la chambre antérieure, et qu'en même temps la pupille se dilate (Voy. p. 137). C'est ainsi qu'on peut expliquer les deux cas de *zona ophthalmique* où Hutchinson a trouvé de la mydriase (Obs. 81 et 82 de la thèse de A. Hybord). A mon avis, le début d'une névralgie ciliaire est toujours marqué par le myosis dépendant de la dilatation réflexe des vaisseaux de l'iris; mais quand cette névralgie devient très-violente, quand sa durée devient très-longue, l'irritation de la cinquième paire ne tarde pas à augmenter la tension intra-oculaire, et c'est alors que la mydriase traduit cet état. C'est peut-être par l'altération que font subir à la rétine et au nerf optique ces pressions répétées, que les névralgies et affections douloureuses de la cinquième paire amènent un état d'amblyopie plus ou moins marqué dans l'œil correspondant.

§ 4. — *De la pupille dans les affections des nerfs sensitifs.*

A. Mydriase. — L'excitation des nerfs sensitifs autres que le trijumeau amène toujours la dilatation de la pupille. Nous n'aurons donc à étudier ici que la *mydriase.* La physiologie nous a montré que cette action, pour les nerfs rachidiens est tout à fait comparable à ce qui se passe pendant l'excitation des racines postérieures ou des cordons sensitifs de la moelle; et nous avons été amené à conclure que la mydriase résulte dans ces cas d'une action réflexe suspendant l'activité des centres vaso-moteurs, et amenant ainsi la dilatation paralytique des vaisseaux destinés à l'iris.

1° La mydriase consécutive aux *impressions auditives*, est peut-être un phénomène d'activité cérébrale; mais c'est aussi bien certainement un phénomène réflexe par suite de l'impression transmise aux divers noyaux du bulbe transmission incontestable et qui traduit son action sur d'autres paires crâniennes, tantôt par l'occlusion involontaire des paupières, tantôt par des douleurs ou plutôt un sentiment d'agacement dans les filets dentaires, etc.

2° Les observations de mydriase dans les *névarlgies* sont peu nombreuses, toujours parce qu'on ne prend pas le soin de noter l'état des pupilles. Je les ai trouvées une fois très-dilatées dans un cas de névralgie intercostale avec zona.

3° Il existe cependant quelques bonnes observations de mydriase pupillaire consécutive à l'excitation artificielle des régions sensibles. J'ai déjà cité les expériences de Mosso qui fait contracter les vaisseaux des deux avant-bras et dilater les pupilles, en touchant l'un d'eux avec de la glace ou en faisant passer un courant électrique. Roque, dans son mémoire sur l'inégalité pupillaire, dit que le passage d'un courant électrique sur la nuque fait dilater les pupilles. Pour ma part, j'ai observé plusieurs fois, sur moi-même et sur des malades, que l'excitation électrique avec des courants induits appliqués sur la main ou sur le pied, fait dilater les pupilles quand l'excitation est assez forte pour causer une certaine douleur.

4° Chez les *ataxiques*, les pupilles sont rétrécies par l'effet de la lésion médullaire; mais lorsque surviennent les crises, les fulgurations dans les membres ou les irradiations douloureuses autour du thorax, les pupilles deviennent moyennes; elles subissent donc la même influence que lorsque chez un individu bien portant on excite un nerf sensible. Cette dilatation des pupilles chez les ataxiques est surtout prononcée chez ceux qui sont atteints de crises gastralgiques, peut-être parce que l'irritation du pneumogastrique ajoute encore son action en amenant un état nauséeux (v. p. 192). J'observe en ce moment dans le service de mon excellent maître M. Luys, plusieurs exemples remarquables de cette influence, qui a été signalée par Duchenne de Boulogne.

Obs. LXXIV. — Rosalie Bout... 58 ans, salle Saint-Thomas, n° 6, infirmerie de la Salpêtrière, service de M. Luys, entrée le 31 janvier 1874 est une malade qui depuis une vingtaine d'années présentait des crises gastriques prodromiques de l'ataxie locomotrice, et survenant plus fréquemment encore depuis l'apparition des douleurs fulgurantes et des douleurs en ceinture. En 1870, diplopie subite par paralysie de la sixième paire gauche, qui persiste encore. Au 15 janvier 1876, je note, strabisme externe, pupilles égales rétrécies ; depuis cette époque la malade a eu deux crises gastralgiques ayant duré 4 à 5 jours ; j'ai noté pendant toute leur durée une dilation remarquable des pupilles ; ainsi que l'apparition de quantités assez considérables d'albumine dans les urines.

Obs. LXXV. — Marie Fièv..., 39 ans, est entrée à l'infirmerie salle Saint-Mathieu, n° 3, service de M. Luys, le 27 janvier 1876. C'est une ataxique qui en 1865, s'est aperçue en se mettant à son travail, qu'elle était atteinte de diplopie ; elle n'a pas remarqué que ses yeux fûssent déviés. Cette affection a duré trois mois, pendant lesquels la malade a pu remarquer que ses pupilles étaient dilatées et égales; c'est quelques semaines plus tard que l'inégalité est survenue; actuellement la pupille droite n'a pas plus de 1 mill. celle de gauche en a 3 environ.— En 1866, apparition des douleurs fulgurantes dans les membres inférieurs et des douleurs en ceinture, faiblesse des membres inférieurs surtout du coté droit. Le pied droit se tournait toujours en dedans, elle marchait presque sur la malléole. De temps en temps sujette à des crises gastralgiques. Pendant son séjour dans la salle a éprouvé des douleurs fulgurantes plus violentes que d'habite ; les deux pupilles se *dilataient* mais la droite beaucoup plus que la gauche à proportion, de telle sorte que l'inégalité devenait moins accusée.

Obs. LXXVI. — Marie Chalm...., 60 ans, entrée le 24 février 1874 à l'infirmerie, salle Saint-Denis, n° 12, service de M. Luys, est une ataxique, qui depuis cinq ou six ans éprouve des crises gastralgiques presque continuelles ; c'est seulement depuis le commencement de 1875 que sont survenues les fulgurations douloureuses dans les jambes et à la ceinture. Pas encore d'incoordination motrice. La malade a éprouvé, il y a une dizaine d'années, des paralysies musculaires transitoires de l'œil gauche, avec chute de la paupière supérieure. Ces phénomènes se sont renouvelés trois ou quatre fois, et ont duré tantôt deux ou trois jours, tantôt un jour seulement. Actuellement elle ne présente ni déviation des globes oculaires, ni diplopie; les yeux font saillie hors de l'orbite. La face n'est pas injectée, les pupilles sont égales et moyennes, 3 millim. Pendant les accès gastralgiques qui sont très-fréquents, la face devient très-pâle, et les pupilles se *dilatent* considérablement, jusqu'à 5 et même 6 millim.

Obs. LXXVII.— Marie Debl., 52 ans, entrée le 6 juillet 1875, salle Saint-Mathieu, n° 18, service de M. Luys, est ataxique depuis 1865. A cette époque elle commença à éprouver la nuit des douleurs fulgurantes surtout dans la jambe gauche; un an plus tard dans le membre inférieur droit. De plus, elle avait souvent des secousses musculaires et des contractures des muscles de la jambe et du pied déterminant les attitudes transitoires du pied bot varus et valgus. Sensation d'éponges sous les pieds, pendant la marche; elle était obligée de regarder ses pieds, elle tombait aussitôt qu'elle fermait les yeux depuis un an, elle ne marche plus. La nuit perd ses jambes dans son lit, ne peut porter la main sur le pied qu'on lui désigne... La malade a éprouvé quelques accidents douloureux au niveau de l'estomac ; ils ressemblent assez à une crise gastralgique; depuis un an, elle éprouve des *crises anales,* à peu près tous les mois, durant deux ou trois jours, pendant lesquels elle endure des souffrances atroces. Il semble qu'un corps très-volumineux pénètre dans le rectum et déchire cet intestin, puis des douleurs térébrantes s'irradient dans le bassin. Retard considérable de la sensibilité dans les membres inférieurs, le chatouillement de la plante du pied, donne seulement la sensation de contact. La malade ne sent pas le courant induit donné par l'appareil à glissement de Du Bois-Reymond; les deux bobines rapprochés, et chargé avec trois piles au bisulfate. N'a jamais eu de paralysie des muscles de l'œil; acuité visuelle normale, pupilles rétrécis, 2 mill. égales. Pendant les douleurs fulgurantes et surtout pendant les crises anales, les pupilles atteignent jusqu'à 4 millim.

Obs. LXXVIII. — Adelaïde Salemb..., 51 ans, entrée le 13 juillet 1874, salle Saint-Mathieu, n° 5, service de M. Luys, a commencé à éprouver en 1866 les crises gastralgiques de l'ataxie locomotrice; en 1860, apparition de douleurs fulgurantes dans les cuisses, s'arrêtant au niveau des genoux. A plusieurs reprises et à plusieurs années d'intervalle, la malade est devenue sourde, sans cause appréciable, chaque fois, elle a recouvert l'ouïe spontanément au bout de huit à quinze jours. En 1864, est survenue subitement une paralysie de la sixième paire droite qui persiste depuis cette époque. En 1868, apparition de douleurs fulgurantes bien caractérisées dans les membres inférieurs, ainsi que de douleurs en ceinture. La même année, des crises gastralgiques reviennent plus intenses que la première fois ; elles ont toujours continué depuis, et c'est pendant la crise que les douleurs fulgurantes ont leur maximum d'acuité. Incoordination très-prononcé des membres inférieurs, commençante dans les membres supérieurs. Retard de la sensibilité. L'œil droit est dévié en dedans, dans l'intervalle des accès douloureux, les pupilles sont égales, contractées, 2 mill. de diamètre, mais pendant les crises gastriques et pendant les plus violentes fulgurations, elles se dilatent et atteignent 4 à 5 mill.

B. Myosis. — Je ne pense pas que le myosis puisse dépendre d'affections des nerfs périphériques. Cependant Hutchinson (1) a annoncé que la paralysie traumatique du plexus brachial, détermine une paralysie du sympathique cervical, caractérisée par le myosis, le rétrécissement de l'ouverture pupillaire et l'élévation de température du côté correspondant de la face. Il regarde cette complication comme la règle, tellement que dans un cas de fracture de la clavicule, il reconnut que le malade simulait la paralysie du bras, parce que ces symptômes manquaient.

Un peu plus tard, Seeligmüller (2) a rapporté deux cas analogues ; mais il ne se prononce pas sur la question de savoir s'il n'y a pas blessure du tronc, du sympathique cervical, de son ganglion moyen ou des rameaux communicants. Eulenburg et Guttmann protestent contre l'opinion émise par Hutchinson, de la coïncidence fatale de ces accidents. Ils ont vu des cas nombreux de

(1) Hutchinson. — *Med. Times and Gazette*, 1863. p. 584.

(2) Seeligmüller. — *Ueber Symptomaticus Affectionen bei Verletzung des Plexus brachialis*, in *Berl. Klin. Wochenschrift*, 1876, n° 26.

paralysie traumatique du plexus bracchial, sans troubles oculo-pupillaires.

Obs. LXXIX. — Dans le premier cas, il s'agit d'un enfant chez lequel Volkmann a fait le diagnostic de paralysie du bras droit, causée par une fracture du col de l'humérus et de la clavicule pendant le travail. Paralysie complète avec diminution de l'excitabilité électrique et analgésie de l'avant-bras jusqu'au dessus du coude. La *pupille droite est moitié plus petite* que la gauche, elle se contracte cependant par une vive lumière et devient alors comme une tête d'épingle. Pas de différence appréciable dans la rougeur et la température des deux côtés de la face. La paralysie s'améliore sous l'influence d'électrisations répétées, et la pupille droite cesse d'être aussi contractée ; mais par la suite l'inégalité des pupilles et l'atrophie de ce côté de la face n'en persistent pas moins.

Obs. LXXX. — Le second cas de Seeligmüller est l'histoire d'un individu en état d'ébriété qui fut tamponné par un convoi de chemin de fer, reçut des blessures très-graves dans les régions thoracique et scapulaire gauches. Pendant trois jours, perte de connaissance, crachement de sang pendant 8 jours ; avant-bras gauche fracturé en trois endroits. Trois mois après l'accident on note la paralysie, l'amaigrissement, et l'anesthésie de tout le bras gauche. La *pupille gauche est plus rétrécie* de moitié que la droite, elle réagit un peu à la lumière ; fente palpébrale un peu plus étroite de ce côté. Cette pupille se dilate par l'atropine et revient à son état naturel en 48 heures ou peu de temps après une instillation d'ésérine.

Obs. XXXI. — Seeligmüller (1), a rapporté depuis l'observation d'un lieutenant blessé à l'épaule gauche par une balle de chassepot. Le trou d'entrée est derrière la portion claviculaire du sterno-mastoïdien, à 3 cent. au-dessus de la clavicule ; l'orifice de sortie est à gauche au niveau de l'apophyse épineuse de la quatrième vertèbre dorsale. Il éprouve des douleurs le long du cubital gauche qui est complétement paralysé depuis la blessure : la *pupille gauche est plus petite* que la droite ; leur proportion est comme 2 est à 3 ; à l'ombre la pupille droite se dilate davantage et devient alors le double de

(1) Seeligmüller. — *Berl. Klin. Wochenschrift*, 1872, n° 4.

l'autre ; la vascularisation de la conjonctive et la rougeur de la joue sont égales dans les conditions ordinaires ; mais à la moindre excitation, le côté gauche se congestionne. Amaigrissement évident de la joue gauche. Pouls carotidien et temporal, égal des deux cotés. Temp'rature du conduit auditif gauche plus élevé de 0°,01 que celle du côté droit.

Faut-il voir dans tous ces faits le résultat d'une névrité propagée à la moelle et produisant une paralysie réflexe du sympathique, ainsi que le veulent Eulenburg et Guttmann ? Je pense qu'il est plus simple de supposer que les fibres vaso-motrices du sympathique ont été blessées dans le cordon cervical, ou dans son ganglion inférieur, peut-être même au niveau des racines dorsales.

CHAPITRE IV

DE LA PUPILLE DANS LES AFFECTIONS DES VISCÈRES

Ce chapitre sera très-court, c'est en quelque sorte une déduction du chapitre précédent, En effet, soit que l'expérimentateur excite un des organes thoraciques ou abdominaux, soit que l'inflammation, ou une production morbide quelconque, entretienne dans cet organe un état d'irritation, les nerfs sensitifs et sympathiques, destinés à ce viscère, subiront une excitation, dont l'action sur la pupille nous est déjà suffisamment connue. Nous savons que, dans tous les cas ce sera une *dilatation* qui se produira.

Il semblerait que les deux pupilles devraient toujours être également dilatées ; car d'ordinaire, l'excitation directe de la moelle agit sur les deux iris à la fois. Or, c'est en définitive à la moelle qu'est transmise toute excitation tant des nerfs rachidiens, que des rameaux viscéraux du sympathique. Mais, les faits pathologiques, démontrent qu'une lésion unilatérale d'un organe peut ne retentir exclusivement que sur la pupille du côté qui lui correspond. « Il faut, de toutes nécessité, admettre, dit M. Roque (1), que sous l'influence d'une lésion unilatérale d'une partie quelconque du corps, il peut se produire une modification particulière de la moitié du centre cilio-spinal du côté correspondant, modification que l'on pourrait considérer comme une sorte d'éréthisme fonctionnel. Cette modification étant produite, les excitations d'une certaine acuité, naissant dans la région lésée elle-même, ou provoquées expérimentalement sur tel ou tel point du corps, devront déterminer une contraction plus forte des fibres rayonnées de l'iris du côté correspondant au siége de la lésion, (je dirais : devront déterminer une contraction plus forte des vaisseaux de l'iris, du côté correspondant), et, par suite, une dilatation plus grande de la pupille de ce côté que de celle du côté opposé. »

A. Mydriase. — 1° La dilatation extrême avec immobilité des deux pupilles est un symptôme qui fait souvent reconnaître la présence des *vers intestinaux* chez les enfants. Par suite de l'irritation transmise aux plexus mésentérique et à la moelle, les deux pupilles se dilatent ; ils semblerait même que dans certains cas la vision ait pu être notablement troublée par suite de cette irritation du tube digestif ; *mydriase abdominale, amblyopie et amaurose intestinales.*

Obs. LXXXII.— (Percepied, th. Paris 1876). Une petite fille at-

(1) Roque. — *De l'inégalité des pupilles dans les affections unilatérales des diverses régions du corps ;* in *Archiv. de Physiol.* 1872, p. 47-58.

teinte de mydriase vient à la consultation de M. Daumas ; en recherchant les causes on apprend que l'enfant avait déjà eu des vers ; on fit un traitement anthelminthique (graines de courge et huile de ricin) et la petite malade guérit après avoir rendu un immense tænia.

Obs. LXXXIII. — Fallot, de Namur (*Gazette des Hôpitaux*, 1854), rapporte l'observation d'un enfant de 7 ans, qui à la suite d'une indigestion, fut pris d'éclampsie. Le lendemain il était aveugle. Des phénomènes de congestion céphalique, accompagnés d'immobilité et d'une énorme dilatation irrégulière des pupilles, qui sont aussi étendues que la cornée, engagent à recourir aux sangsues aux apophyses mastoïdes, et à une dérivation sur le canal intestinal. La cécité devint complète quelques jours après. L'enfant pouvait distinguer à travers le trou d'une carte, les objets moins confusément. On cautérisa la cornée au nitrate d'argent, l'œil fut soumis aux vapeurs ammoniacales, et on administra à l'intérieur la décoction de mousse de Corse et le calomel. L'enfant rendit plusieurs jours de suite de nombreux vers lombrics. A dater de ce moment, la dilatation pupillaire diminua insensiblement, et la vue était revenue à l'état normal un mois après les accidents qui avaient suivi l'indigestion.

Cette observation ne prouve pas très-bien que l'irritation du tube digestif détermine l'amaurose, car on n'a pas noté avec assez de soin l'état de réfraction de l'œil ; or, chez un individu atteint d'un fort degré d'hypermétropie, la paralysie de l'accommodation suffira à rendre la vue très-défectueuse, quoique l'acuité visuelle ne soit en rien modifiée.

2° La mydriase s'observe encore pendant l'accès de *colique hépatique*, et de *colique néphrétique*, de même que pendant la douleur qui succède à une *contusion des testicules* ou *des ovaires*. Je n'y insiste pas davantage, parce que l'état de la pupille sera étudié pendant la névralgie des plexus qui fournissent à ces organes.

3° Il convient de rapprocher de ces faits, la dilatation

des pupilles qu'on observe souvent dans les cas de brûlures étendues du tégument externe; l'irritation subie par les extrémités des nerfs cutanés réagit souvent sur la pupille, en même temps qu'elle détermine des congestions du côté des viscères abdominaux.

B. Inégalité des pupilles. — Dans les affections unilatérales du corps, on observe le plus souvent de l'inégalité des pupilles, dit M. Roque (*loc. cit.*). Mais cette inégalité n'est pas permanente, elle ne survient que lorsque les pupilles sont dilatées, et c'est alors celle du côté correspondant à la lésion qui offre la plus grande largeur. Pour faire apparaître l'inégalité, il faut donc provoquer la dilatation pupillaire: on y arrive en appliquant de la pommade belladonée sur la ligne médiane du front, et même en faisant passer un courant électrique sur la nuque du malade ou même sur tout autre point du corps.

La pupille la plus dilatée correspond toujours au côté où siége la lésion; si d'un côté il y a une affection chronique, de l'autre une affection aigüe, la dilatation sera de ce côté. M. Roque a noté l'inégalité pupillaire :

1° Dans les *affections unilatérales de la tête et du cou*, engorgements ganglionnaires, 2 cas; épithéliome ulcéré de l'oreille droite, 1 cas; cancer de la parotide gauche, 1 cas; carie dentaire droite, 1 cas.

2° Dans les *affections unilatérales du tronc et des régions de l'aisselle et de l'aine;* abcès du sein droit, 1 cas; nécrose des côtes, à gauche, 1 cas; nombreux cas de ganglions strumeux et syphilitiques.

3° Dans les *affections unilatérales des membres supé-*

rieurs; rhumatisme subaigu du poignet, 3 cas; plaies de la main et de l'avant-bras, 2 cas.

3° Dans les *affections unilatérales des membres inférieurs;* plaies de la jambe, 2 cas; ulcères variqueux, 2 cas; fractures de jambe, 2 cas; coxalgies, 2 cas; sciatique gauche, 1 cas.

5° Dans les *affections des organes thoraciques et abdominaux;* affections des poumons, des ganglions bronchiques, du péricarde; il n'a d'observation que pour un cas d'ictère, en fait d'affection des viscères abdominaux.

Obs. LXXXIV. — Roque cite dans ce mémoire l'observation suivante : A. Valentine, 6 ans, est entrée 6 juin 1869 à l'infirmerie des Enfants assistés, pour une pneumonie gauche. Du 6 au 15 juin, pupilles inégales, gauche plus grande ; du 20 au 25 juin l'inégalité pupillaire change, la droite est la plus large. A l'autopsie, on constate une arthrite de l'articulation coxo-fémorale du côté droit et un abcès près de cette articulation. On note ici le changement de l'inégalité correspondant à une nouvelle lésion.

CHAPITRE V

DE LA PUPILLE DANS LES NÉVROSES ET DANS LES MALADIES MENTALES

Je me propose d'étudier dans ce chapitre, l'état de la pupille, dans les névroses et dans les maladies mentales. Cette étude ne sera pas aussi complète que je l'eusse désiré, parce que les observations m'ont fait défaut. Dans les relations qu'on publie de ces maladies, on néglige toujours d'indiquer l'état de la pupille. C'est très-regrettable, car cet examen pourrait donner des renseignements précieux sur la pathogénie probable de ces affections. En effet, connaissant les causes qui président aux mouvements de l'iris, ne serait-on pas en droit, dans les cas qui se présenteraient à l'observation de soupçonner l'existence de causes analogues aux moyens expérimentaux usités pour produire des effets identiques. C'est du reste l'état de la pupille qui a permis à Du Bois-Reymond, de formuler de la migraine une théorie parfaitement acceptable.

J'établirai deux divisions : névroses et maladies mentales proprement dites. Je grouperai ensuite tous les cas pathologiques autour des trois états de la pupille; rétrécissement, dilatation, inégalité.

§ 1er. — *De la pupille dans les névroses.*

A. Mydriase. — La dilatation de la pupille pourra survenir dans tous les cas où l'action cérébrale sera suspendue, et où la fonction du nerf optique sera abolie, par conséquent dans toutes les névroses amenant une suppression de la fonction visuelle; 2o dans tous les cas, où un trouble nerveux dynamique, amènera dans le mésocéphale, dans l'axe spinal ou dans les nerfs périphériques, rachidiens et sympathiques, un état comparable à l'irritation, se traduisant notamment, dans les branches terminales, par des douleurs névralgiques et amenant des contractions réflexes des vaisseaux de la tête.

1o Il existe certains cas d'*amblyopie et d'amaurose* qu'on n'a pu rattacher à un état pathologique des milieux ou des membranes de l'œil, et pour lesquels on ne saurait invoquer des influences toxiques (alcool, tabac, etc.). Ces cas se rencontrent d'ordinaire chez des personnes jeunes et impressionnables, plus ou moins *névropathiques*, et on peut les rattacher à la classe des névroses. En général ils disparaissent spontanément. Dans les observations qu'on a publiées, se trouve notée la dilatation des pupilles, avec conservation partielle des mouvements de resserrement de l'iris quand on expose l'œil à une grande lumière.

2° Les *névralgies* des nerfs sensitifs autres que le trijumeau, amènent la dilatation de la pupille comme je l'ai déjà indiqué, on trouvera donc cet état dans la névralgie cervico-faciale, la névralgie intercostale, la sciatique, les névralgies du plexus lombaire, etc.

3° Dans tous les cas d'irritation des branches viscérales du sympathique, on observe la dilatation des pupilles; c'est ainsi qu'on la rencontre dans *l'hyperestésie du plexus mésentérique*, que cette névralgie soit spontanée ou du moins telle que sa cause nous échappe, ou qu'elle soit occasionnée par un état maladif du tube digestif. Je ferai rentrer dans cette classe d'entéralgies, les *coliques spasmodiques* ordinaires, (*a frigore*, nerveuses, etc.), les *coliques endémiques* (coliques du Poitou, de Madrid, du Devonshire, de Cayenne) et les *coliques de plomb*. La colique saturnine décrite par de Haen (1), et par Vanstrostroyk comme un état maladif du système ganglionnaire abdominal, s'accompagnerait aussi de lésions spinales, d'après Andral, Plauque, Grisolle ; serait même une lésion exclusivement médullaire d'après Astruc et Sauvages. Je pense cependant avec Tanquerel, Brachet, Jolly, Schutzenberger, Guttmann, Kussmaul, Romberg, Ridder, Volkmann, etc., qu'on peut la regarder comme une affection du sympathique puisqu'on a trouvé à l'autopsie des altérations ganglionnaires.

Obs. LXXXV.— (Tanquerel des Planches, *Traité des maladies de plomb ou saturnines*, Paris 1839, p. 201). A l'autopsie du cadavre

(1) De Haen. — *De colica pictorum*, Hag. 1745.

qui font le sujet de l'observation n° 25, les ganglions sympathiques abdominaux étaient malades, leur volume était double et même triple du volume d'autres ganglions pris, pour comparer, sur deux sujets sains. Ils étaient d'une coloration moins foncée, tant à l'intérieur qu'à l'extérieur, sans être cependant notablement plus durs. Les plexus ne présentent rien de particulier. Les ganglions cervicaux et thoraciques n'étaient pas gros, comparés à ceux de l'abdomen. Les autres ganglions nerveux ne présentaient aucune différence avec ceux de sujets sains.

Obs. LXXXVI. — (Kussmaul et Maier. *Deutsches Archiv. für Klin. Med.* 1871, 283). Il s'agit d'un individu qui avait présenté les accidents de l'intoxication saturnine chronique, et qui mourut subiment pendant un accès de colique de plomb. Outre une inflammation chronique de tout l'intestin, on remarque la dégénérescence graisseuse des ganglions lymphatiques qui sont au niveau de l'estomac, ou une légère surcharge graisseuse de sa tunique musculaire, principalement au niveau du pylore. Les ganglions sympathiques, principalement les cœliaques et le cervical supérieur, sont indurés, ils sont remplis par un tissu conjonctif dense et sclérosé.

Pendant l'accès de colique, on observe le ralentissement de la circulation périphérique, la pâleur et l'abaissement de température de la face et des extrémités, la petitesse et la tension du pouls, et dans la grande majorité des cas, un rallentissement extraordinaire de la contraction du cœur. Il n'y a donc rien d'étonnant à ce que la pupille soit dilatée.

3° Dans *l'yyperestésie du plexus solaire*, le malade éprouverait d'après Romberg (1), outre les symptômes de la gastralgie ordinaire, un sentiment tout particulier de faiblesse, il lui semblerait que la vie lui échappe; outre une douleur très-vive, on trouverait un ralentissement de la circulation. Il n'insiste pas sur l'état des pupilles mais il est évident quelles doivent rétrécies être puis-

(1) Romberg. — *Lehrbuch der Nervenkrankheiten*, 1851, Bd. 1, p. 148-150.

qu'il rappelle les symptômes de la gastralgie ordinaire. Je dois dire que cette névralgie du plexus solaire distincte de la névralgie des rameaux gastriques du nerf vague n'a été admise par personne, si ce n'est par Withmack (1). L'examen de la pupille ne peut fournir aucun élément sur la solution de cette question; car l'irritation du nerf vague, et celle des filets cœliaques du sympathique, produisent les mêmes effets sur la pupille, la dilatation.

4º Sous le nom d'*hyperestésie du plexus hypogastrique*, Romberg décrit ces accidents douloureux, ordinairement en rapport avec la fonction cataméniale, et qu'on décrit sous le nom de *colique menstruelle*, (de *colique hémorrhoïdaire* chez les hommes), et qui parmi leurs symptômes comptent la pâleur de la face et la dilatation pupillaire.

5º On peut rapprocher de cette affection *l'hyperestésie du plexus spermatique, névralgies spermatiques* de Bomberg, c'est-à-dire l'*irritable testis* d'A. Cooper. Valleix, Chaussier, Leubuscher, considèrent cette affection comme une névralgie des nerfs rachidiens du plexus lombaire, Hasse (3) partage l'opinion de Romberg et localise l'affection dans les fibres sympathiques du plexus spermatique. Cahen pense que c'est primitivement une névralgie génito-crurale qui s'associe à un trouble d'innervation vaso-motrice, en vertu duquel les veines testiculaires se dilatent. Quelque soit la voie par laquelle l'excitation est transmise à la moelle, pendant l'accès, la face pâlit et les pupilles se dilatent.

6º Dans la *migraine*, la pupille est dilatée du côté correspondant à l'hémicranée. C'est même ce fait qui a

(1) Wittmack. — *Pathologie und Thérapie des Sensibilitaetsneurosen*, Leipsig, 1861, 242

(2) Hasse. — *Krankheiten der Nervensystem*. Wirchow's *Spec. Path.* Bd. IV, p. 82.

conduit Dubois Reymond (1) à considérer cette affection comme une névrose du sympathique cervical, dont l'excitabilité est exagérée. Ainsi peut-on s'expliquer la rétraction de l'artère temporale, la pâleur du visage, la dilatation de la pupille et le retrait du globe de l'œil du côté malade, phénomènes constatés par Dubois-Raymond, Schacht et Brunet, qui a de plus noté l'insensibilité à la pression du niveau du ganglion cervical supérieur.

Obs. LXXXVII. — Au moment même où j'écris ce chapitre, je souffre d'une migraine assez forte et localisée au côté droit de la tête. Mes collègues constatent que la pupille de ce côté est un peu *plus dilatée* que celle de gauche, quand je suis dans un endroit sombre, de telle sorte que mes pupilles aient au moins de 3 à 4 mill.; mais en exposant mes yeux à une vive lumière, les deux pupilles se contractent et l'inégalité disparaît. Pâleur de la face plus prononcée que d'habitude, mais pas de différence sensible d'un côté à l'autre. Pas de différence appréciable de température.

Obs. LXXXVIII. — Marie Hug....., 22 ans, fille de service à la Salpêtrière est sujette, depuis plusieurs années déjà, à des accès de migraine qui reviennent souvent plusieurs fois par mois. Le 20 juillet 1876, elle a eu une migraine assez violente et exactement localisée au côté droit de la tête. La face est plus pâle de ce côté, et la pupille correspondante est sensiblement plus dilatée que l'autre, quand la malade est dans un endroit faiblement éclairé.

Les phénomènes oculo-pupillaires ne sont pas constants ; ils n'existent peut-être que dans une forme déterminée de migraine. Möllendorf (2) pense même que dans la migraine, on observe les symptômes contraires, c'est-à-dire des signes de paralysie temporaire du nerf cervical sympathique. Pour lui, la migraine, au lieu d'être une hémicrânie tono-sympathique, comme pour Dubois-Reymond, serait une hémicrânie angio-paralytique. Il

(1) Dubois-Reymond. — *Zur Kenntniss der Hemikranie; Archiv. für Anat. und Physiol.*, 1860, 461-468.

(2) Moellendorf.— *Ueber Hemicranie*, in *Arch. für Pathol. Anat.*, Bd. XLI. 385-395.

se fonde sur ce qu'il aurait constaté, à l'ophthalmoscope la dilatation des petites artères de la rétine, coïncidant avec l'augmentation fréquente de la secrétion muqueuse et cutanée du côté de la douleur. Il serait possible, comme le fait remarquer M. Jaccoud (1), que cette contradiction apparente tienne seulement à l'époque où les deux observateurs ont vu les malades, et que le cas de migraine soit constitué par une excitation anormale du sympathique, suivie d'une paralysie par épuisement, qui marque le déclin du paroxysme; en effet, Dubois-Reymond a constaté sur lui-même, à la fin de l'accès, la rougeur de l'œil du côté malade, ainsi que la congestion et l'augmentation de température de l'oreille correspondante.

7° L'*hémiatrophie faciale progressive* est une névrose qui peut être rangée dans ce cadre, puisqu'elle s'accompagne d'une *dilatation* de la pupille du côté malade. Décrite par Bergson sous le nom de *prosopodimorphie*, par Samuel et Barwinkel sous celui de *atrophie nerveuse de la face*, par Lande sous celui d'*aplasie lamineuse progressive* cette affection avait été considérée par ces auteurs comme le résultat de lésions ou de troubles dynamiques des nerfs trophiques. Stilling voit un rapport entre cette maladie et des troubles fonctionnels des vaso-moteurs; enfin, tout récemment, Brunner (de Varsovie) a donné la relation d'un cas très-intéressant d'hémi-atrophie faciale progressive, qui prouve que la maladie est le résultat d'une irritation permanente du sympathique cervical (2). En voici le résumé :

Obs. LXXXIX. — Brunner, *loc. cit.*). Une femme juive de 27 ans, avait éprouvé pendant sa grossesse, cinq ans auparavant, un

(1) Jaccoud. — *Traité de pathol. interne*, 1872, t. I, p. 453.

(2) Brunner. — *Zur Casuistik der Pathologie des Sympathicus*, in *Petersburger med. Zeitsch.*

premier accès de convulsions, avec perte de connaissance. Plus tard, les accès épileptiformes survinrent de nouveau. Pendant les quatre années qui suivirent, le côté de la face s'atrophia lentement et progressivement, en même temps que les cheveux et les cils blanchissaient,et que se montraient sur la peau des taches, gris jaunâtre d'abord qui passaient plus tard au brun. Depuis lors sensation de pression et de froid dans l'œil gauche, douleur dans toute la moitié gauche de la face, dans la gorge et dans le larynx; sensation de tiraillements dans le cou et le thorax jusqu'à l'épigastre, et seulement du côté gauche. A l'examen de la face, on constate l'atrophie complète du frontal et du temporal gauche; l'atrophie presque complète des zygomatiques et des autres muscles de la bouche et des lèvres; contractilité électrique conservée.

Le pavillon de l'oreille gauche est plus petit, plus mince et plus froid que celui de l'oreille opposée; la fente palpébrale est plus large, le globe oculaire plus proéminent du côté gauche, *et la pupille plus dilatée réagit plus lentement à la lumière.* La conjonctive est pâle, les vaisseaux vides de sang, la secrétion des larmes et du mucus est tarie de ce coté. La moitié gauche de la face est moins colorée que l'autre, dans les circonstances habituelles, et aussi quand le visage se congestionne sous l'influence du froid, de la chaleur et des émotions morales. La température du côté droit est plus élevée de 1/5 dans la bouche et de 1° dans le conduit auditif. La *compression exercée sur le ganglion cervical supérieur est douloureuse à gauche*; à droite elle est indifférente. Les bruits du cœur sont nets, mais irréguliers; le pouls inégal de 86 à 100 par minute. Brunner institua comme traitement l'électrisation des deux ganglions cervicaux supérieurs par des courants constants d'une faible tension. La galvanisation faite de cette manière amenait aussitôt un rallentissement des battements du cœur et une légère dilatation de la pupille; la portion malade de la face rougissait et se couvrait de sueurs profuses.

8° Peut-être conviendrait-il de citer ici la *maladie d'Addison* qu'on peut considérer comme une névrose du sympathique, car son anatomie pathologique n'est pas encore faite. Cependant, prenant en considération les nombreuses autopsies, 19 sur 29 cas où l'état du sympathique est relaté (Eulenburg et Gutmann), on ne peut se refuser à admettre que les filets sympathiques des plexus surrénaux sont plus ou moins altérés, et qu'il en résulte un état d'irritation de ces filets sympathiques, état d'irritation qui explique très-bien, d'après Rivel, les principaux phénomènes de cette affection, par suite de la paralysie réflexe qu'ils déterminent dans les vaisseaux des organes abdominaux (comme cela se passe dans l'expérience de Goltz) ; or, la conséquence d'un état congestif ainsi prononcé des vaisseaux mésentériques, c'est une anémie de tous les organes situés en dehors de l'abdomen ; de là, la faiblesse du pouls, la pâleur générale, l'anémie des centres nerveux, amenant la douleur de tête, les vomissements, une extrême faiblesse, etc. L'état de la pupille n'est relaté dans aucune des vingt-neuf observations rapportées par Eulenburg et Gutmann ; mais il est bien évident qu'elles doivent être dilatées.

9o Parmi les névroses, je citerai encore l'*épilepsie* ; névrose convulsivante, dont le début de l'attaque est marqué, entre autres phénomènes, par la perte de connaissance, la pâleur de la face et la dilatation excessive des pupilles, symptômes qui traduisent une anémie du cerveau. Je ne veux pas faire la physiologie pathologique de l'attaque épileptique, mais je ne puis m'empêcher de rappeler que, d'après Schröder van der Kolk(1), on observe, comme fait initial, l'irritation du bulbe, amenant la convulsion tonique de tout le système musculaire animal, et la contraction spasmodique des vaisseaux de la pie-mère, du cerveau et de la face, d'où suspension de l'activité

(1) Schroeder van der Kolk. — *Over het fijnere Zamenstel en de Werking van verlengde Ruggenmerg, en over de naaste Oorzaak von Epilepsie*, Amsterdam, 1858.

mentale, pâleur de la face et dilatation des pupilles. Le spasme cesse, mais l'asphyxie survient par suite du tétanisme des muscles respiratoires; sous l'influence de l'asphyxie, la pupille doit rester dilatée. Enfin, la période comateuse arrive, et la dilatation des pupilles traduit l'épuisement, l'anéantissement de la fonction cérébrale. Ainsi pouvons-nous nous rendre compte des modifications pupillaires qui surviennent dans une attaque épileptique, que celle-ci soit due à l'excitation spontanée de la corne d'Ammon (Meynert, Benedikt), ou qu'elle succède à l'irritation d'un nerf périphérique. En effet, Nothnagel (1) a montré que l'excitation électrique d'un nerf sensible, du crural, par exemple, provoque un rétrécissement réflexe des petites artères de la dure-mère, et que ce resserrement survient encore quand on a coupé le tronc du sympathique à son origine; qu'il survient même, quoique très-faible, quand on l'a coupé au niveau du ganglion cervical supérieur. Il a montré de plus que le resserrement des artères pie-mériennes s'accompagne constamment de la contraction des artères cérébrales. Aussi Nothnagel, Eulenburg, Guttmann, font-ils jouer à l'excitation réflexe du sympathique un grand rôle dans la pathogénie de l'attaque épileptique.

10° Dans l'*hystérie* on note pendant l'attaque, de la *dilatation* des pupilles, comme le prouvent les observations de M. Bourneville (2). J'ai vérifié très-souvent ce fait; j'ai remarqué aussi que les pupilles dilatées ne sont pas toujours immobiles, mais qu'elles se resserrent encore sous l'influence de la lumière. On comprend qu'il

(1) Nothnagel. — In *Virchow's Archiv*, Bd. XL, p. 203-213.

(2) Bourneville. — *Recherches cliniques et thérapeutiques sur l'épilepsie et l'hystérie*, Paris, 1876, p. 120 et 157.

en soit ainsi quand on songe aux violentes douleurs qu'éprouvent les malades; ovarite, boule hystérique, clou, et, indiquant une hypéresthésie du système du grand sympathique.

11° Il est probable que la pupille est dilatée dans la *catalepsie*, au moins dans les formes où il y a suppression absolue de l'activité cérébrale; mais je ne saurais rien affirmer à cet égard, car je n'ai pas trouvé noté l'état de la pupille dans les diverses observations que j'ai parcourues.

B. Myosis. — Le myosis devra se rencontrer dans toutes les névroses qui s'accompagnent de phénomènes de paralysie vaso-motrice du côté du système vasculaire de l'encéphale et de la face; par conséquent dans les névroses qui suspendent ou diminuent le tonus du sympathique ou de l'axe spinal.

1° Kœben le premier rattache le *goître exophthalmique* à une affection du sympathique cervical consécutive à la compression que le goître exerce sur ce cordon (1). Aran rattache ce complexus symptomatique à l'excitation du sympathique cervical, Trousseau en fait aussi un trouble d'innervation sympathique; Eulenburg et Guttmann, au contraire, expliquent ces symptômes par une paralysie du sympathique cervical.

En effet, l'expérience de Cl. Bernard montre que la section de ce nerf au cou est suivie d'une augmentation considérable de la température qui dans l'oreille peut s'élever de 4 à 5°, et de la dilatation des vaisseaux du cou et de la tête, par suite de la paralysie des vaso-moteurs.

(1) Koeben. — *De Exophthalmo ac Struma cum cordis affectione*, Dissert. Berlin, 1855.

Or, dans la maladie de Basedow, la dilatation des vaisseaux provenant des carotides et de ceux qui forment la tumeur thyroïdienne est un phénomène tout à fait comparable à la paralysie vaso-motrice. Quand au second point, Paul (1), Teissier (2), Cheadle (3), ont toujours rencontré une élévation de température allant de 1 à 2° au-dessus de la normale, en dehors de toute complication fébrile ou inflammatoire, bien entendu. Les malades atteints de goître exophthalmique se plaignent de sensations de chaleur très-pénibles, la secrétion sudorale est augmentée. Comme ces phénomènes se rencontrent à droite et à gauche, on peut en conclure que le sympathique des deux côtés participe à l'affection.

Le second symptôme cardinal de la maladie de Basedow c'est l'exophthalmie. On pourrait l'expliquer, en admettant que les filets sympathiques qui émergent par les deux premières racines dorsales (c'est-à-dire ceux destinés à l'œil), sont dans un état d'irritation, tandis que les filets vasculaires de la face et du cou sont paralysés. L'irritation portée sur les filets oculo-pupillaires, agit sur le muscle orbitaire de Müller (4), qui fait dilater les paupières et tire en avant le globe de l'œil, par opposition aux muscles droits qui le rétractent dans le fond de l'orbite. Mais la contraction d'un muscle ne saurait être permanente, de plus la protrusion qu'on détermine en électrisant le sympathique, n'est jamais aussi prononcée que celle qu'on rencontre dans la maladie de Basedow;

(1) Paul. — *Berliner Klinische Wochenschrift*, 1865, n° 27.

(2) C. Teissier. — Cité dans Trousseau, *Clinique médicale de l'Hôtel-Dieu* t. II, p. 540.

(3) Cheadle. — *The Lancet*, 1869. n° 27.

(4) H. Müller. *Ueber glatte Muskeln an den Augenliedern des Menschen und Saeugethiere. Phy. med. Gesellschaft in Würtzburg.* 1859, IX. 24.

aussi faut-il admettre que l'exophthalmie est le résultat mécanique de la dilatation des veines de l'orbite et du dépôt de graisse dans cette cavité, opinion qui concorde bien avec le fait constaté par de Græfe que dans le goître exophthalmique les veines de la rétine sont dilatées et tortueuses, et avec l'expérience de Boddaert qui a vu survenir l'exophthalmie chez des lapins à la suite de la ligature des deux veines jugulaires internes et de la section du sympathique.

De Græfe a signalé dans la maladie de Basedow, le défaut de concordance entre les mouvements de la paupière supérieure et l'élévation ou l'abaissement du plan visuel; l'immobilité de la paupière ne dépend pas de l'exophthalmie puisqu'elle persiste dans tous les autres cas de protrusion du globe de l'œil, elle dépend de la paralysie du muscle orbitaire de H. Müller innervé par le sympathique.

Notons que la cornée n'est jamais altérée. La conjonctive est injectée, la secrétion des larmes continue; la *pupille est toujours rétrécie* dans le goître exophthalmique,tandis que dans les exophthalmies dues à d'autres causes, elle est toujours dilatée. De Græfe (1), sur environ 200 cas, a toujours vu le myosis. Les quelques cas où la pupille était un peu dilatée étaient relatifs à des sujets myopes. Eulenburg et Guttmann (2) ont vu 8 cas de dilatation pupillaire; Stellwag (3) aussi en a rencontré quelques-uns; il a constaté que dans ces cas le rameau du petit oblique (br. de la troisième paire), était paralysé, ce qui, pour lui, est la conséquence de la dila-

(1) Von Græfe. — *Deutsche Klinik*, 1864, p. 158 et *Wochenschr.*

(2) Eulenburg und Guttmann. — *Pathologie des Sympathicus*, Berlin 1876, p. 47.

(3) Stelwag von Carion. — *Wiener med. Wochenschrift*, 1867, n° 44.

tation neuro-paralytique des vaisseaux cérébraux, et de l'origine différente du rameau qui ne se réunit aux autres filets de l'oculo-moteur commun qu'au niveau des pédoncules cérébraux.

2o *Hyperhydrose unilatérale.* — Je range dans cette classe des névroses, cette affection caractérisée par une production exagérée de sueurs d'un côté du corps, l'élévation de température et la congestion de ce côté, coïncidant avec un *rétrécissement de la pupille* du côté correspondant. Les cas de Gairdner, Verneuil et Ogle, qui font le sujet des observations LIV, LIX, LX, nous ont montré l'exagération de la sécrétion sudorale survenant du côté où le sympathique cervical a été détruit. Ce fait a porté Eulenburg et Guttmann à penser que l'éphydrose est le résultat d'un trouble d'innervation sympathique, d'ordre paralytique.

Obs. XC.—(Nitzelnadel, *Hyperidrosis und anidrosis*, Dissert. Iéna 1867.) Un homme de 36 ans, atteint d'ataxie locomotrice, entre à la clinique d'Iéna. La sécrétion de la sueur est limitée presque exclusivement au côté *gauche* du corps ; la face est couverte de sueurs profuses, tandis que le côté droit est tout à fait sec. La *pupille gauche est plus étroite* que la droite ; température axillaire plus élevée de 0,1 à 0,2 cent. à gauche qu'à droite.

Obs. XCI. — (Nitzelnadel, *loc. cit.*). Il s'agit d'un homme de 36 ans atteint de diabète, et chez qui des sueurs survenaient inopinément sur la moitié *gauche* de la face. La sueur présentait cette particularité, qu'elle contenait beaucoup de sucre. Température de l'oreille gauche plus élevée de 0o,5. *Pupille gauche* plus étroite que la droite. — A l'autopsie, on trouva, les pédoncules de la glande pinéale remplis de granulations grises de la grosseur de la moitié d'une graine de pavot ; le corps de la glande adhérait à la face antérieure des tubercules quadrijumeaux par le tissu épaissi de la dure-mère. L'examen du sympathique n'a pas été fait.

Obs. XCII. — (Chovstek, *Wiener med. Wochenschr*. 1872, n° 20). Un artilleur s'était aperçu depuis cinq ou six ans qu'il était sujet à des sueurs abondantes limitées à la partie droite du corps, et surtout à la moitié droite de la face. Cette sudation arrivait sans cause, et dans le plus grand état de repos physique ou moral. Depuis quatre ans, il avait remarqué que son corps thyroïde était volumineux. A son entrée à la clinique (20 déc. 1870), température de la peau normale; la *partie droite de la face est plus gonflée et plus rouge* que la partie gauche, *l'oreille droite est fortement vascularisée;* à gauche ces parties ont leur coloration normale. La *moitié droite de la tête est toujours couverte de sueurs profuses,* ainsi que la moitié droite du cou, le creux axillaire et le pied. A gauche, au contraire, la peau est tout à fait sèche. Pendant le travail et les fatigues corporelles, le malade dit suer exclusivement du coté droit. Température axillaire, 37°3 à droite, 36°3 à gauche; sur le moitié droite de la face 36°4, à gauche 35°6., *pupille droite* plus étroite que la gauche, mais réagissant bien à la lumière. Les fentes palpébrales sont plus étroites que normalement. Les artères carotides et thyroïdiennes sont dilatées et battent fortement. Glande thyroïde peu volumineuse. Le pouls est fort, régulier, 88 par minute. La galvanisation du sympathique cervical, le pôle négatif appliqué au niveau du ganglion cervical supérieur et le pôle positif placé sur les apophyses épineuses cervicales et dorsales, fait survenir des sueurs profuses sur la moitié droite de la face. La galvanisation du sympathique continuée pendant longtemps, n'amène aucune amélioration. Au 17 mars, quand cet homme fut licencié, les pupilles avaient le même diamètre, les sueurs n'étaient plus localisées au côté droit, elles survenaient aussi dans les points correspondants du coté gauche. Le corps thyroïde était beaucoup moins volumineux.

3° Il conviendrait encore de citer au nombre des névroses qui amènent le myosis, les névralgies du trijumeau. Mais leur étude a été faite avec les maladies de cette paire sensitive.

§ 2. — *De la pupille dans les maladies mentales.*

L'état de la pupille a été trop négligé dans l'étude des

maladies mentales; depuis qu'on sait l'importance de l'inégalité des pupilles, comme élément de diagnostic de la paralysie générale, on se contente de rechercher si les deux pupilles sont égales, mais en dehors de ce cas particulier, on n'attache pas à leur étude une attention suffisante. Aussi, avec des observations incomplètes, est-il impossible actuellement de décrire l'état de la pupille dans les diverses formes de la folie, et d'en tirer des conclusions sur l'état de congestion ou d'anémie de la circulation cérébrale. Chez un grand nombre d'aliénés les pupilles sont normales, elles se contractent bien à la lumière; le globe oculaire ne présente ni exopthalmie ni enfoncement dans la tête, il jouit de ses mouvements, ses vaisseaux et ceux de la conjonctive sont normalement développés. Chez d'autres, au contraire, elles sont dilatées ou rétrécies; chez d'autres enfin, elles sont inégales : nous avons donc à étudier ces trois états.

A. Rétrécissement des pupilles. — Ne s'observe que dans les cas d'excitation.

1° Dans la *manie aigue*, les pupilles sont rétrécies; ce qui tient probablement à la suractivité du système circulatoire. Chez les maniaques, la température est normale, quelquefois même elle s'élève un peu au-dessus du chiffre moyen; chez eux les extrémités ne sont pas refroidies comme chez les mélancoliques avec stupeur. Le regard est fixe, brillant, le facies animé, vultueux; le resserrement le la pupille traduit un état de congestion cérébrale. Peut-être le rétrécissement pupillaire tient-il en partie à l'exaltation du sens de la vue qui de même que l'ouïe acquiert souvent une finesse extrême; on sa quelle impression le bruit et la lumière font sur ces malades, aussi pendant la période d'excitation, les place-t-on souvent dans des cellules obscures. Il se pourrait que l'affaiblissement de la sensibilité générale concourût encore à faire resserrer les pupilles; souvent les maniaques sont insensibles aux coups et aux blessures; or nous savons quelle influence a l'excitation de la sensibilité sur la dilatation de la pupille.

2o Dans les *manies chroniques* un rétrécissement pupillaire est chose très-grave, il annoncerait d'après Gresinger, le passage à la démence paralytique (1).

B. Dilatation des pupilles. — La dilatation des pupilles s'observe souvent chez les aliénés; elle reconnaît des causes assez variées.

Chez les *mélancoliques* les pupilles sont ordinairement dilatées, ce qui peut tenir à la nature du délire lui-même. Les malades sont toujours dominés par une idée intérieure qui les poursuit, les subjugue, ils sont le plus souvent dans un état continuel de terreur. Quoi d'étonnant alors que leurs pupilles soient dilatées, lorsque nous savons que la frayeur amène une dilatation considérable chez l'homme à l'état normal et même chez les animaux. Cette largeur des pupilles, d'après la théorie que je me suis efforcé de défendre, indiquerait l'état ischémique de l'encéphale; c'est au reste ce que démontrent toutes les observations; en effet les recherches de Leuret et Mitivié (2) établissent que le plus souvent chez les mélancoliques le pouls est petit, filiforme, à peine sensible, et souvent ralenti. L'aspect général des mélancoliques est celui de la souffrance et de l'anxiété,

(1) Griesinger. —*Traité des maladies mentales* Paris. 1865. p. 124.

(2) Leuret et Mitivié — *De la fréquence du pouls chez les aliénés*, 1832. p.76

jointes à une grande faiblesse; ils semblent être dans l'état de cachexie la plus avancée. On sait aussi que M. Aug. Voisin, dont je m'honore d'avoir été l'interne, a remarqué que c'est presque toujours un délire de nature mélancolique, avec ou sans stupeur, qu'on observe dans les cas de folie par anémie simple et de folie par sthénie des vaisseaux cérébraux (1). « Les formes de folie qui se rattachent à ce dernier état anatomique, dit-il, sont principalement les formes de folie lypémaniaque, avec stupeur ou non, dans lesquelles les malades se refusent à manger ou mangent incomplétement, et tombent rapidement, si un traitement curatif, n'est employé à temps, dans un état de cachexie et de déliquium d'autant plus incurable que le sang s'altère. » C'est dans cette forme spéciale que le traitement par la morphine (qui amène la dilatation des vaisseaux encéphaliques) amène les résultats les plus frappants.

C'est peut-être à l'ischémie cérébrale qu'il faut attribuer la suppression du sommeil, phénomène qu'on observe surtout dans les formes lypémaniaques de l'aliénation mentale, car nous verrons bientôt que le sommeil s'accompagne de congestion encéphalipue et de rétrécissement de la pupille.

2° Chez les *idiots* les pupilles sont toujours largement dilatées, J'ai examiné à ce point de vue, avec mon collègue et ami Regnier, toutes les petites malades du service de M. Delasiauve à la Salpétrière, et j'ai remarqué que la pupille était dilatée surtout dans les formes d'idiotie complète; au contraire chez les idiots au premier degré, chez les imbéciles et les enfants arriérés, les pupilles ne présentent pas de caractères particuliers,

(1) A. Voisin.—*Leçons cliniques sur les maladies mentales*, Paris 1876, p. 28 et 64.

elles ne sont pas plus dilatées que chez d'autres enfants et réagissent bien à la lumière. Pour apprécier l'état de la pupille chez les idiots il faut prendre garde à ne pas se laisser enduire par une cause d'erreur, je veux dire la masturbation à laquelle ils se livrent avec frénésie, et qui amène une mydriase extrême.

3o La pupille est dilatée dans la *stupidité;* je n'ai pas à rechercher s'il faut ranger cet état dans la démence, ou la rattacher à la mélancolie, avec Baillager et la plupart des manigraphes. Qu'il me suffise de constater que chez les stupides les pupilles sont très-larges; état qui peut tenir à l'anémie profonde de ces malades, et à la nature des hallucinations et des idées terrifiantes qui l'assiégent mais qui s'expliquerait très-bien par la compression que l'enveloppe crânienne exerce sur l'encéphale œdématié et infiltré de sérosité, état anatomique signalé par mon savant compatriote M. Etoc-Demazy (1).

C. Inégalité pupillaire. — L'inégalité des pupilles est un des symptômes importants de la paralysie générale, dans les cas douteux, alors que l'embarras de la parole n'est pas très-marqué, que le sens de l'olfaction n'est pas très-affaibli, que le délire n'offre rien de spécial, il permet souvent de reconnaître la démence paralytique. Cette inégalité tient à ce que les lésions sont souvent plus prononcées dans un hémisphère que dans l'autre. C'est Baillarger (2) qui le premier a appelé l'attention sur l'importance de ce signe au début de la folie paralytique; il attribue l'inégalité à la dilatation d'une des pupilles. Marcé (3) a constaté dans bien des cas, que

(1) Etoc-Demazy. — *De la stupidité considérée chez les aliénés.* 1838. p. 41-46.

(2) Baillarger. — *Gazette des Hôpitaux*, 14 Mai 1830. p. 226.

(3) Marcé. — *Traité pratique des maladies mentales* Paris 1862. p. 424.

cette inégalité peut dépendre, non de la paralysie d'une pupille mais bien de la constriction exagérée de l'autre qui reste immobile et très-contractée même dans l'obscurité. M. Austin (1) a cherché à établir un rapport constant entre l'état des pupilles et la nature du délire paralytique; selon lui, les altérations de la pupille gauche correspondent à l'excitation maniaque et au délire ambitieux; celles de la pupille droite, indiquent un délire mélancolique; le délire est mixte quand les deux pupilles sont également atteintes, et nul quand les deux yeux sont également et légèrement affectés. Rien ne justifie cette hypothèse (Marcé, *loc. cit.*).

L'inégalité des pupilles ne s'observe pas exclusivement chez les paralysés généraux.

Obs XCII. — Pendant mon internat dans le service de M. Aug. Voisin, à la Salpétrière, j'ai eu plusieurs fois l'occasion d'observer des pupilles inégales chez diverses malades, et notamment chez une alcoolique qui en même temps avait du délire ambitieux.

Ce signe n'est pas pathognomonique, mais il ne s'ensuit pas qu'il n'ait une importance capitale au point de vue du diagnostic.

L'inégalité des pupilles n'est pas toujours permanente chez les paralytiques généraux au moins au début de leur affection, j'ai pu voir chez certains malades qu'un jour la différence était très-grande, entre le diamètre des pupilles, et que le lendemain elles étaient égales; il n'est pas rare de trouver des malades chez lesquelles les pupilles présentent les plus grandes oscillations d'un jour à l'autre. Mon excellent maître, le docteur Aug. Voisin, m'a montré une préparation histologique qui

(1) Austin. — *Annales medico-psych.* 1862.

pourrait très-bien rendre compte de cette particularité. Chez une malade qui présentait ces variations, et morte pendant un accès congestif, il a vu, sur une coupe pratiquée au niveau des noyaux d'origine du moteur commun, une vascularisation très-grande de ces noyaux, en même temps qu'un commencement d'altération de leurs cellules. Ces poussées congestives expliquent très-bien les contractions transitoires qu'on observe de temps en temps; l'altération des cellules rend compte de la dilatation qui finit par devenir permanente dans les périodes ultimes de la maladie. La dilatation reconnaît encore pour causes la compression, l'étranglement que subissent les moteurs communs au moment où ils traversent les méninges transformés en une sorte de manchon fibreux, dont l'épaisseur varie souvent d'un côté à l'autre.

CHAPITRE VI

DE LA PUPILLE DANS LES MALADIES DE L'APPAREIL CARDIO-VASCULAIRE.

Il y a lieu d'établir ici trois divisions, suivant que les deux pupilles sont également dilatées ou rétrécies; ou bien que l'une d'elles seulement présente ces modifications, ce qui amène de l'inégalité.

A. Dilatation pupillaire. — Ce que nous savons déjà des rapports existant entre l'état de la pupille et celui des vaisseaux sanguins, nous permet de prévoir que la pupille sera dilatée dans tous les cas où les vaisseaux seront resserrés, soit en quelque sorte passivement, par diminution de l'ondée sanguine, soit activement par une contraction spamodique de leurs parois.

1º Dans tous les cas où il y a *obstacle à l'afflux du sang au cerveau* les pupilles se dilatent, c'est le cas dans l'obstruction des artères carotides, comme le démontrent les expériences de Kussmaul (1), que cette destruction soit le résultat d'une ligature ou d'une tumeur du corps thyroïde, ou même de dépôts athéromateux qui finissent par oblitérer leur calibre.

2º Dans la *syncope*, la face pâlit, et les pupilles se dilatent et souvent même ne réagissent plus à la lumière.

3º On observe aussi la dilatation des pupilles dans tous les cas où il se produit une *dilatation des vaisseaux mésentériques*, que celle-ci soit de nature réflexe, ou qu'elle succède à une diminution de pression, comme dans le cas de ponction d'une ascite abondante; au reste, c'est là un des mécanismes de la syncope qui est souvent la conséquence de cette opération.

4º Le *froid intense* fait contracter les vaisseaux des extrémités, et de l'encéphale également, ce qui amène souvent des hémorrhagies cérébrales; sous cette influence les pupilles se dilatent.

5º Dans l'*angine de poitrine* les pupilles sont dilatées, ce qui n'a pas lieu de nous surprendre, puisque cette affection doit être rattachée à une névralgie du plexus cardiaque, et que nous savons que les états excitatifs du grand sympathique et du nerf vague dilatent la pupille et font resserrer les vaisseaux de la tête.

Je ne saurais passer en revue tous les états dans lesquels les vaisseaux se resserrent et dans lesquels par

(1) Kussmaul. — *Untersuchungen über den Einflus welchen die Blutstraemung auf die Bewegungen der Iris und anderer Theile der Kopfes ausübt.* Wurzburg, 1855, s. 28.

conséquent la pupille se contracte, car il me faudrait répéter tout ce que j'ai déjà dit à propos de l'influence des excitations morales, des excitations des nerfs périphériques, et tout ce que j'exposerai à propos de l'action des poisons et des médicaments sur le système vasculaire.

B. Rétrécissement pupillaire. — Le myosis indique un état congestif du côté de l'encéphale. Il se rencontre sous divers états.

1° L'*obstacle au cours du sang dans les veines jugulaires,* amène de la congestion encéphalique et le resserrement des pupilles. Kussmaul a démontré ce fait en faisant des ligatures sur ces veines, les vaisseaux étaient alors au maximum de distension; cet état disparaissait aussitôt que la perméabilité des veines était rétablie. C'est ainsi qu'on peut s'expliquer le myosis qu'on observe dans beaucoup de cas de tumeurs du cou et même dans des cas de compression de la veine cave supérieure ou d'insuffisance des valvules amenant le pouls veineux.

2° Dans les *cas de maladie du cœur* avec symptômes d'asystolie, on peut invoquer le reflux du sang dans les veines jugulaires, sa stagnation et l'obstacle qui en résulte par la circulation en retour de l'encéphale, pour expliquer avec Kussmaul la congestion cérébrale et le myosis qu'on observe chez les cardiopathes, Giovanni (1) qui a récemment appelé l'attention des observateurs sur le *myosis cardiaque*, l'explique autrement. D'après lui, la stase dans les veines jugulaires, amènerait un état de congestion chronique dans les ganglions cervicaux du grand sympathique, à la suite de laquelle on observerait

(1) Giovani. — *Annali universali di medicina è chirurgia*, feb. 1875.

des altérations de ces ganglions consistant principalement en cellules de nouvelle formation qui finiraient par étouffer les éléments nerveux; de là, paralysie du sympathique cervical et apparition des accidents qui suivent sa section au cou. Quoi qu'il en soit de l'explication le fait existe, je l'ai constaté maintes fois chez des malades atteintes d'affection mitrale et arrivées à la période d'asystolie. Je n'ai pas vérifié l'état des ganglions sympathiques; mais comme j'ai toujours trouvé une distension considérable des veines jugulaires et des veines intracrâniennes, je pense que l'explication de Kussmaul s'appliquait parfaitement à ces cas.

3° J'ai vu une fois les deux pupilles dilatées dans un cas d'*anévrysme de l'aorte abdominale*; on doit probablement rattacher ce phénomène à l'excitation que la tumeur provoque dans les rameaux nerveux sympathiques et rachidiens, c'est un phénomène comparable aux douleurs névralgiques si intenses qu'occasionne toujours l'anévrysme de cette région.

C. Inégalité pupillaire. — Ne s'observe guère que dans l'anévrysme de la crosse de l'aorte. Dans ces cas, il est fréquent de voir la pupille gauche rétrécie ou dilatée et immobile, tandis que l'autre reste normale. Ce fait s'explique par la compression que la tumeur exerce sur le sympathique; suivant son degré, cette tumeur amène l'excitation ou la paralysie de ce nerf. On observe presque toujours des symptômes de même ordre du côté du récurrent; c'est ainsi que dans les cas d'irritation, on observe à la fois la contracture d'une des cordes vocales amenant la voix bitonale (Jaccoud), et la dilatation de la pupille; dans les cas de parésie, on note au contraire la paralysie unilatérale de la glotte, la raucité de la voix et la contraction de la pupille. Cependant ce rapport n'est pas constant, et dans le cas de Russell, il y avait avec une contraction glottique, une sténose pupillaire (Jaccoud).

CHAPITRE VII

DE LA PUPILLE DANS LES MALADIES GÉNÉRALES.

Dans les maladies générales, l'état de la pupille n'offre pas de caractères qui puissent mettre sur la voie du diagnostic de l'affection; mais au moins peut-elle nous renseigner sur l'état d'intégrité des centres nerveux, et sur le degré d'altération de l'organisme. A ce point de vue l'état de la pupille peut être de quelque utilité pour le pronostic et pour faire reconnaître à quelle période de l'affection le malade se trouve. Les pupilles sont rétrécies ou dilatées.

A. Rétrécissement pupillaire. — On peut établir en règle générale que le rétrécissement des pupilles indique un état d'hyperémie active de l'encéphale. Le sang arrive en plus grande abondance à cet organe, et surtout il circule avec une plus grande vitesse, aussi l'état de réplétion des vaisseaux de l'iris et l'excitation des noyaux du moteur commun amènent-ils le resserrement de l'orifice pupillaire.

1° Dans la *pléthore*, la face est injectée, l'œil vif, animé, et les pupilles sont rétrécies. Le malade éprouve en même temps des symptômes de congestion cérébrale. Un pédiluve sinapisé, un dérivatif du côté de l'intestin, une saignée, sont des moyens qui amènent souvent de l'amélioration et une dilatation passagère de la pupille.

2o Dans les *maladies fébriles*, les pupilles sont rétrécies, ce qui est en rapport avec la rougeur de la face qu'on observe en même temps. C'est ce qu'on trouve dans les fièvres éruptives, dans les premières périodes de la fièvre typhoïde et dans le stade de chaleur de la fièvre intermittente.

3o Dans les *phlegmasies*, les pupilles sont rétrécies ; j'ai indiqué plus haut, que dans les cas de lésions unilatérales de certains viscères, comme dans la pneumonie, la plurésie, l'hépatite, la pupille était dilatée du côté correspondant à l'affection ; mais j'ai pris soin de faire remarquer que cette inégalité ne se manifeste que lorsqu'on provoque la dilatation artificielle des deux pupilles soit, par une application belladonée sur le front, soit en faisant passer un courant électrique sur la nuque. Alors, la pupille se dilate davantage du côté malade que du côté opposé. En dehors de ce cas particulier, les deux pupilles sont rétrécies ; elles le sont surtout dans les cas de pneumonie avec délire chez les ivrognes. (L'Étendard, thèse de Paris, 1868.

Dilatation pupillaire. — Cet état des pupilles indique un état d'ischémie cérébrale, ou un état dyscrasique du sang, tel que celui-ci n'impressionne plus suffisamment les éléments nerveux qui président aux mouvements fonctionnels de l'iris, (nerfs optiques et moteurs communs). La dilatation avec immobilité des pupilles se trouvera aussi dans les états de stupeur ; le cerveau ne réagissant plus aux impressions du monde extérieur.

1o Dans *l'anémie*, les pupilles sont dilatées ; elles le sont surtout dans l'anémie vraie, celle qui succède à une hémorrhagie abondante ; mais elles le sont également dans les autres formes où il n'y a qu'hypoglobulie, le sang étant moins riche, le malade est dans un état continuel d'éréthisme, et l'influx nerveux est moins énergique en ce qui concerne les mouvements de la troisième paire.

2º Dans la *convalescence* et dans les états *cachectiques*, la dilatation des pupilles reconnaît les mêmes causes que dans l'anémie (Bowman, Fallot). Aussi Beau la donne-t-il comme signe de chlorose ; une médication reconstituante la fera cesser.

3º L'Étendard (thèse de Paris 1868) a trouvé 14 fois les pupilles égales et dilatées sur 16 *cholériques* qu'il a examinés ; 2 fois elles étaient très-contractées. Plusieurs de ces malades moururent et il lui fut impossible de rien tirer de l'état des pupilles pour le pronostic.

4º Chez les malades atteints de *fièvre typhoïde*, la dilatation des pupilles est en rapport avec l'état de stupeur des malades. Dans toutes les autres maladies, cette relation s'observe également ; les pupilles se dilatent à mesure que se produit la déchéance organique et que disparait l'influx nerveux.

5º Dans *l'albuminurie*, les pupilles sont souvent très-dilatées, soit dès le début de la maladie, soit dans son cours, ou à la suite d'attaques convulsives. Dans bien des cas cette mydriase est symptomatique de l'amblyopie ou de l'amaurose tenant à une forme spéciale de rétinite ; mais dans certains cas, on l'observe alors que la vision est conservée et que l'ophthalmoscope ne permet pas de reconnaître des lésions du fond de l'œil.

6º Indépendamment de la mydriase par paralysie de la troisième paire, la *diphthérie* amène quelquefois une dilatation des pupilles qui est probablement en rapport avec l'état d'anémie et de cachexie dans lequel elle met les sujets qui en sont atteints. Le plus souvent c'est pendant la convalescence que survient cette mydriase qui coïncide alors avec la paralysie du voile du palais, des troubles de la parole et la paralysie de l'accommodation (Donders). Skeby-Buch a vu sur 38 cas de paralysie de l'accommodation, la diphthérie en être la cause 24 fois ; Liébreich a vu que la diphthérie pouvait aussi amener des changements dans l'état de réfraction de l'œil ; ainsi il a vu une jeune fille emmétrope devenir hypermétrope, et ensuite redevenir emmétrope après la guérison.

7° La *syphilis* occasionne quelquefois une dilatation des pupilles et même une paralysie de la troisième paire, sans qu'il y ait une compression de ce nerf dans l'orbite ou dans le crâne. Le pronostic est alors d'une extrême gravité, car il indique une profonde altération du sang (Panas).

8° Ch. Deval, Mackensie, Bowmann, ont vu la mydriase survenir chez des sujets *rhumatisants*, indépendamment de toute paralysie des muscles de l'œil. Faut-il en chercher la cause dans cet état général, ou bien la rattacher à une paralysie partielle du petit oblique qui aura été méconnue ? Le pronostic en est très-favorable, elle guérit spontanément ou à la suite de quelques électrisations.

CHAPITRE VIII

DE LA PUPILLE DANS LES INTOXICATIONS ET SOUS L'INFLUENCE DES AGENTS THÉRAPEUTIQUES

L'étude des modifications produites sur la pupille par les agents toxiques et médicamenteux, est de la plus haute importance au point de vue thérapeutique. En effet, si la pupille peut nous renseigner sur l'état de congestion ou d'anémie de l'encéphale, sur l'état d'irritation ou de dépression de l'économie : n'est-il pas évident qu'elle nous indique la voie à suivre dans notre intervention ? Ne nous montre-t-elle pas qu'il faut donner des agents dont l'action sur la pupille soit précisément le contraire de l'état que nous constatons ? C'est ainsi que sur des malades atteints de typhus fever et dont les pupilles étaient très-rétrécies, Graves remarqua que la belladone produisait la sédation tandis que l'opium aggravait le délire (1). Si les sels de soude font dilater la pupille, ne trouvons nous pas là une indication pour donner les eaux de Vichy aux goutteux et aux hémorrhoïdaires, gens pléthoriques, dont les pupilles sont toujours rétrécies. Enfin n'est-ce pas l'antagonisme entre les effets produits sur l'iris qui a conduit à donner comme antidote de l'opium, l'alcaloïde de la belladone, et mieux encore le sulfate de quinine (Gubler). Je pourrais multiplier ces exemples ; mais je préfère aborder la question.

Je ne décrirai pas successivement tous les agents toxiques et médicamenteux, en indiquant l'état de la pupille dans chacun d'eux ; je préfère les diviser en deux groupes : ceux qui font rétrécir la pupille ; ceux qui la dilatent ; je préfère cet ordre à celui qu'à suivi M. Leblanc dans son excellente thèse qui m'a été du plus grand secours pour la rédaction de ce chapitre, et à laquelle je ne crains pas de renvoyer pour toutes les questions de détail, ne pouvant esquisser ici qu'à grands traits l'action des médicaments sur la pupille (2).

(1) Graves. — *Dublin Journal of med. sc.* July 1838.

(2) F. Leblanc. — *Essai sur les modifications de la pupille produites par les agents thérapeutiques*, th. de Paris 1875.

§ 1er. — *Médicaments qui amènent le rétrécissement de la pupille.*

Le rétrécissement pupillaire survient, toutes les fois que le sphincter se contracte ; et toutes les fois que les vaisseaux de l'iris sont distendus par le fluide sanguin, que cette dilatation vasculaire soit le résultat de la pléthore ou que ce soit un effet local de paralysie vaso-motrice. On voit donc qu'un grand nombre d'agents thérapeutiques pourront amener le resserrement pupillaire, par des procédés spéciaux.

1o *Médicaments reconstituants.* Dans l'anémie, dans tous les états de dilatation de l'organisme, la pupille est dilatée, parce que les impressions sont moins vives et les réactions fonctionnelles surtout moins énergiques ; aussi, les analeptiques, qui chez un sujet bien portant n'amènent aucune modification du côté des pupilles, agissent chez les chlorotiques en modifiant l'état général, en conduisant à la pléthore ; or le rétrécissement pupillaire, sera le signe qui permettra de constater l'heureuse influence du traitement. Je pourrais citer les observations de Blaud (de Beaucaire) (1), de Bretonneau et une foule d'autres. On sait que les anciens trouvaient dans la pupille un indice précieux de l'état des forces. Je rangerai dans cette classe, le *fer*, le *manganèse*, les *amers privés d'astringence*, le *vin*, le *café*, le *thé*, la *coca*, le *cacao*, aidés du *quinquina* administré à petites doses. Je pourrais faire rentrer dans cette classe les *antispasmodiques* qui en faisant cesser l'état d'excitation de certains sujets hystériques déterminent le resserrement pupillaire.

(1) Blaud. - *Bulletin de thérapeutique*, nov. 1839.

2° *Collyres irritants.* Je rangerai sous ce titre une foule de médicaments dont l'application sur la conjonctive fait contracter l'iris alors même que leur administration à l'intérieur, fait dilater ce diaphragme ; c'est le cas du plus grand nombre des médicaments. Cette action s'explique très-bien par l'irritation locale qu'ils déterminent ; or nous savons que toute irritation de l'œil fait resserrer la pupille. Je pourrais citer le *tannin*, le *plomb* (eau de Goulard), la *nicotine* (Heize), l'*aconitine*, la *ciguë*, le *eimen santonicum* (Himly), le *daphne mesereum* (Hahnemann), le *jaborandi.* Toutes ces substances rétrécissent la pupille en déterminant une congestion réflexe des vaisseaux de l'iris ; on trouve la preuve que c'est un effet purement local dans ce fait que ces modifications ne s'observent que dans l'œil où on les a déposées.

3° *Médicaments altérants.* Ordinairement les altérants font dilater la pupille ; mais lorsqu'ils sont donnés à trop fortes doses, ils peuvent amener du myosis. Ainsi le *mercure,* dans les intoxications aiguës, provque des réactions inflammatoires qui dominent la scène et produisent le rétrécissement pupilaire ; l'*iode* donné jusqu'à produire l'*iodisme,* amène des phénomènes de catarrhe oculaire et de congestion encéphalique qui font rétrécir la pupille. Je pourrais citer encore le *fer,* qui donné sans ménagements, amène une stimulation exagérée se manifestant par la fièvre, de la céphalalgie et un état d'irritation générale avec contraction pupillaire.

4° Les *excitants,* accélèrent le pouls et déterminent un état de congestion encéphalique qui se traduit par du myosis. Ainsi agissent le *café,* le *thé,* la *coca,* l'*alcool* à la période ébrieuse avec excitation, le *jaborandi* au moment de la sudation. Relativement à ce dernier, M. Vulpian a démontré son antagonisme avec la belladone.

5° *Hypnotiques*. L'*opium* peut-être considérée comme le type des médicaments qui procurent le sommeil ; or il est remarquable que c'est un des agents qui contractent le plus sûrement la pupille. Des divers alcaloïdes de l'opium ceux qui amènent le plus facilement le sommeil, comme la *morphine*, sont ceux qui rétrécissent davantage la pupille, tandis que la thébaïne, la papavérine, la cryptopine produisent la dilatation pupillaire jointe aux effets convulsifs. Bientôt j'établirai que dans le le sommeil naturel les pupilles sont contractées, les yeux injectés, ainsi que la face, phénomènes qui indiquent un état de congestion encéphalique. Or l'opium agit en produisant des phénomènes identiques, et c'est parce qu'il congestionne le cerveau qu'il procure le sommeil. La connaissance de cette action vaso-paralytique, nous montre que l'opium sera formellement contre-indiqué toutes les fois qu'avec le délire, il existera de la congestion cérébrale. Loin de calmer, il augmenterait l'excitation ; dans ces cas, on devra recourir à la belladone et surtout au bromure de potassium qui est un excellent sédatif.

La succeptibilité des divers sujets, à l'opium, est sujette à beaucoup de variations ; les uns sont très-facilement influencés par de faibles doses de morphine, d'autres au contraire, en absorberont des doses relativement énormes sans en ressentir les effets physiologiques. L'examen de la pupille peut jusqu'à un certain point, servir à mesurer cette susceptibilité, comme l'a démontré récemment M. Vibert, (du Puy) (1) ; tant que la pupille n'est pas rétrécie jusqu'à n'avoir plus que 2 ou 3 millim., tant qu'elle continue à réagir sous l'influence de la lumière,

(1) Vibert (du Puy). — *Journal de thérapeutique*, 1875.

c'est que l'organisme n'est pas encore saturé par le médicament et qu'il peut, sans danger, en supporter des doses plus considérables. Ayant été interne dans le service de M. le docteur Aug. Voisin à la Salpétrière, où deux fois par jour on injecte à des aliénées des doses de chlorhydrate de morphine qui s'élèvent jusqu'à 40 et 50 centigr. j'ai pu vérifier en partie les remarques de M. Vibert (du Puy).

On sait combien les aliénés supportent facilement certaines substances toxiques ou médicamenteuses; or il m'est arrivé, de voir nombre de malades qui recevaient tous les jours, depuis des mois, des doses de *un gramme* et *même plus* de chlorhydrate de morphine et de constater que les pupilles n'étaient pas rétrécies, qu'elles se contractaient encore à la lumière, et que chez ces malades des doses aussi considérables de morphine, n'amenaient aucun amendement et ne calmaient en rien leur agitation. M. Voisin m'a fait remarquer bien des fois qu'il fallait continuer ces doses pendant longtemps, et que la sédation arriverait quand le malade commencerait à sentir les effets physiologiques du médicament; j'ai vu bien nettement dans certains cas, que ce moment était indiqué par l'apparition du myosis, Ceci est tout à fait conforme aux conclusions du travail de M. Vibert.

Mais je ne saurais aller plus loin et admettre sans réserves les conclusions de son travail. Je pense qu'il est imprudent d'aller d'emblée jusqu'à 3 centig. de morphine même en plusieurs fois et seulement à quelques heures d'intervalle. Dans le service de M. Voisin on n'augmente tous les jours que de 3 millig. et c'est ainsi qu'on peut arriver à des doses aussi élevées sans accidents. Enfin, si les trop confiant dans conclusions du mémoire cité, on augmentait les doses jusqu'à ce que le myosis survint, je ne sais trop jusqu'où on pourrait aller; mais ce que je sais, c'est que lorsqu'on est arrivé à la dose de 1 gram. il serait très-imprudent de la dépasser. Chez ces malades surtout, il faut manier la morphine avec précaution, et des exemples malheureux montrent bien que la pupille chez les aliénés ne pourra pas toujours servir de guide et indiquer la limite entre le moment où cesse l'action thérapeutique, et celui où commencent les effets toxiques (Luys) (1).

6o *Anesthésiques.* Aprés une première période d'excitation, dans laquelle les médicaments produisent une sorte d'ivresse, et pendant laquelle la pupille est dilatée, on voit survenir une seconde période d'anesthésie, pendant laquelle la pupille se contracte. Mosso a démontré que pendant l'anesthésie il y a dilatation paralytique des vaisseaux de la périphérie et de ceux de l'iris en particulier. Ces phénomènes s'expliquent très-bien par ce fait que les anesthésiques comme le *chloroforme*, *l'éther*, le *chloral*, diminuent et même abolissent la réflecticité de la moelle épinière et de l'encéphale; de là, l'anesthésie, et en même temps la paralysie vaso-motrice.

Relativement à l'action du chloroforme, je dois mentionner ici les recherches de M. Budin (*Progrès médical*, sept. 1874) et les expériences qu'il a fait plus tard avec M. Coyne (2). M. Budin a vu, d'accord avec tous les observateurs, qu'après quelques inhalations de chloroforme il survenait une période d'excitation pendant

(1) J. Luys. — Leçons cliniques professées à la Salpêtrière ; 9 juillet 1876. (encore inédites).

(2) Coyne et Budin. — *Recherches cliniques et expériment. sur l'état de la pupille pendant l'anesthésie chirurgicale produite par le chloroforme ;* in *Arch. de phy.* 1875 p. 61.

laquelle les pupilles sont dilatées ; puis au bout d'un temps variant de 3 jusqu'à 10 ou 12 minutes survient la période d'anesthésie pendant laquelle le malade est complétement insensible et les pupilles contractées. Ces faits sont tout-à-fait en harmonie avec les expériences, citées dans le chapitre de physiologie, de Vulpian, de Schiff et Foà et de Mosso, qui nous démontrent que toute excitation sensitive se transmettant par la moelle fait dilater la pupille ; et d'autre part que toute suspension de l'action médullaire, toute lésion interceptant sa conductibilité aux impressions sensitives, ou abolissant sa reflectivité, amène la contraction pupillaire (voy. p. 145, 189 et 190). M. Budin a montré en outre que lorsque la sensibilité est sur le point de reparaître, la pupille se dilate graduellement, et qu'elle se dilate brusquement dans trois cas, quand le malade tombe en syncope ou quand il est pris de vomissements, ou encore quand il asphyxie. Ces faits ne sont pas moins en rapport avec ce que je me suis efforcé de démontrer dans ce travail ; car j'ai montré que la *syncope*, la *nausée*, l'*asphyxie* s'accompagnent toujours de mydriase, dans quelques conditions qu'elles surviennent.

Les faits avancés par M. Budin sont parfaitement exacts, j'ai eu maintes fois l'occasion de les vérifier ; cependant il m'a semblé qu'il n'est pas nécessaire de pousser l'anesthésie aussi loin qu'il l'indique ; bien des fois j'ai vu des sujets chez lesquels on commençait l'opération aussitôt après apaisement des phénomènes d'excitation, et chez lesquels les pupilles étaient à peine resserrées ; ces individus étaient suffisament anesthésiés malgré cela, pour ne pas ressentir la douleur et pour rester immobiles pendant l'opération. J'ai même vu cette année à la Salpétrière, une vieille femme de 80 ans, atteinte de hernie crurale étranglée, chez laquelle j'ai donné le chloroforme avec toutes les précautions possibles pour éviter l'asphyxie, et qui présenta pendant plus d'une demi-heure, qu'on fit le taxis, des pupilles de 4 mill. c'est-à-dire ayant 1 mill. de plus qu'avant la chloroformisation. Cependant la malade ne ressentit aucune douleur. Je pourrrais citer quelques exemples analogues, j'en ai recueilli environ 5 à 6 observations sur une centaine de cas où j'ai noté l'état des pupilles pendant l'anesthésie par le chloroforme.

L'état de la pupille peut certainement fournir des indications assez précises sur le dégré d'anesthésie ; il est bon que l'aide qui donne le chloroforme note leur état de temps en temps ; mais je crois qu'il ne faut pas donner à ce signe une importance exagérée ; et surtout pour se mettre en garde contre des accidents, je crois qu'il est bien moins sûr d'avoir toujours les yeux fixés sur la pupille du patient, que de surveiller l'ampleur et la régularité de ses mouvements respiratoires.

Parmi les anesthésiques on range encore le *protoxyde d'azote*, qui fait resserrer les pupilles pendant la période d'anesthésie (Leblanc *loc. cit.*). Comment agit cette substance? MM. Joliet et Blanche (1) pensent que c'est par asphyxie, ce qui me parait inadmissible, car l'asphyxie s'accompagne toujours de mydriase.

7° *Myosiques proprement dits.* — Sous ce titre, je veux ranger les agents dont peuvent disposer les oculistes pour faire resserrer directement la pupille. J'ai déjà dit que pour produire ce résultat, Himly employait le *Semen santonicum*, d'autres le *Daphne mezereum*, l'*Aconitum napellus*, le *Secale cornutum*, etc., mais tous ces

(1) Joliet et Blanche. — *Comptes rendus Soc. biol.* 6 fév. 1875.

agents de même que la nicotine, la digitaline, n'agissent que par l'irritation et souvent même l'inflammation qu'ils occasionnent. La *fève de Calabar, physostigma venenosum* remplit les conditions désirées. Th. Fraser (1) découvrit que son application locale amène du myosis; depuis, cette action a été bien étudiée par Robertson (2), Harley, Hulsee, Bowman et Sœlberg-Wels (3), de Græfe (4), Hamer, Rosenthal (5), Schelske (6) et surtout Donders (7). Les symptômes qui suivent l'instillation dans l'œil d'une goutte de solution *d'ésérine* (extrait de la fève de Calabar), sont une irritation de courte durée; au bout de quelques minutes, des contractions spasmodiques de la paupière inférieure, bientôt suivies du rétrécissement de la pupille et du spasme de l'accommodation. La pupille commence à se resserrer cinq minutes après l'application locale, son maximum est atteint en vingt à trente minutes, elle diminue après trois à cinq heures. Relativement à son mode d'action, on a dit que l'ésérine paralyse les filets iridiens du sympathique, ou qu'elle excite les extrémités de la troisième paire, enfin, qu'elle excite directement les fibres circulaires de l'iris. Pour Donders, cet alcaloïde « agit par contact immédiat, action qui paraît avoir lieu par l'intermédiaire d'un centre intra-oculaire de cellules ganglionnaires. »

Peut-être conviendrait-il de rapprocher de l'ésérine, la *muscarine*, principe toxique extrait de l'*anamita mus-*

(1) Th. Fraser. — *Dissert. inaugur.* Edinburgh. 31 July 1862.
(2) Robertson. — *Edimburgh med. surg. Society.* 4 feb. 1863.
(3) Vide in *med. times,* 16 mai 1863.
(4) Von Græfe. — *Deutsch Klinik* 1863. n° 29.
(5) Rosenthal. — *Archiv für Anat. und Physiol,* 1863.
(6) Schelske. — *Klinische Monatsblaetter für Augenheilkunde,* 1863. p, 380.
(7) Donders. — *On Accomodation and refraction of the eye.* édit, ang. 1864 § 48.

carius, qui outre ses effets myosiques, produit un spasme de l'accommodation. M. Gubler considère le *cythise* ou faux ébénier (*cythisus laburnum*), comme se rapprochant du *physostigma venenosum*. Des expériences entreprises par M. Leblanc ne lui ont pas donné de résultats appréciables (Leblanc, *loc. cit.*, p. 119).

§ 2. — *Médicaments qui amènent la dilatation de la pupille.*

La mydriase survient dans un grand nombre de conditions; nous avons vu que les pupilles sont dilatées dans l'anémie et dans tous les états cachectiques; qu'elles le sont quand la peau ou un nerf sensitif quelconque, autre que le trijumeau, est irrité; qu'elles le sont dans les états convulsifs et dans tous les états d'irritation spinale; qu'elles le sont également dans l'état nauséeux, dans la stupeur, dans l'asphyxie, dans les états irritatifs du tube digestif, et enfin dans tous les cas de tonus du système vaso-moteur. Il n'est donc pas étonnant qu'une foule de médicaments, et des plus divers, fassent dilater la pupille.

1° *Médicaments altérants.* — Tous les médicaments qui altèrent l'organisme et amènent l'amaigrissement, la perte des forces et la cachexie, amènent par là même, de la dilatation des pupilles; tel est le cas du *mercure*, de l'*arsenic*, du *plomb*, pris à très-faibles doses de manière à éviter les accidents d'intoxication aiguë. Les sels de *potasse*, de *soude*, agissent de la même manière. Je pourrais encore citer l'administration répétée de *purgatifs* doux et les *saignées* qui finissent par débiliter l'organisme.

2° *Irritants cutanés.* — D'après M. Gubler, les *cantha-*

rides ne seraient pas absorbées par la peau tant que dure la violente phlegmasie déterminée par l'application du vésicatoire; mais dès que cette irritation est passée, le liquide albumineux, chargé de cantharidine, commencerait à être résorbé, et c'est alors que surviendrait la dilatation pupillaire, indice de la pénétration de ce principe dans le torrent circulatoire. Il est bien possible qu'à ce moment les pupilles se dilatent; mais il doit être bien rare qu'elles ne le soient pas déjà par le fait de l'irritation cutanée, c'est ce que montrent bien les expériences de Galippe (1). Rapprochons de cette substance, la *moutarde*, le *garou*, le *méséréon*, le *thapsia*, la *staphysaigre*. Il faudrait citer aussi l'*ammoniaque* et les autres *escharotiques*.

3o *Médicaments vomitifs*. — Les vomitifs, en même temps qu'ils amènent un état nauséeux tout spécial, font dilater considérablement les pupilles. L'*apomorphine* à faibles doses, amène le vomissement; au contraire, à dose trop élevée, elle ne fait pas vomir, amène des phénomènes congestifs et fait contracter les pupilles. L'*Ipéca*, le *tartré stibié*, amènent de la mydriase ainsi que toutes les substances toxiques qui, prises en trop grande quantité, produisent des vomissements, tels sont, l'*arsenic*, l'*opium* dans des cas assez rares, le *tabac*, le *phosphore*, le *cuivre*, la *vératrine*, etc.

4o *Médicaments purgatifs*. — Ils agissent par la faiblesse qu'ils occasionnent quand ils sont répétés, et dans bien des cas aussi par l'irritation du tube digestif; nous savons, en effet, que toutes les irritations des nerfs splanchniques font dilater la pupille; et c'est sans doute par l'irritation qu'ils excitent dans la muqueuse ou dans

(1) Galippe. — *Société de Biologie*, 4 juillet 1874.

les nerfs mésentériques, irritation se traduisant pour des coliques, que certains agents qui produisent une constipation opiniâtre, comme le plomb, le nitrate d'argent, etc., font dilater l'iris.

5º *Stupéfiants.* — Dans tous les états de stupeur, il y a mydriase, ce qui peut s'expliquer en grande partie par ce fait que le système nerveux profondément déprimé ne reçoit plus les impressions du monde extérieur et ne réagit plus à leur contact. Les médicaments qui amènent un état analogue, produisent tous aussi de la dilatation pupillaire; toutes les solanées vireuses sont dans ce cas, *belladone, mandragore, datura, tabac, jusquiame, morelle noire, hachisch, aconit, ciguë* et *acide cyanhydrique;* je dois encore ajouter la *fève de Calabar* qui prise à l'intérieur, fait dilater la pupille, parce qu'elle amène un état de stupeur et souvent des vomissements; le *camphre* à haute dose est un stupéfiant; l'alcool, pris en excès, amène une période de stupeur et de résolution générale dans laquelle les pupilles se dilatent après avoir été resserrées dans la période d'excitation.

6º *Hyperkinésiques.* — Tous les excitants du système cérébro-spinal, tous les agents qui exagèrent son pouvoir d'excitation réflexe font dilater la pupille. La physiologie nous a montré que toute excitation de la moelle amenait ce résultat; la clinique nous en a fourni la démonstration chez l'homme, les agents thérapeutiques vont encore nous le montrer; la *strychnine,* principe actif des loganiacées, la *picrotoxine* principe de *l'anamirta cocculus* (coque du Levant), le *Yerba del Perro,* l'*ergot de seigle* font dilater la pupille en même temps qu'ils convulsent le système musculaire. A cette liste de médicaments, il faudrait joindre la *coca* d'après Lippmann.

7° *Toniques névrosthéniques.* — Cette classe comprend le *quinquina* et ses succédanés dont l'administration relève la tension artérielle et tonifie les vaisseaux; c'est le corroborant par excellence du système vaso-moteur. L'administration du *sulfate de quinine* continuée pendant un certain temps amène très-vite des accidents d'ischémie cérébrale, pâleur de la face, bourdonnements d'oreilles, etc., en même temps que de la mydriase. Cette action tonique de la quinine sur les petits vaisseaux a conduit M. Gubler à proposer cet agent thérapeutique comme antidote dans les intoxications par l'opium, où le système vaso-moteur est en résolution complète. L'antagonisme entre ces substances paraît bien établi, et plusieurs fois déjà on n'a eu qu'à se louer de l'administration du sulfate de quinine.

Je citerai ici deux médicaments qu'on range ordinairement dans la classe des contro-stimulants, mais dont l'action dynamique est tout-à-fait analogue, puisque l'un est un tonique du système vaso-moteur, la *digitale*, et que l'autre est un hyposthénisant, un sédatif et un décongestif du système nerveux, je veux parler du *bromure de potassium*. L'administration de ces médicaments, à doses modérées, amène de la mydriase.

8° *Mydriatiques proprement dits.* — J'appelle ainsi les agents thérapeutiques qui, appliqués sur la conjonctive, agissent localement et font dilater la pupille. Le plus employé est la *belladone*, dont l'action mydriatique a été mentionnée pour la première fois par van Swieten (1), on peut aussi employer le *Datura stramonium* et l'*hyocyamus niger* dont l'action est comparable. L'*atropine*

(1) Van Swieten. — *Commentaria in Boerhavii Aphorismos*, t. III,

a été surtout étudiée par Himly (1), Wells (2), Kuyper et Donders (3), par Giraldès (4) et par M. Gosselin (5). Appliquée en collyres sur la conjonctive, l'atropine passe dans la chambre antérieure à travers la cornée, puisque les expériences de M. Gosselin montrent qu'en recueillant, par la ponction de la chambre antérieure, l'humeur aqueuse d'un animal chez lequel trois quarts-d'heure avant on a instillé quelques gouttes d'un collyre d'atropine, on produit de la mydriase en instillant cette humeur aqueuse, dans l'œil d'un autre animal.

Comment agit l'atropine? Pour M. Gosselin (*loc. cit.*), « transportée dans la chambre antérieure, elle se met en contact immédiat avec le tissu de l'iris; la dilatation pupillaire est donc produite par une action toute locale sur les fibres musculaires ou les fibrilles de cette membrane, et cette action est comparable à celle que d'autres narcotiques, l'opium et le chloroforme en particulier, exercent sur la sensibilité des parties douloureuses. » Pour Donders, outre la paralysie du sphincter, il y aurait contraction du dilatateur. Il paraît certain que la troisième paire est paralysée puisqu'en même temps l'accommodation est paralysée, et que l'excitation du nerf moteur commun ne fait plus contracter la pupille; le sympathique est excité aussi puisque Biffi et Cramer ont vu que si on le coupe d'un côté, après avoir instillé de l'atropine dans les deux yeux, la pupille du côté correspondant à la section se dilate moins que l'autre.

(1) Ch. Himly. — *Goett. gelehrte Anzeige*, 1800.

(2) Wells. — *Philosophical Transactions*, 1811, t. 1, p.378.

(3) Kuyper. — *Dissert. inaugur.* Utrecht 1849.

(4) Giraldès. — *Comptes-Rendus Soc. Biologie* 1854.

(5) Gosselin. — *Gazette hebdomadaire de méd. et de chirurgie*, t. II, 1855. nos 36 et 39.

Ces théories laissent beaucoup de prise à la critique, mais je crois que Mosso a démontré le véritable mode d'action de ce médicament. Dans ses expériences sur la circulation artificielle dans les organes séparés du tronc (1), il a vu que l'atropine faisait resserrer les vaisseaux. Si dans le cas d'instillation d'atropine dans un œil, la pupille se dilate, c'est parce que cet alcaloïde fait contracter les vaisseaux de l'iris avec lesquels il se trouve en contact quand il a passé à travers la cornée. C'est ce que prouvent bien encore les expériences de Coccius (2) : « J'ai fait une série d'expériences, dit-il, sur l'inflammation, chez des lapins, pour voir l'action qu'exerçait une forte solution d'atropine sur les vaisseaux dilatés et les réseaux visibles de l'iris. Elles m'ont démontré que pendant la dilatation par l'atropine, les vaisseaux pâlissent, ce qu'on remarque surtout dans les points où il y a des synéchies, et d'où l'iris ne peut se détacher. » Je ne parle pas là de l'action générale de l'atropine, comme mydriatique, elle est identique à celle des autres solanées vireuses ; c'est par la stupeur dans laquelle elle plonge les sujets qu'elle agit sur les deux iris ; il est fort probable que son action vaso-constrictive est la cause principale de cette action dépressive sur le système nerveux ; si la fonction cérébrale est anéantie, c'est vraisemblablement parce qu'il ne reçoit plus de sang qu'en quantité insuffisante.

(1) Aug. Mosso. — *Von eimgen neuen Eigenschaften der Gefaesswand. Berichte der K. sachs, Gesellschaft der Wissenschaften. math. phys. Classe* 1874, p. 305.

(2) Coccius. — *Der Mechanismus der Accommodation des mensch. Auges* Leipsig 1863. s. 103.

CHAPITRE IX

DE LA PUPILLE DANS CERTAINS ÉTATS PHYSIOLOGIQUES.

Sous ce titre, je décrirai l'état de la pupille dans certains états qui n'ont pu trouver place dans les chapitres précédents. J'étudierai les rapports qui existent entre le diamètre de la pupille et les mouvements respiratoires; ses modifications pendant la période d'activité cérébrale; sous l'influence des émotions morales vives, sous l'influence des excitations génésiques et pendant le sommeil.

§ 1er *Influence des mouvements respiratoires sur les dimensions de la pupille.*

Dans une note communiquée à l'Académie de médecine, M. Vigouroux (1) prétend : « que tout mouvement bien prononcé, soit d'inspiration, soit d'expiration, coïncide avec une dilatation de la pupille. » D'après lui, la dilatation qui survient à la suite de l'excitation d'une région sensible, ne surviendrait que par l'intermédiaire des modifications qu'elle entraîne dans le rhythme des mouvements respiratoires. Cet auteur compare la dilatation qui se manifeste alors à celle que « toute autre contraction musculaire énergique semble produire. » Il est vrai qu'un travail musculaire soutenu, amène une certaine dilatation des pupilles; ce qui peut s'expliquer jusqu'à un certain point, par l'anémie relative de l'extrémité céphalique, le sang affluant en plus grande quantité dans les membres qui travaillent. Mais les contractions du diaphragme, et les mouvements respiratoires n'amènent pas du tout des phénomènes comparables.

(1) R. Vigouroux. — in *Bullet. Acad. des Sciences*, 28 sept. 1863.

Coccius qui a repris cette question (1), a remarqué au contraire que la pupille se dilate pendant les profondes inspirations, mais qu'elle se rétrécit pendant l'expiration, On peut vérifier très-facilement sur soi-même ces alternatives dans les mouvements pupillaires, en plaçant tout près de l'œil une carte percée d'un trou d'épingle; on voit très-manifestement le cercle de diffusion projeté sur la rétine, s'élargir à chaque mouvement inspiratoire. Ce résultat était facile à prévoir, car au moment de l'inspiration le sang de la veine cave supérieure afflue dans l'oreillette; et dans tout son territoire la tension manométrique est moins élevée qu'au moment de l'expiration, il y a donc à ce moment déplétion des vaisseaux iriens, par conséquent la pupille se dilate, tandis qu'elle se resserre pendant l'expiration, à cause de l'obstacle qui en résulte pour la circulation en retour (voyez p. 143).

§ 2. — *Influence de l'activité mentale sur les dimensions de la pupille.*

Toutes les fois que le cerveau entre en activité, la pupille subit une certaine dilatation,ce qu'on peut constater facilement sur soi-même avec une carte opaque percée d'un trou d'épingle, qu'on place aussi près de l'œil que possible. Au moment où l'esprit exécutera un travail, comme celui de calculer mentalement le produit de deux nombres, on constatera que le cercle de diffusion projeté sur la rétine s'élargit; phénomène qui indique qu'à cemoment la pupille se dilate.

Cette constatation est très-facile à faire, et il me semble qu'elle est de nature à trancher la question de savoir si le cerveau est congestionné pendant le travail ou plu-

(1)Coccius. — *Iahresb. über Ophthalm.*, 1874 p. 137.

tôt si les vaisseaux ne subissent pas à ce moment là un certain degré de contraction.

Toutes les expériences démontrent que l'arrivée du sang au cerveau est indispensable au fonctionnement régulier de cet organe (expérience de Brown-Séquard; influence favorable de la position déclive de la tête dans la syncope; expériences de Kussmaul, de Ehrmann, de Soulier, (Lyon 1868), de Rosenthal, de Flint, etc.). Mais d'autre part, certains auteurs prétendent que l'activité cérébrale détermine un afflux de sang à cet organe, tels sont Calmeil (1), Forbes Winslow (2), et mon excellent maitre M. Luys qui s'exprime ainsi (3) : « par cela même qu'elles travaillent (les cellules), qu'elles développent dans une certaine circonscription isolée, un état d'éréthisme nerveux, du même coup elles déterminent *hinc et nunc* une fluxion concomitante. »

Il semblerait donc que le cerveau se congestionne pendant le travail; or, l'expérience sus-indiquée, montre que la pupille se dilate. La théorie que je me suis efforcé de faire prévaloir, serait-elle en défaut? Je ne le crois pas; les expériences récentes de Mosso faites sous le contrôle de Ludwig, vont nous montrer que ce sont les auteurs qui se trompent en affirmant *a priori*, selon toutes probabilités, que le cerveau est congestionné; pendant l'activité cérébrale, ses vaisseaux, de même que tous ceux de la périphérie, et ceux des avant-bras en particulier, subissent un certain retrait, et c'est pour cela que la pupille se resserre. Je n'insisterai pas davantage sur ces

(1) Calmeil. — *Maladies inflammatoires du cerveau* t. I, p. 5.
(2) Forbes Winslow. — in *Annales médico-psycologiques* 1850. t. II. p. 711.
(3) J. Luys. — *Le Cerveau et ses fonctions*. 1876 p. 56.

expériences que j'ai déjà rapportées pages 200 et suivantes, d'autant plus je serai obligé de reprendre cette question à propos de l'état de la pupille pendant le sommeil.

§ 3. — *Influence des émotions morales vives sur les dimensions de la pupille.*

Une émotion morale, n'étant que l'exagération des diverses formes de l'activité mentale, il est permis de supposer que la pupille doit être dilatée ; c'est en effet ce qu'on observe.

1° Dans la *frayeur*, les pupilles sont extrêmement dilatées. J'ai déjà indiqué l'expérience très-ancienne de Fontana (voy. p. 112), qui montre que les pupilles d'un chat se dilatent quand on lui fait peur en faisant du bruit, et même en le pendant par les pattes au-dessus d'une lumière. Ces expériences sont très-faciles à répéter et on verra toujours survenir ce phénomène quand on sifflera dans les oreilles d'un chat ou de tout autre animal, dont les pupilles sont en repos. Chez l'homme, on peut remarquer que cet état des pupilles coïncide avec une extrême pâleur de la face et de tout le tégument cutané, indice certain d'une constriction des vaisseaux périphériques.

2° Sous l'influence de la *douleur morale*, les pupilles sont très-dilatées. J'ai déjà eu l'occasion de signaler ce fait à propos de l'état de la pupille chez les mélancoliques, et j'ai dit que c'était en grande partie à l'influence de la suractivité morbide de leur esprit, à l'influence des idées tristes et dépressives qui les obsèdent, que ces malheureux doivent la dimension exagérée de leur pupille, indice d'un état de spasme vasculaire. Cette largeur des pupilles chez les individus tourmentés par des peines et des chagrins de toute nature, indique un état de dépression générale, que la pâleur, la perte des forces, l'amaigrissement vont bientôt révéler aux regards les moins investigateurs, pour peu que la douleur morale dure quelque temps.

3o Il eût été intéressant de rechercher l'état de la pupille sous l'influence de la *colère;* mais je n'ai pu réunir de documents sur cette question; à en juger par la *rougeur* du visage, il est probable que les pupilles doivent être rétrécies à une certaine période de la colère; mais je ne serais pas étonné que tout-à-fait au début, au moment où ce sentiment naît et éclate, la pâleur de la face et la dilatation des pupilles ne traduisissent la violente excitation de l'esprit.

§ 4. — *Influence des excitations génésiques sur les dimensions de la pupille.*

Pendant le rapprochement des sexes, la pupille se dilate chez l'homme comme chez les animaux; l'interprétation de ce phénomène ne laisse pas que d'être assez complexe.

Il est incontestable que l'excitation locale, par le fait même de la copulation, contribue à la production de ce phénomène, ce qui rentre dans la loi générale des excitations de nerfs ou de régions sensibles, qui toutes (sauf le territoire de la cinquième paire), s'accompagnent de mydriase.

Les excitations anormales portées sur les régions sexuelles, amènent toujours une dilatation extrême des pupilles; ce fait est bien connu; et c'est même à ce signe, que dans les services d'idiots, on arrive à reconnaître ceux qui se livrent à la *masturbation* et réussissent à triompher des moyens coërcitifs et de la surveillance qu'on exerce sur eux.

On ne saurait faire de cette mydriase le résultat d'une excitation purement locale; car l'excitation, le frottement énergique, le pincement d'un point quelconque de la peau et même de la plante du pied, est loin d'amener une dilatation aussi prononcée; il s'y joint évidemment autre chose. Cette cause secondaire ou plutôt principale, n'est autre que l'excitation mentale portée à son comble et donnant naissance à des sentiments voluptueux. Il est aisé de le prouver. C'est parce que cette influence morale existe que les pupilles se dilatent quand on exerce des attouchements, même en dehors des parties génitales, à la région mammaire, par exemple. Que dis-je, à elle seule, en dehors de toute excitation mécanique, elle suffit à produire la mydriase; j'ai pu constater plusieurs fois que des conversations et des lectures sur des sujets passionnants, que la seule contemplation intérieure d'idées érotiques, pouvaient à elles seules faire dilater considérablement les pupilles. Ces faits n'ont rien d'extraordinaire; leur action sur la pupille et sur la circulation cérébrale, rentre dans la même catégorie que celle exercée par toutes les émotions un peu vives; ils doivent d'autant moins nous surprendre que tous les jours on peut constater l'influence exercée par les idées érotiques chez les sujets jeunes et impressionnables, se traduisant par des actes réflexes de vaso-motricité, amenant l'érection ou la turgescence des régions clitoridiennes et mammelonnaires.

Cette dilatation des pupilles sous l'influence des excitations génésiques, est l'indice d'un état d'irritation sympathique ou plutôt d'irritation spinale. Il en est réellement ainsi; et c'est grâce à cette irritation que les nerfs érecteurs (Eckhard)(1) entrant en action, les corps caverneux deviennent turgides, et que la face est plutôt pâle que congestionnée. Mais bientôt à cette période d'exaltation va succéder une période de dépression caractérisée par un sentiment de fatigue générale, la flaccidité de la verge, et des phénomènes de paralysie vaso-motrice dans la sphère du sympathique cervical; rougeur de la face, contraction de la pupille, enfoncement du globe de l'œil dans l'orbite, et impossibilité ou du moins difficulté de tenir les paupières largement ouvertes, à cause du relâchement du muscle orbitaire de Müller, ensemble de phénomènes qui donnent un facies si caractéristique aux personnes qui viennent de satisfaire aux plaisirs de l'amour.

§ 5. — *De la pupille pendant le sommeil.*

L'état de la pupille pendant le sommeil est un des éléments importants qui permettent d'arriver à la connaissance de l'état de la circulation encéphalique pendant le sommeil. Cette relation a été saisie et bien exposée par Langlet (2) et Mosso (3), aux travaux desquels j'emprunte des documents pour écrire ce chapitre.

La *pupille est contractée pendant le sommeil*; c'est un point facile à vérifier. M. Gubler l'a signalé et s'est même appuyé sur la constance de ce phénomène pour soutenir que le cerveau est alors congestionné (4). Des observations recueillies par Langlet établissent ce fait, que pour

(1) Eckhard. — *Untersuchungen über die Erection dems Penis beim Hunde Beitraege zur Anat. und Physiol.*, VII. Abd., Giessen 1863

(2) Langlet. — *Etude critique sur quelques points de la physiologie du sommeil*, Paris 1873. pages 22 et suiv.

(3) A. Mosso. — *Sui movimenti idraulici dell' iride* Torino, 1875, p. 15-16.

(4) Gubler. — *Société médicale des Hôpitaux* et *Gaz. des Hôpitaux* 1858.

ma part j'ai vérifié bien des fois. Je dois faire remarquer que cette connaissance n'est pas nouvelle et que voilà plus d'un siècle que cet état de la pupille pendant le sommeil a été signalé par Fontana comme en témoigne le passage suivant de son ouvrage, remarquable par l'exactitude des faits observés (1) :

Obs. XCIV. — « Non contento di veder chiusa nell sonno la pupilla dei gatti, volli vedere anche quelle dell' uomo. Vi era un bambino d'un anno e mezzo in circa, che la sera a cert' ore soleva dormire profondamente. Un giorno sul tramontar del sole io lo trovai addormentato in una stanza in cui restava appena tanta luce da scorgere gli oggetti più vicini. Appressatomi a lui chetamente gli apersi le palpebre dell' occhio destro..... La sua pupilla ristrettissima era ridotta ad un cerchietto largo un sesto di linea, et i lembi dell' Iride parevano fluttuanti nell' umor aqueo. Io aveva osservato l'istessa cosa nel gatto. Ma perche mi assicurai che la pupilla si manteneva in quel modo ristretta, destai quel bambino, et subito la pupilla divento larghissima per poco, perchè gradatamente si restrinse fino al diametro d'una linea, et cosi fino a sera per un' ora et più si mantenne. Dunque nel sonno era 36 volte piu piccola per quello che almeno a occhio si puo guidicare..... Oltre il bambino a qualche altra persona adulta, et addormentata sempre o veduta la pupilla angustissima. Ad uno che dormiva ad occhi aperti, era si piccola, che appena si scorgeva alla languida luce d'un piccolo lume in fondo della stanza. »

Voilà un fait parfaitement établi, c'est que pendant le sommeil naturel, les pupilles sont rétrécies et qu'elles se dilatent au moment même du réveil; nous avons déjà eu l'occasion de faire la même remarque pour le sommeil procuré par les agents médicamenteux; l'opium fait dormir et resserre la pupille; de ses alcaloïdes, ceux qui ont le pouvoir soporifique le plus intense sont ceux qui font le plus rétrécir la pupille. De la constance que nous

(2) Fontana. — *Dei moti dell' Iride*; Lucca, 1765, p. 24 et suiv.

avons toujours trouvée entre le rétrécissement pupillaire et la congestion encéphalique, nous pouvons donc conclure, que dans le sommeil naturel comme dans le sommeil artificiel, le cerveau est congestionné. C'est ce que pouvait déjà faire pressentir la rougeur de la face et des conjonctives. Les expériences de Bourgougnon (1), celles de Ehrmann (2), de Regnard (3), de Durham (4), ne prouvent pas que le sommeil soit le fait de l'anémie corticale, car dans toutes on n'a pas pris garde à se rapprocher autant que possible des conditions du sommeil naturel; dans toutes on détermine des troubles trop grands dans la circulation et dans la respiration, et nous pouvons conclure avec Langlet (5) : « que l'assoupissement et le sommeil prolongé se rencontrent souvent avec un état congestif de l'encéphale; que l'anémie cérébrale quoique n'étant pas incompatible avec un sommeil régulier détermine le plus ordinairement des phénomènes tout autres; qu'il est absolument inexact de dire avec Hammond que la diminution du sang dans le cerveau peut, quelle qu'en soit la cause, et cela sans exception, amener le sommeil. »

Au reste, la coïncidence du rétrécissement pupillaire, avec la congestion de l'encéphale, pendant le sommeil, ne saurait plus faire le moindre doute depuis les récentes expériences de Mosso (6), qui mesurant, au moyen du pléthismographe, le volume des avant-bras, a vu non-seulement ce volume augmenter pendant le sommeil,

(1) Bourgougnon. — *Thèse de Paris,* 1839.

(2) Ehrmann. — *Thèse de Paris* 1858.

(3) Régnard. — *Thèse de Strasbourg* 1868.

(4) Durham. — *Physiology of sleep,* in *Guy's Hospital Reports* 1860.

(5) Langlet — *Thèse de Paris* 1873. p. 80.

(6) Aug. Mosso. — *Sui movimenti idraulici dell' iride* Torino. 1875. p. 16.

quand la pupille se rétrécit, mais encore diminuer et suivre de très-fortes oscillations sous l'influence des rêves, en même temps que la pupille se dilatait, et que les battements du cœur et les mouvements respiratoires se précipitaient.

CHAPITRE X

DE LA PUPILLE PENDANT L'AGONIE ET APRÈS LA MORT

L'état de la pupille est très-variable pendant l'agonie; il semblerait, qu'à ce moment où le malade est insensible à tous les excitants, où ses relations avec le monde extérieur sont supprimées, puisque « l'agonie est cette période ultime de la vie pendant laquelle le moribond survit à la mort de son cerveau, » les pupilles devraient être dilatées. En effet, le sens de la vue est aboli, l'action cérébrale complétement supprimée; or, nous avons vu que dans tous les cas de suspension de l'activité cérébrale, comme pendant la commotion consécutive à une chute sur la tête, pendant la syncope, etc., les pupilles étaient dilatées. Il en est souvent ainsi pendant l'agonie; dans bien des cas on observe à ce moment une dilatation extrême de la pupille qui ne réagit presque plus sous l'influence de la lumière; mais dans certains cas, les pupilles sont contractées et même punctiformes. Il est facile de s'expliquer cette différence, en tenant compte de la réplétion du système vasculaire : dans les cas ordinaires, au moment de l'agonie, la face est très-pâle et couverte de sueurs froides; le pouls presque insensible, le sang n'afflue plus aux extrémités,

(1) Parrot. — AGONIE, *in Dict. encyclop. des Sciences médicales.*

il y a ischémie de tout le système cérébral, aussi les pupilles sont-elles dilatées; une cause adjuvante de cette dilatation peut encore se trouver dans ce fait que l'insuffisance respiratoire ne permettant plus à l'hématose de se faire, le sang est chargé d'acide carbonique, car l'influence de cet agent sur la contractilité des éléments musculaires des vaisseaux tendrait encore à les faire resserrer davantage. Les causes de cette *mydriase* des agonisants sont donc multiples.

Chez d'autres sujets arrivés à cette période ultime de l'existence, les conditions sont tout autres; il y a engorgement des vaisseaux de l'extrémité céphalique, aussi les pupilles sont-elles *rétrécies*.

Obs. XCV.—(Parrot; *Archiv. de Physiol* 1872, p. 240.) Le 18 mars 1865, j'ai vu dans la salle St-Charles à la Charité, un homme adulte, qui me fût-il dit, succombait à des accidents saturnins. Je notai chez lui les particularités suivantes ; décubitus dorsal, *face vultueuse à un haut degré*, paupières demi-closes, pupilles contractées et insensibles, couche visqueuse sur les cornées, bouche entrouverte, peau chaude et légèrement sudorale, complètement insensible, perte absolue de connaissance, flaccidité des membres. Les veines de la partie supérieure du cou sont turgides. A chaque inspiration on voit les muscles du cou se contracter, et les clavicules s'élever ; *les hypochondres et le creux épigastrique se creuser profondément, mais reprendre leur aspect normal sous l'influence de l'expiration.* (M. Parrot considère ce phénomène comme l'indice certain de la mort imminente) (1).

Je dirai peu de choses de l'état de la pupille après la mort, si ce n'est qu'à ce moment les pupilles se dilatent toujours quand elles sont restées étroites dans les dernières phases de l'agonie. Cette dilatation survient en vertu de l'élasticité propre du tissu de l'iris et en vertu

(1) Parrot. — Art. AGONIE du *Dict. Encyclop. de sciences médicales* t. II. p. 191.

de la contraction des petites artères qui se vident de sang. Il ne faudrait pas croire que la dilatation de la pupille soit portée à son maximum, puisque toutes les causes capables de produire son resserrement sont anéanties; la pupille n'a pas plus de 5 à 6 mill.; ce qu'on peut expliquer par la persistance d'une certaine excitabilité de la rétine à la lumière, suffisante pour faire contracter légèrement le sphincter; j'ai déjà étudié ces phénomènes à la page 118, qu'il me soit permis d'y renvoyer et d'ajouter seulement que plusieurs fois j'ai appliqué un bandeau sur les yeux des personnes qui venaient de mourir, et que examinées au bout de quelques heures, les pupilles avaient conservé leur état de dilatation qui disparaissait en partie à la suite d'une exposition prolongée à l'air libre. Je pense que pour le rétrécissement qui survient alors, il ne faut pas seulement invoquer l'influence de la lumière, mais qu'il faut tenir le plus grand compte de l'exhalation des humeurs de l'œil qui se fait à travers la cornée, et qui amène si rapidement l'amoindrissement et la flaccidité du globe de l'œil, ainsi que l'affaissement de la chambre antérieure.

L'état de la pupille peut-il nous fournir un moyen de reconnaître la mort réelle de la mort apparente? Je n'oserais le dire. Après la mort, les pupilles sont dilatées et insensibles à l'action de la lumière; mais il y a bien des cas où pendant la vie le même ordre de phénomènes peut se produire. Remarquons néanmoins qu'après la mort, si un des yeux reste fermé, sa pupille sera plus dilatée que celui de l'œil ouvert; il y a suppression des mouvements consensuels, je ne sais pas si dans les conditions capables de simuler la mort, la pupille présenterait la même particularité.

L'état de la pupille peut-il nous fournir un moyen de reconnaître le genre de mort? Il serait téméraire de l'affirmer, car j'ai toujours vu après la mort, les pupilles se dilater, alors que pendant l'agonie elles avaient été des plus rétrécies, aussi bien dans des cas d'hémorrhagies des ventricules que dans des cas d'intoxication par l'opium. Cependant je ferais une réserve. Toutes les fois que des causes capables d'entraver la circulation en retour, auront déterminé une congestion de l'encéphale et occasionné la mort accidentelle, et qu'elles auront persisté après la mort (pendaison, strangulation par des liens, etc.), la face sera ordinairement congestionnée et les pupilles resteront contractées ; c'est grâce à ce signe que j'ai pu reconnaître un cas de mort violente chez une aliénée qui s'était étranglée dans sa camisole.

Obs. XCVI. — Assistant à l'autopsie de la nommée Mot.., 5e div. 1re sect. des aliénées de la Salpétrière, je fus frappé de la coloration violacée de la face ainsi que du rétrécissement des pupilles qui étaient très-prononcés sur ce cadavre. Ces caractères me firent immédiatement soupçonner que le dire de la surveilllante du service, qui aurait voulu nous faire croire que la malade avait succombé à une attaque d'épilepsie, n'était pas conforme à la vérité. Des renseignements exacts m'apprirent que cette malade avait été camisolée pendant la nuit ; et qu'on avait négligé de l'attacher sur son lit, de telle sorte qu'en se débattant, sa tête s'est trouvée engagée entre le lit et la muraille, position d'où elle n'a pu se dégager, puisqu'elle était camisolée, et dans laquelle elle n'a pas tardé à succomber par suffocation et par congestion cérébrale.

TABLE DES MATIÈRES

PREMIÈRE PARTIE

Anatomie

CHAPITRE PREMIER

ANATOMIE DESCRIPTIVE

CHAPITRE II

STRUCTURE DE L'IRIS

CHAPITRE III

DÉVELOPPEMENT DE LA PUPILLE

DEUXIÈME PARTIE

Physiologie

CHAPITRE PREMIER

USAGES DE LA PUPILLE

CHAPITRE II

CARACTÈRES DES MOUVEMENTS PUPILLAIRES

CHAPITRE III

NATURE DES MOUVEMENTS DE L'IRIS

CHAPITRE IV

DE L'INFLUENCE DE CERTAINES RÉGIONS DU SYSTÈME NERVEUX SUR L'ÉTAT DE LA PUPILLE

TROISIÈME PARTIE

Sémiologie

CHAPITRE II

DE LA PUPILLE DANS LES AFFECTIONS DU SYSTÈME NERVEUX CENTRAL

CHAPITRE III

DE LA PUPILLE DANS LES AFFECTIONS DU SYSTÈME NERVEUX PÉRIPHÉRIQUE

CHAPITRE IX

DE LA PUPILLE DANS CERTAINS ÉTATS PHYSIOLOGIQUES

CHAPITRE X

DE LA PUPILLE PENDANT L'AGONIE ET APRÈS LA MORT

Le Mans. — Imprimerie Albert Drouin, rue Courthardy, 23.

www.ingramcontent.com/pod-product-compliance
Ingram Content Group UK Ltd.
Pitfield, Milton Keynes, MK11 3LW, UK
UKHW021842190726
13855UKWH00001B/114